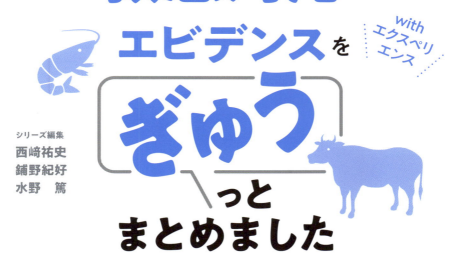

救急対応のエビデンスをぎゅうっとまとめました

with エクスペリエンス

シリーズ編集
西﨑祐史
鋪野紀好
水野　篤

編集代表	坂本　壮	国保旭中央病院救急救命科医長／臨床研修センター副センター長
編集協力	山上　浩	湘南鎌倉総合病院救命救急センター長
	舩越　拓	東京ベイ・浦安市川医療センター救命救急センター長
	北井勇也	練馬光が丘病院総合救急診療科救急部門科長
	吉田英人	訪問診療クリニックやまがた
	遠井敬大	my CLINIC院長
	鈴木智晴	浦添総合病院・病院総合内科

MEDICAL VIEW

本書では，厳密な指示・副作用・投薬スケジュール等について記載されていますが，これらは変更される可能性があります。本書で言及されている薬品については，製品に添付されている製造者による情報を十分にご参照ください。

Summary of Evidence-based Emergency Care with Clinical Experience
（ISBN 978-4-7583-2301-7 C3047）

Chief Editor：SAKAMOTO So

2024. 10. 10 1st ed

ⓒMEDICAL VIEW, 2024
Printed and Bound in Japan

Medical View Co., Ltd.
2-30 Ichigaya-hommuracho, Shinjuku-ku, Tokyo 162-0845, Japan
E-mail ed@medicalview.co.jp

序文

"成功するには，見えない部分を見抜く力が必要だ"

『宇宙兄弟』第42巻，第391話「帰還前日」

　皆さんは，どのような場で診療を行っているでしょうか。大学病院，市中病院，クリニック，あるいは在宅医療の現場でしょうか。多くの初期研修医が勤務する病院の救急外来では，採血の結果は30分も経たないうちに揃い，CTやMRIもほぼいつでも撮影可能です。エコーが複数台備えられていることも珍しくありません。また，判断に悩むときには，専門科にすぐ相談できる環境が整っていることが多いでしょう。撮影したCTやMRIも，迅速に放射線科医が読影してくれるという，非常に便利な時代になりました。

　しかし，地域の病院ではどうでしょうか。すべてが同じようにスムーズに進むわけではありません。専門医が不在のこともあれば，検査ができない時間帯もあるでしょう。クリニックでは，通常X線は撮影できますが，CTやMRIはできません。血液ガスの測定や採血の結果が即座にわかることもまれです。血液培養も採取できません。目指すところが同じであっても，現場によって対応は大きく異なるのです。

　「○○先生，昔は本当に厳しかったんだよ」，「△△先生も，ずいぶん丸くなったよね」，こんな会話を耳にしたことがあるかもしれません。時が経つにつれ，恐さが薄らいだようにみえるかもしれませんが，実際にはその人が経験を積み，過去の自分を振り返りながら変わっていったのでしょう。私自身，かつては苛立つことも多かったのですが，今では「こんなこともあるかもしれない，あんなこともあるだろう」と複数の可能性を想像することで，ちょっとやそっとのことでは心が乱れることがなくなりました。"想像力"は，きわめて大切な要素です。怒りの原因の多くは，自分が抱いている「こうあるべきだ」という考えに由来するといわれますが，それはまさにその通りでしょう。ガイドラインに「この状況ではこうすべき」と記されていたとしても，それがどの現場でも適用できるわけではないのです。

救急外来や救急対応に携わるのは，比較的若手の医師であることが多いでしょう。私自身もその一人でしたが，さまざまな診療現場を経験することで，同じ症候や疾患でも対応が異なることを学び，成長してきました。本書は，そうした経験を疑似体験できる一冊です。実際にはまだ体験していなくても，読者が「なるほど，この状況ならこういう対応が求められるのか」と想像力を働かせることで，知識とともに対応の幅が広がり，よりよい関係性や対応が築けるでしょう。

　冒頭の言葉は，私が愛してやまない漫画『宇宙兄弟』から引用した，南波六太の父，南波長介の台詞です。彼は息子たちに，「成功には失敗がつきもの」であり，見かけ上は大丈夫そうに見えても，本当に大丈夫かどうかを見抜くためには，想像力が必要であることを伝えています。本書を通して，皆さんがさまざまな想像を膨らませ，それを日々の診療に役立てていただけることを心から願っています。

2024年9月

国保旭中央病院 救急救命科医長/臨床研修センター副センター長
坂本　壮

目次

1 救急外来

#救急
- **CQ01** 低体温症は復温されるまで動かすな,は本当か? どこまで外部加温のみで対応できるのか? (三反田拓志) 2
- **CQ02** 急性アルコール中毒,どこまで検査する? (本間洋輔,石垣佳織) 6

#循環器
- **CQ03** 心電図異常のない心原性失神,何をする? (佐橋秀一) 10
- **CQ04** CPA患者が搬送,家族はDNARを希望している。CPRは行わなくてよいか? (宮下紗知,鱶口清満) 15
- **CQ05** 心電図で虚血性心疾患かたこつぼ症候群かを見極めることは可能か? (水野 篤) 18
- **CQ06** 胸背痛患者,心電図で非特異的な虚血性変化を認める。心臓カテーテル治療前に造影CTは必要か? (川田健太郎) 22
- **CQ07** 腹部大動脈破裂に対して開胸大動脈クランプ(RTACC)が有効となる状況とは? (田中淳仁) 27
- **CQ08** ECPRのカニュレーションを透視なしで安全に行うには? (舩冨裕之) 31
- **CQ09** 肺血栓塞栓症は急変をどこまでケアすべきか? (井上 聖,飯尾純一郎) 34

#呼吸器
- **CQ10** 喀血に対する治療戦略は? (白根翔悟) 42

#消化器
- **CQ11** 上部消化管出血を疑っている際に,コンサルト前に造影CTは必要か? (前田啓佑,坂本 壮) 46
- **CQ12** 結石性胆管炎,バイタルサインは安定している。緊急でERCPは必要か? (八百佑樹,鱶口清満) 50
- **CQ13** 下部消化管出血で緊急入院・内視鏡検査が必要となる状況は? (瀬川 翔) 53

#脳神経
- **CQ14** 頭部CTで軽度の外傷性くも膜下出血を認めるとき,コンサルト・入院は必要か? (藤森大輔,坂本 壮) 56
- **CQ15** くも膜下出血を疑うが発症から時間が経っている。適切な対応は? (鈴木智晴) 60
  - **Column** くも膜下出血は画像検査のみで外傷性か動脈瘤性かを判断可能か? (北井勇也) 63
- **CQ16** 一過性全健忘(TGA),緊急MRIは必要か? (小瀬村鴻平,北井勇也) 64

CQ17 持続性のめまいに対する頭部画像検査のタイミングは？　　　　（宮下紗知，鱸口清満）**67**

#感染症
CQ18 高齢者の発熱，意識障害。髄液検査まで行う状況は？　　　（萩田健三郎，北井勇也）**70**

CQ19 破傷風トキソイドの適応となる汚染はどの程度か？　　　　　　　　（中村　元）**73**

CQ20 壊死性筋膜炎，どのように判断して対応するか？　　　　　　　　　（大髙俊一）**77**

#整形外科
CQ21 X線ではっきりしない骨折疑い患者。次に行うべき検査は CT，それとも MRI ？
　　　　　　　　　　　　　　　　　　　　　　　　　　　（大澤亮匡，鱸口清満）**80**

CQ22 整形外科に緊急コンサルトが必要な開放骨折は？　　　　　　（大澤亮匡，鱸口清満）**84**

CQ23 大腿骨骨幹部骨折。直達牽引，介達牽引，シーネはどのように使い分けるか？
　　　　　　　　　　　　　　　　　　　　　　　　　　　　　　　（仲津留恵日）**89**

#産婦人科
CQ24 流産を疑った際に産婦人科コンサルトは即必要か？（谷口敦基，渋谷茉里，鱸口清満）**93**

#精神科
CQ25 救急外来受診患者の焦燥・興奮にどう対応するのか？　　　　　　　（久村正樹）**96**

2　地方の2次病院

#救急
CQ26 アナフィラキシー患者の入院適応は？　　　　　　　　　　　　　　（深瀬　龍）**102**

CQ27 救急外来で必要な高齢者総合機能評価は？　　　　　　　　　　　　（齋藤惣太）**105**

CQ28 救急外来や一般の外来で遭遇する頻度の高い薬剤有害事象は？　　　（吉田英人）**109**

CQ29 CO 中毒患者。HBO が必要な患者は？　　　　　　　　　　　　　　（北井勇也）**112**

#循環器
CQ30 Stanford B 型大動脈解離。心臓血管外科医不在時に紹介すべき患者は？
　　　　　　　　　　　　　　　　　　　　　　　　　　　　　　　（佐橋秀一）**115**

CQ31 急性冠症候群を疑う患者では，酸素飽和度を高く維持したほうがよいか？（鈴木智晴）**119**

#呼吸器
CQ32 バイタルが安定した発症数日後の気胸，すぐに紹介するべきか？（三澤 麦 リチャード）**121**

#消化器
CQ33 急性虫垂炎，手術のタイミングは？　　　　　　　　　　　　　　　（櫻井俊彰）**125**

CQ34 S 状結腸捻転の診断で，緊急に外科的介入が必要な状況は？　　　　（瀬川　翔）**128**

CQ35 憩室炎の在宅療法の適応は？　　　　　　　　　　　　　　　　　　（宮川　峻）**131**

CQ36 膵炎に対する輸液はどの程度行うべきか？ （玉野史也，長崎一哉）**136**

CQ37 急性腹症患者。明らかなフリーエアは認めない。
緊急手術のために転院を要する患者は？ （小澤尚弥）**139**

#脳神経

CQ38 慢性硬膜下血腫の紹介のタイミングは？ （藤森大輔，坂本　壮）**141**

CQ39 初発の痙攣で搬送された患者は，帰宅後に全例専門科を受診すべきか？（舩越　拓）**144**

#感染症

CQ40 抗菌薬が必要な関節炎は？ （佐藤史和，鱇口清満）**147**

CQ41 壊死性筋膜炎疑い，外科的介入が必要な患者は？　転院の適応は？ （宮川　峻）**150**

#血液内科

CQ42 血液内科へ即コンサルトが必要な患者は？ （萩原將太郎）**156**

Column 細菌性肺炎で入院した患者。白血球 30,000/μL，後骨髄球，骨髄球の検出あり。
血液内科へ急遽相談が必要か？（類白血病反応 / 白血病） （萩原將太郎）**161**

#整形外科

CQ43 小児の上腕骨顆上骨折，適切なマネジメントは？ （藤井達也）**162**

CQ44 整形外科医不在。骨折を伴う脱臼は整復してよいか？ （東　秀律）**167**

#形成外科

CQ45 眼窩壁骨折の形成外科コンサルトのタイミングは？ （長池秀治，北井勇也）**171**

CQ46 動物咬傷，専門科へのコンサルトのタイミングは？ （中村聡志，坂本　壮）**174**

CQ47 縫合後再受診のタイミングは？ （八百佑樹，鱇口清満）**177**

#産婦人科

CQ48 産婦人科がいない状況で骨盤内炎症性疾患 (PID) にどう対応するか？ （舩越　拓）**180**

CQ49 性暴力患者の診察で知っておくべきことは？ （谷口敦基，松本愛世，鱇口清満）**183**

CQ50 アフターピルの使い方とタイミングは？ （池田裕美枝）**187**

#精神科

CQ51 薬物過量内服患者，帰宅可能の条件は？ （福山唯太）**190**

CQ52 精神疾患患者から頻回の相談事例に対してどう対処するか？ （田村弘樹）**193**

CQ53 入院患者のせん妄への治療選択はどうするか？ （井上真一郎）**196**

CQ54 精神科医の「身体疾患を否定してください」はどこまで求めているか？ （手塚幸雄）**199**

CQ55 暴れている患者の鎮静，その前にすべきことは？ （玉村賢吾，鱇口清満）**202**

CQ56 過換気症候群と診断するときに，気をつけたい鑑別疾患や病態は？ （吉田英人）**205**

CQ57 問診で希死念慮を聴取した患者を紹介する実際のタイミングは？ （今村弥生）**207**

Column 自殺企図「もうしないって約束してください」って実際どこまで役に立つの？
（日野耕介）**210**

#耳鼻咽喉科

CQ58 シチュエーション別に考える非耳鼻科医ができる扁桃周囲膿瘍のマネジメントとは？

（舩越　拓）**211**

CQ59 Bell 麻痺の治療とその際の注意点は？

（北井勇也）**214**

CQ60 画像検査が必要な咽頭異物は？

（大澤亮匡，鱶口清満）**219**

> **Column** 鼻中隔血腫は緊急か？

（飯沼智久）**223**

#眼科

CQ61 急性閉塞隅角緑内障発作はいつ眼科医にコンサルトすべきか？ （谷口敦基，鱶口清満）**224**

CQ62 前房出血はいつ眼科医にコンサルトすべきか？

（谷口敦基，鱶口清満）**228**

CQ63 Lateral canthotomy（外眼角切開術）は日本で救急対応に必要な手技なのか？

（山内素直）**232**

CQ64 鉄粉の角膜異物は翌日眼科でよいのか？

（立道佳祐，竹内慎哉）**236**

#皮膚科

CQ65 顔面帯状疱疹の適切なマネジメントは？

（小林正紘，鱶口清満）**239**

#泌尿器

CQ66 閉塞性腎盂腎炎に伴う敗血症患者。すぐに尿管ステントや腎瘻などの
介入が可能な病院へ搬送するか？

（又吉貴也，佐藤直行）**242**

#口腔外科

CQ67 歯牙損傷時の口腔外科にコンサルトするタイミングは？

（深瀬　龍）**245**

3　クリニック/診療所

#救急

CQ68 高齢者が両肩など近位筋の痛みを主訴に来院。PMR を疑うとき，紹介するべきか？

（佐藤直行）**250**

#循環器

CQ69 下腿浮腫を主訴に来院。DVT を疑っている。紹介するタイミングは？ （佐橋秀一）**255**

CQ70 非心原性胸痛はどのように判断するか？

（小坂文昭）**259**

> **Column** ACS 疑いは救急搬送？自家用車で行ってもらってもよい？（加藤秀隆，清水宏康）**262**

#脳神経

CQ71 突然発症の頭痛。紹介のタイミングは？

（坂本　壮）**263**

CQ72 診療所で群発頭痛を疑った場合の紹介のタイミングは？

（茂木恒俊）**266**

#整形外科

CQ73 足関節捻挫の患者。どのような所見があるときにX線を撮影すべき？ （小林駿介）**269**

CQ74 膝外傷の患者。どのような所見があるときにX線を撮影すべき？ （小林駿介）**273**

CQ75 高齢者の骨折。大腿骨近位部骨折や脊椎圧迫骨折時にみられる身体所見は？
（鶴山　優）**277**

CQ76 高齢者の偽痛風を疑った際の適切なマネジメントは？ （岩波慶一）**281**

（#形成外科）

CQ77 釣り針刺傷の対処法は？ （鶴山　優）**286**

CQ78 手掌側の切創。縫合して経過観察でもよいか？ （小嶋秀治）**289**

（#産婦人科）

CQ79 女性の下腹部痛，確認することは？　紹介すべきタイミングは？ （西村真紀）**292**

CQ80 妊産婦の咽頭痛。劇症型溶連菌感染症はいつ疑うか？ （柴田綾子）**295**

（#小児）

CQ81 小児の腹痛。紹介すべきタイミングは？ （小松充孝）**298**

CQ82 小児の誤飲。紹介すべきタイミングは？ （今本俊郎）**301**

CQ83 小児の頭部外傷。紹介すべきタイミングは？ （園田健一郎）**306**

CQ84 小児虐待を疑う病歴や身体所見は？ （齋藤惣太）**309**

　　　　Column 高齢者虐待 （中村聡志，坂本　壮）**312**

CQ85 肘内障の整復方法は？ （小林駿介）**314**

（#精神科）

CQ86 せん妄の可能性を上げる身体所見は？ （鶴山　優）**317**

CQ87 うつ病はいつ疑い，どこまで非専門医が介入するべきか？ （古川渉太，田澤雄基）**320**

（#耳鼻咽喉科）

CQ88 対症療法で軽快しない，溶連菌迅速検査陰性の咽頭炎への対応は？ （屋島福太郎）**326**

CQ89 咽頭所見に比べて症状の強い咽頭痛のマネジメントと紹介のタイミングは？
（境野高資）**330**

CQ90 良性発作性頭位めまい症（BPPV）に有効な治療薬は存在するのか？ （肥塚　泉）**333**

（#泌尿器）

CQ91 精巣捻転，コンサルトのタイミングは？ （照井エレナ）**335**

索引 **338**

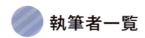
執筆者一覧

編集代表

| 坂本　壮 | 総合病院国保旭中央病院救急救命科医長/臨床研修センター副センター長 |

シリーズ編集

西﨑祐史	順天堂大学医学部医学教育研究室先任准教授
鋪野紀好	千葉大学大学院医学研究院地域医療教育学特任准教授
水野　篤	聖路加国際病院心血管センター循環器内科医幹

編集協力（五十音順）

山上　浩	湘南鎌倉総合病院副院長/救命救急センター長	北井勇也	練馬光が丘病院総合救急診療科救急部門科長
舩越　拓	東京ベイ・浦安市川医療センター 救命救急センター長	遠井敬大	my CLINIC院長
吉田英人	訪問診療クリニックやまがた	鈴木智晴	浦添総合病院・病院総合内科

執筆（掲載順）

三反田拓志	板橋中央病院集中治療科	飯尾純一郎	熊本赤十字病院集中治療科
本間洋輔	千葉市立海浜病院救急科統括部長	白根翔悟	東京ベイ・浦安市川医療センター 救急集中治療科
石垣佳織	千葉市立海浜病院救急科医長	前田啓佑	広島市立広島市民病院救急科副部長
佐橋秀一	上尾中央総合病院循環器内科・不整脈科	坂本　壮	総合病院国保旭中央病院救急救命科医長/臨床研修センター副センター長
宮下紗知	湘南鎌倉総合病院集中治療科	八百佑樹	湘南鎌倉総合病院集中治療科
鱣口清満	湘南鎌倉総合病院救急総合診療科・集中治療科医長	瀬川　翔	練馬光が丘病院総合救急診療科救急部門
水野　篤	聖路加国際病院心血管センター循環器内科医幹	藤森大輔	国立病院機構災害医療センター放射線科/総合病院国保旭中央病院救急救命科
川田健太郎	みなみ野循環器病院	鈴木智晴	浦添総合病院・病院総合内科
田中淳仁	東京ベイ・浦安市川医療センター 救急集中治療科	北井勇也	練馬光が丘病院総合救急診療科救急部門科長
舩冨裕之	東京ベイ・浦安市川医療センター 救急集中治療科	小瀬村鴻平	練馬光が丘病院総合救急診療科救急部門
井上　聖	熊本赤十字病院集中治療科	萩田健三郎	練馬光が丘病院総合救急診療科救急部門

中村　元	墨東病院救命救急センター
大髙俊一	国際医療福祉大学医学部救急医学
大澤亮匡	湘南鎌倉総合病院救急総合診療科
仲津留恵日	東京ベイ・浦安市川医療センター整形外科医長
谷口敦基	東京都立多摩総合医療センター 救命・集中治療科
渋谷茉里	済生会横浜市東部病院産婦人科
久村正樹	岡山赤十字病院第二救急科部長
深瀬　龍	山形県立河北病院総合診療科
齋藤惣太	山形県立河北病院総合診療科 在宅医療推進室長
吉田英人	訪問診療クリニックやまがた
三澤 麦 リチャード	順天堂大学医学部総合診療科
櫻井俊彰	浦添総合病院・病院総合内科
宮川　峻	浦添総合病院・病院総合内科
玉野史也	筑波大学附属病院水戸地域医療教育センター／ 水戸協同病院総合診療科
長崎一哉	筑波大学附属病院水戸地域医療教育センター 講師／水戸協同病院総合診療科
小澤尚弥	沖縄県立宮古病院外科
舩越　拓	東京ベイ・浦安市川医療センター 救命救急センター長
佐藤史和	湘南鎌倉総合病院救急総合診療科
萩原將太郎	筑波大学医学医療系教授／ 筑波大学附属病院水戸地域医療教育センター
藤井達也	アンカークリニック船堀院長
東　秀律	大阪赤十字病院救急科副部長
長池秀治	練馬光が丘病院総合救急診療科救急部門
中村聡志	済生会宇都宮病院救急・集中治療科
松本愛世	湘南鎌倉総合病院産婦人科
池田裕美枝	医療法人心鹿会海と空クリニック京都駅前院長
福山唯太	日本医科大学千葉北総病院救命救急センター
田村弘樹	東千葉メディカルセンター総合診療科医長
井上真一郎	新見公立大学健康科学部看護学科教授
手塚幸雄	沖縄リハビリテーションセンター病院精神科／ TAPICアディクションセンター長

玉村賢吾	湘南鎌倉総合病院救急総合診療科
今村弥生	杏林大学医学部精神神経科学教室
日野耕介	公益財団法人復康会沼津中央病院診療部長
飯沼智久	千葉大学大学院医学研究院 耳鼻咽喉科・頭頸部腫瘍学教室
山内素直	友愛医療センター救急科部長
立道佳祐	近森病院救急科/呼吸器外科
竹内慎哉	高知大学医学部災害・救急医療学講座
小林正紘	湘南鎌倉総合病院救急総合診療科
又吉貴也	ハートライフ病院総合内科
佐藤直行	ハートライフ病院総合内科部長
小坂文昭	こさか家庭医療クリニック院長
加藤秀隆	藤田医科大学救急総合内科・救急科
清水宏康	清水クリニック院長
茂木恒俊	悠翔会在宅クリニック流山院長
小林駿介	菊川市家庭医療センターあかっちクリニック
鶴山　優	西伊豆健育会病院内科
岩波慶一	東京ベイ・浦安市川医療センター 膠原病内科医長
小嶋秀治	水海道さくら病院総合診療科部長／ 地域連携室長
西村真紀	やまと診療所高知院長
柴田綾子	淀川キリスト教病院産婦人科医長
小松充孝	賛育会病院小児科部長
今本俊郎	埼玉医科大学総合医療センター 高度救命救急センター講師・総務担当医長
園田健一郎	埼玉医科大学総合医療センター 高度救命救急センター／救急科（ER）外来医長
古川渉太	MIZENクリニック／ 慶應義塾大学医学部精神神経科学教室
田澤雄基	慶應義塾大学医学部医科学研究連携推進センター 特任講師／MIZENクリニック院長
屋島福太郎	琉球大学耳鼻咽喉科
境野高資	freelance医師
肥塚　泉	聖マリアンナ医科大学耳鼻咽喉科学特任教授
照井エレナ	自治医科大学小児外科

1

救急外来

(#救急) (#低体温)

CQ 01 低体温は復温されるまで動かすな，は本当か？どこまで外部加温のみで対応できるのか？

Case Study

- 糖尿病既往歴のあるADLが自立した82歳女性。偶然自宅へ来訪した友人が，真冬の自宅屋外で倒れているのを発見して救急要請した。
- 搬送直後のバイタルサインは，E3V2M5，血圧92/55mmHg，脈拍53回/分，体温30℃，SpO$_2$測定不能，呼吸数10回/分であった。
- 身体所見では外傷痕は右側頭部打撲痕があり，右上下肢の運動が悪いようにみえる。

🔍 セッティング別のポイント

☑ すべてのセッティングにおいて，まず外部加温を開始するのは待ったなしである。冷たい衣服を脱がし，温めた外液の静脈投与，外部加温（電気毛布や加温ブランケット）を開始する。

☑ 【1】救急外来または【2】地方の2次病院では，原因精査や内部加温のリソースがあるので現場での対応で問題ない。本 Case Study では，外傷または内因性疾患による頭蓋内病変も疑われるため，画像検索を行いつつ復温を継続し，合併症が起きた場合に備える。

☑ 問題は，【3】クリニック / 診療所での対応である。①低体温の背景疾患の精査治療が必要か？，②施設で実施可能な加温で合併症なく対応できる状態か？，の2点のうちいずれかがクリアできなければ，即座に転送すべきである。本 Case Study では，加温外液と電気毛布などの外部加温を使用しながら転院するのがよい。

Point❶ 「復温されるまでは動かすな」は絶対ではない。臨床判断を優先すべし

　　　低体温症の定義は，「意図せず深部体温が35℃未満になること」である。深部体温なので，腋窩ではなく，食道・膀胱・直腸のいずれかで測定する。最も正確なのが食道温で，膀胱温や直腸温は復温時に食道温の上昇に遅れるとされるが，現実的には多用されるであろう膀胱温や直腸温の使用でもよいと考える。

　　　低体温にはSwiss分類がある（**表1**）。この分類が優れているのは，仮に体温が測定できなくても臨床症状から深部体温が推測でき，医療者に対して緊急性の早期認識を促し，大まかな治療の方針を提案している点である。

表1 低体温Swiss分類（文献1，2より作成）

Swiss カテゴリー	臨床症状	推定体温 （℃）	その他の臨床所見
Stage1	意識清明あり シバリングあり	32～35	頻脈，血圧上昇，頻呼吸， 33℃未満で心房細動，多尿（寒冷利尿）
Stage2	意識混濁 シバリングなし	28～32	散瞳，段階的に徐脈と徐呼吸， 心電図でJ波，多尿（寒冷利尿）
Stage3	意識障害 バイタル測定可能	24～28	脳波で背景電位低下，徐脈，低血圧， 徐呼吸，致死的不整脈，乏尿
Stage4	瀕死 バイタル測定不能	～24	20℃未満では心静止

　表1では，深部体温が28℃以下になると，心臓の易刺激性により心室細動または無脈性心室頻拍（ventricular fibrillation/pulseless ventricular tachycardia：VF/pVT）になるリスクがあるとされる。しかし，実際には28～35℃でもVF/pVTは発生しうる。35℃未満の体温で救急外来を受診した18歳以上を対象とした日本の後ろ向き観察研究によれば，VF/pVTが発生する可能性は，全体で3.7%（20/537人，体温中央値30.8℃），体温別にみると32～35℃で2.1%，28～31℃で2.2%，28℃未満で9.3%であった[3]。

　VF/pVT発生リスクの要因としてアシドーシス，低酸素血症，低二酸化炭素血症，体動が報告されている。このなかで体動がVF/pVTを惹起するのは，病院前救急で知られており，救助の際に体を動かすことによって致死的不整脈が起こされる。このことを"rescue collapse"という。Rescue collapseのメカニズムは解明されていないが，体位変換による静脈還流量低下および四肢を動かす際により冷たい血液が末梢から深部へ還流することで発生すると推定されている。

　では，冒頭の**Case Study**のように，rescue collapseを回避するために復温されるまで動かすべきではないのだろうか？　『偶発性低体温患者の**院外**救助ガイドライン』によれば，確かに「低体温患者は優しく扱い，水平を保ち続ける（エビデンスグレード 1B）」，「VFを誘発する可能性のある四肢の動きを避ける（エビデンスグレード 1B）」と表記されている[4]。

　私見では，「復温されるまで動かすな」は**院内において**は絶対的な教義でないと考えている。理由は以下の通りである。
1. そもそも低体温を引き起こした致死的背景疾患に対する診断と治療が遅れうる。
2. 復温や蘇生目的で，さらに設備の整った部門への移動は妥当である。

3．挿管などの手技においても心停止リスクは小さいと報告されている[5]。
4．目撃があるrescue collapseの蘇生率は高い（生存率73％，神経学的予後良好89％）[6]。
5．どこまで復温すればVF/pVTが回避できるのか，絶対的な目安がない。

　冒頭の**Case Study**では直近で救命目的の緊急手術の可能性が視野に入るため，急変時に対応を打ち合わせつつ，すぐに頭部CT撮影のために移動あるいは高次医療機関へ転送してもよいと考える。

Point❷ 外部加温のみで対応できる目安は，呼吸と循環が安定した30℃以上

　低体温の治療一般論を**表2**に示す。

表2 低体温治療の選択肢（文献1，7より作成）

想定温度	方法		1時間あたり復温率	注意点
35～24℃	受動的外的復温（external passive rewarming）	毛布，温かい環境，衣服，飲み物	～2℃（患者の状態に依存）	・熱損失源（例えば濡れた衣服など）除去も含む ・内因性の熱生産に依存するため，32～35℃でシバリングできる状態の必要がある
	能動的外的復温（external active rewarming）	温風ブランケット，ウォーターパッド体温管理システム	0.5～4℃	・ウォーターパッド体温管理システムは低体温に保険適用がなく，体表熱傷のリスクがある ・温水浴はモニター不能になるため行わない
28℃未満	内的復温（internal rewarming）	40℃加温外液の点滴	不明	・外液を加温する必要あり ・投与速度や輸液路の長さにより空冷され，復温効率が下がる
		温水洗浄（膀胱，胃，胸腔，腹腔）	0.5～2℃	・膀胱洗浄は粘膜面が少なく効果が低い ・胃洗浄は気道リスクがあり一般的には行われない ・過敏な心臓への刺激を避けるために，左胸腔洗浄は避ける ・胸腔や腹腔洗浄は血管内デバイスやECMOなどが使用できなければ行われない
		血管内デバイス	0.5～2.5℃	・低体温に保険適用がない
		透析	1.5～3℃	・バスキュラーアクセスを挿入する必要があり，ワイヤー操作で不整脈が発生しうる ・脱血により循環動態が不安定になるリスクがある ・ヘパリンなど抗凝固薬を使用する必要がある
		ECMO/人工心肺	4～10℃	・アクセスサイトの出血リスクがある ・ヘパリンを使用する必要がある

外部加温は24〜35℃が適応とされる。しかし，私見ながら24〜28℃の患者に外部加温だけで対応，というのはずいぶん心もとない。外部加温だけで対応する前に，復温に伴う合併症が発生しうるか？　発生した場合のバックアッププランは何か？　を検討すべきである。

　合併症の一例には，after drop，再加温症候群，たこつぼ心筋症，rescue collapse等があり，発生時には体外式膜型人工肺（extracorporeal membrane oxygenation：ECMO）が必要となるケースがある。ただし，外部加温で合併症が発生するかの予見は難しく，院外偶発的低体温患者に対する外部加温のナラティブレビューでは「質の高い研究はなく，（そもそも）発生していた合併症が，復温による有害事象なのか低体温に由来しているのか不明である」と結論付けている[8]。

　外部加温視点ではなく，内部加温が必要な状態から考えると，以下の状況**でなければ**外部加温のみで対応可能ということがいえるだろう。

1．30℃以下の若年患者または32℃以下の高齢者で併存疾患がある患者
2．外部加温を開始して再加温率が0.5℃/時間未満である（0.5℃/時間未満の復温率では予後不良が報告されている[9]）。
3．呼吸状態と循環が不安定である（致死的不整脈あり，収縮期血圧＜90mmHg，呼吸不全，重度アシドーシス）。

今日の診療の「plus one」

　患者の状態のみならず，現場で利用可能なリソース・低体温となった背景疾患・既往歴などの患者の背景・バックアッププランなど，全体像を考慮した臨床判断のうえで，ときには低体温でも患者を動かしてもよく，外部加温で対応してもよい。

（三反田拓志）

文献
1) Kempainen RR, et al. Respir Care 2004; 49: 192–205. PMID: 14744270
2) Musi ME, et al. Resuscitation 2021; 162: 182–7. PMID: 33675869
3) Matsuyama T, et al. Emerg Med J 2018; 35: 659–66. PMID: 29886414
4) Dow J, et al. Wilderness Environ Med 2019; 30: S47–69. PMID: 31740369
5) Danzl DF, et al. Ann Emerg Med 1987; 16: 1042–55. PMID: 3631669
6) Frei C, et al. Resuscitation 2019; 137: 41–8. PMID: 30771451
7) Paal P, et al. Scand J Trauma Resusc Emerg Med 2016; 24: 111. PMID: 27633781
8) Mydske S, et al. Scand J Trauma Resusc Emerg Med 2020; 28: 77. PMID: 32778153
9) Watanabe M, et al. Scand J Trauma Resusc Emerg Med 2019; 27: 105. PMID: 31771645

#救急

CQ 02 急性アルコール中毒, どこまで検査する?

Case Study

● 50歳男性。飲酒後に自己転倒し前額部に挫創を受傷，出血が止まらないため同僚とともにタクシーで受診した。

● 酩酊しており，待合室で騒いでいる。付き添いの同僚によると，「飲酒後にトイレで倒れていたところを見つけて連れてきた。詳細はよくわからない」とのこと。

● その後，患者は待合室で眠り込んでしまった。

🔍 セッティング別のポイント

☑ 飲酒後の意識障害の **Case Study** である。酩酊状態であることから，病歴聴取や診察が困難かつスタッフの陰性感情も起こりやすくなることが予想される。

☑ 【1】救急外来，【2】地方の2次病院であれば血液検査，頭部 CT を含めた検査を行うことができるだろう。

☑ 【3】クリニック / 診療所は，バイタルサイン，意識障害，外傷の程度によっては転院を考慮する必要がある。

Point❶ その意識障害は本当にアルコール?

飲酒後の意識障害を，急性アルコール中毒による意識障害と診断してよいのだろうか？　飲酒をしたという経緯であっても，あくまで急性アルコール中毒の診断は，除外診断であることに注意すべきである。まずはバイタルサインを測定し，気道確保，嘔吐に注意して意識障害の鑑別を始める。

●意識障害の鑑別

①**低血糖**：意識障害といえばまず低血糖が挙げられる。アルコール摂取により低血糖に陥ることがある[1]。低血糖になる機序として，貯蔵されているグリコーゲン利用をアルコール代謝が妨げてしまい，グリコーゲン合成を低下させてしまうとされている。食事をとらずにアルコール摂取をしたり，慢性的なアルコール摂取歴がある患者は低血糖を起こしやすくなる[2]。

②**重大な合併症**：頭部外傷や，低体温症，肝性脳症，その他代謝異常などの重大な合併症を除外していく。

③**外傷**：転倒などの外傷を覚えていない，また受傷時に受身を取れていないことが多いため，外傷については訴えがなくとも打撲痕がないかなどを先入観にとらわれず見落としがないようにする。また，飲酒時は，飲酒していないときに比べ頸髄損傷のリスクが上昇するという報告もあり，神経所見を十分にとることが難しい場合もあるため注意が必要である[3]。

④**薬物中毒**：アルコール以外の薬物中毒も鑑別すべきである。睡眠薬や，覚醒剤，麻薬，危険ドラッグ中毒があり，酒に混入させられたケースなどもあり注意が必要である。その際，瞳孔所見や，頻脈など，トキシドローム（**MEMO**）がないかを確認する。

●血液検査，画像検査

血液検査や頭頸部CTも考慮する必要がある。急性アルコール中毒の患者に対し，具体的に検査をする指標が検討された報告は現在ない。私見ではあるが，数時間の時間経過でも意識レベルが改善しないとき，また頭部や顔面に外傷があり頭蓋内出血が疑われるとき，などに画像検査を検討する必要があると考える。

Point❷ アルコール血中濃度は当てにならない

アルコール血中濃度は下記の浸透圧ギャップから推測することが可能である[4]。

> アルコール血中濃度＝浸透圧ギャップ×**4.6**
> 浸透圧ギャップ＝血清浸透圧（mOsm/kg）−2Na$^+$（mEq/L）＋BUN（mg/dL）/2.8
> ＋血糖値（mg/dL）/18

しかし，アルコール中毒の症状は個人差が大きく，必ずしも血中濃度と相関するとは限らない[5]。このため，血中濃度のみで意識障害の原因が急性アルコール中毒であるとは診断ができないことに注意が必要である。

Point❸ 輸液は有効？

急性アルコール中毒の患者に対して，アルコール血中濃度低下を期待して輸液が行われることが多い。しかし，実際に輸液によるアルコール血中濃度低下は証明されていない[5, 6]。むしろ，輸液投与は救急外来滞在時間を延長させることが知られている。

輸液投与と救急外来の滞在時間の関係性を調べた単一施設の後ろ向きコ

ホート研究では，救急外来に来院した20歳以上の急性アルコール中毒の患者106人に対し，点滴を行った群（42人）と点滴を行わなかった群（64人）の救急外来滞在時間を比較したところ，輸液投与の有無で滞在時間の有意差を認めなかった。むしろ，輸液を行った群のほうが救急外来滞在時間が延長した[7]。

また，輸液投与と覚醒までの時間の関係性を調べた単施設の前向き観察研究では，救急外来に来院した18～69歳の急性アルコール中毒の患者201人に対して，点滴を行った群（109人）と点滴を行わなかった群（92人）の覚醒までの時間の中央値に有意差はなかった[8]。

さらに，輸液を行うことにより点滴の自己抜去のリスクも高くなる。バイタル変化などがない患者に対して漫然と輸液を行うことは推奨されない。

Point❹ 急性アルコール中毒の患者を救急外来で経過観察するときの注意点は？

①**低酸素血症**：急性アルコール中毒での重大な合併症の報告のなかで最も多いのが低酸素血症とされている[9]。呼吸抑制をきたすことが考慮されるため，SpO_2モニターを装着しておくことが必要である。

②**意識レベルの確認**：定期的に意識レベルの確認を行う必要がある。「眠ってしまった」は静かになってよかった，ではなく，頭蓋内出血や低血糖でのレベル低下が隠れていないかを評価する必要がある。冒頭の**Case Study**でも，同僚が連れてきて当初騒いでいたが，その後眠ってしまった，ということであった。しかし，詳細に診察すると頭部に打撲痕を認めたため，頭部CTを撮影したところ，急性硬膜外血腫が明らかとなった。

③**外傷の可能性**：意識レベルが改善してから新たに疼痛部位が出現し，追加の処置を要する外傷が明らかになる可能性があるため，覚醒した急性アルコール中毒患者は，帰宅前には必ず診察を行うことが望ましい。

MEMO **トキシドローム（toxidrome）とは？**

toxic syndromeを略した造語である．中毒によって起こるさまざまなバイタルサインの異常や症状の組み合わせにより，臨床的に原因物質を推定することができる．具体的には，バイタルサイン，皮膚・粘膜所見，瞳孔，心血管系，消化器系および泌尿生殖系，意識状態，神経所見などに着目して異常を生理学的に分類する[11,12]．

今日の診療の「plus one」

安易にアルコールが意識障害の原因とは考えない．バイタルサインを測定し，低血糖から意識障害の鑑別を行う．意識レベルの改善がみられない場合や外傷を認める場合には，頭部CTなど外傷の評価も検討する必要がある．

（本間洋輔，石垣佳織）

文献
1) Yost DA. Postgrad Med 2002; 112: 14–16, 21–22, 25–26. PMID: 12510444
2) NEAME PB, et al. Lancet. 1961; 2 :893–7. PMID: 14478696
3) Glaser EP, J Neurotrauma. 2023; 40 :2541–51. PMID: 37350129
4) Pitzele HZ, et al. Emerg Med Clin North Am 2010; 28: 683–705. PMID: 20709249
5) Sullivan JB Jr. J Forensic Sci 1987; 32: 1660–65. PMID: 3430134
6) Perez SR, et al. Emerg Med Australas 2013; 25: 527–34. PMID: 24308613
7) Li J, et al. J Emerg Med. 1999; 17: 1–5. PMID: 9950378
8) Homma Y, et al. Am J Emerg Med 2018; 36: 673–6. PMID: 29289398
9) Terayama T, et al. Acute Med Surg 2023; 10: e841. PMID: 37153868
10) Klein LR, et al. Ann Emerg Med. 2018; 71: 279–88. PMID: 28844504
11) 一般社団法人日本救急医学会. 改訂第6版 救急診療指針 上巻. へるす出版, 2024, p749.
12) 千葉拓世. 急性中毒診療 実践ルール16. メジカルビュー社, 2024, p22–32.

#循環器 #失神

CQ 03 心電図異常のない心原性失神，何をする？

Case Study
- 83歳男性。自宅の居間で座ってテレビを見ている最中に，前兆なく約15秒間意識消失した。
- 来院時は意識清明で自覚症状はなく，バイタルにも異常は認めない。
- 心疾患の既往はなく，心電図検査でも明らかな異常を認めない。

🔍 セッティング別のポイント

☑ 心電図異常のない失神の **Case Study** である。このような患者には多く出会い，循環器内科医に即日コンサルトするべきか，外来フォローとするべきか対応に悩むことが少なくない。

☑ 【1】救急外来や【2】地方の2次病院であれば，モニターを観察しながら精査を進めていくのがよいだろう。

☑ 【3】クリニック / 診療所であれば，モニター観察は難しいかもしれないが，どのような状況下であっても，失神診療においては問診が非常に重要であることを念頭に置いて対応する必要がある。

Point❶ 失神の高リスク患者の見分け方を知る

　　　失神には大きく分けて起立性低血圧（出血，脱水），反射性失神（血管迷走神経反射や頸動脈洞症候群など），心原性失神がある。なかでも生命予後にかかわるという意味で見逃してはならない高リスク失神が，心原性失神である。その心原性失神を拾い上げるためのさまざまな予測スコアリングがあるが，残念ながら絶対的なものはない。

　　　本項ではそのなかでも比較的精度が高いとされる**Canadian Syncope Risk Score（CSRS）**を挙げる（**表1**）[1]。救急外来を受診した16歳以上の失神患者4,030人を対象とし，30日後の重大なイベント（死亡，不整脈，心筋梗塞，大動脈解離，肺血栓塞栓症，重篤な出血など治療を要する失神）の発生率を前向きに検証したものである。各項目を合計して−1点を基準にした場合，重大なイベントが生じない予測に関して感度98％・特異度45％とされている。なお，このスコアリングは後に国際的にもバリデーションが検証されており，予後予測能に関してAUC 0.85（95％CI：0.83〜0.88）と有用性は比較的高い[2]。また**表2**のようにリスク分類もできるので，帰宅か入院かの大まかな方針決定の参考にすることも可能である。

10

表1 Canadian Syncope Risk Score（CSRS）

	項目	点
臨床所見	血管迷走神経反射に関連した前兆※1	−1
	心疾患の既往※2	1
	収縮期血圧＜90 or ＞180mmHg	2
検査所見	トロポニン値の上昇※3	2
	QRS軸の異常（＜−30 or ＞100°）	1
	QRS幅＞130msec	1
	QTc間隔（＞480msec）	2
救急外来での診断	反射性失神	−2
	心原性失神	2

※1：混雑した場所，長時間立位，恐怖，感情，疼痛など
※2：冠動脈疾患，弁膜症，心筋症，うっ血性心不全，心房性・心室性不整脈，デバイス植え込み後
※3：健常者の99パーセンタイルを超える場合，つまりトロポニン陽性である場合

表2 CSRSのリスク分類

合計点数	リスク分類	30日以内イベント発生率（%）
−3〜−2	最低	0.4〜0.7
−1〜0	低	1.2〜1.9
1〜3	中	3.1〜8.1
4〜5	高	12.9〜19.7
6〜11	最高	28.9〜83.6

Point❷ 心電図正常でも心原性失神を疑うべき症例は？

　　　　救急外来受診時の心電図が正常なら心原性失神は否定できるかというと，答えは「No」である。心原性失神を生じる一部の疾患は心電図検査で除外可能ではあるが，すべてを除外することはできない。**表3**の通り，救急外来受診時の心電図検査では異常を呈さない可能性のある心疾患があることによる。特に**不整脈性失神の場合は，普段の心電図が正常でも房室ブロックや洞不全症候群，心室頻拍など一過性に不整脈が出現した際に失神する場合**があり，不整脈出現の瞬間を心電図検査でとらえないと診断できないのである。

　　それでは，どのように高リスク患者を炙り出していくのか。失神診療で重要なのは「**問診**」である。**表4**の**「高リスク失神の病歴」のうち1項目でも満たす場合には，心原性失神を疑う高リスク失神として対応が必要**になる。いずれも失神時の状況を詳細に問診することで確認が可能である。「外傷を伴う失神」に関しては，心原性失神の場合はほかと違って前兆なく失神することがあり，受け身を取れずに外傷（特に頭部外傷）を負うことがあるため，高リスク患者の重要なキーワードとして覚えておく必要がある。

表3 心原性失神の鑑別

不整脈性	徐脈性	洞不全症候群（徐脈頻脈症候群），房室ブロック，ペースメーカ機能不全
	頻脈性	上室性（心房細動，発作性上室頻拍，心房頻拍），心室性（心室頻拍，心室細動）
構造的心肺疾患	心疾患	大動脈弁狭窄症，急性心筋梗塞，肥大型心筋症，心臓腫瘤（左房粘液腫など），心膜疾患（心タンポナーデ）※，先天的冠動脈異常，人工弁機能不全
	大血管その他	急性大動脈解離，肺血栓塞栓症，肺高血圧症

・　　　は心電図検査で異常を呈さない可能性のある疾患。

※：心膜液貯留による心タンポナーデは，慢性経過の場合には多量の心膜液貯留による低電位や電気的交互脈がみられことがあるが，急性経過の場合には少量の心膜液貯留で心タンポナーデに至りやすいため，心電図変化が目立たないことがある。

表4 心原性を示唆する高リスク失神の病歴（文献3より改変引用）

・失神前の胸部症状，動悸
・労作時の失神，臥位や座位での失神
・前兆を伴わない失神
・外傷を伴う失神
・心疾患の既往（心不全，低心機能，心筋梗塞既往）

Point❸ 心エコー図検査は必要か？

はたして，失神患者全員に対して心エコー図検査を施行する必要があるのか。海外のガイドラインでは失神患者が**問診，身体所見，心電図検査などを通して心疾患の可能性がまったく疑われない場合には，心エコー図検査の必要性はない**とされている[3]。ただ，これには心電図検査の読影や失神患者を的確に評価できることが前提となっているので，見逃し防止のためにも心エコー図検査を積極的に行うのは決して悪いことではない。

また，**構造的心疾患が疑われる場合には，心エコー図検査は診断およびリスク層別化に有効であり推奨されている**ため，その場合にはしっかり評価する必要がある。

ではその心エコー図検査をどのように行って失神患者のスクリーニングをすればよいか？　その答えが「**5E**」である（**図1**）。これは心エコー図検査で緊急性を要する疾患がないかを評価できるシンプルな方法であり，有用である。

図1 5E（文献4より改変引用）

Effusion（心膜液）
Ejection（左室駆出率）
Equality（右室と左室の内腔比，D shapeの有無）
Exit（大動脈基部の拡大，flapの有無）
Entrance（下大静脈虚脱の有無）

Effusion（心膜液貯留）

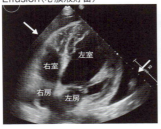

Equality（D shape）

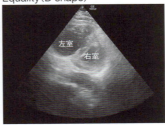

Exit（大動脈基部の拡大・flap）

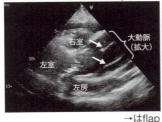

Entrance（下大静脈の虚脱）

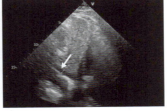

→はflap

Point❹ 循環器内科医にコンサルトするべき症例は？

　失神患者の一通りの評価を終えたら，リスク分類に基づいてdispositionを判断する必要がある。循環器内科医に即日コンサルトするべき症例はおおよそ**表5**の通りである。週に数回以上の頻度で失神している場合には，モニターでの観察入院とすることで不整脈などの原因を突き止められる可能性が高いため，コンサルトしたほうが望ましいだろう。ただし，この記載の通りに全例対応すると，コンサルトする症例が増えてしまう可能性が高い。そこで，<u>高齢者や心疾患の既往があったとしても，明らかに病歴から反射性失神や食後低血圧などが疑われる場合には，必ずしもコンサルトが必要というわけではないので，外来でのフォローにつなげるといった対応でもよい</u>。
　また，<u>職業運転者など失神という症状自体が社会的なリスクとなるような患者もしっかり精査したほうがよい</u>ため，循環器内科外来や失神外来につなげるようにしたい（**表6**）。

表5 循環器内科医に即日コンサルトするべき患者像

・CSRSで高～最高リスク
・モニターで失神の原因となりうる不整脈がある（表3）
・高リスク失神の病歴がある（表4）
・心エコー図検査で高度な異常がある（図1）
・週に数回以上失神している

表6 循環器内科外来につなげるべき患者像

・心原性失神のリスクとなる心電図異常がある
・再発性で心原性失神が否定できない
・失神が社会的なリスクとなる（職業運転手など）

今日の診療の「plus one」

　救急外来を受診する失神患者のうち，1/3がその場で失神の原因を診断できないといわれているため，診断に躍起になる必要はない。たとえ診断に至ることができなくても，その患者が「高リスクの失神かどうか」を見極めることが何より重要である。

　失神はその後の外来精査で診断に至ることも多々ある。特に原因不明の失神の場合には植込み型心臓モニター（insertable cardiac monitor：ICM，図2）という小型の機械を左前胸部の皮下に植え込むことで，長期間心電図をモニターすることができ，診断に至るような症例もある。

　今回は深くは触れなかったが，心電図異常がある場合には器質的疾患が隠れている可能性が高いので，そのときはしっかり精査することも重要である。

表2 ICM
（画像提供：Abbott Medical Japan社）

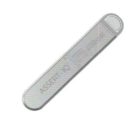

（佐橋秀一）

文献

1) Thiruganasambandamoorthy V, et al. CMAJ 2016; 188: E289–298. PMID 27378464
2) Zimmermann T, et al. Ann Intern Med 2022; 175 : 783–794. PMID 35467933
3) Brignole M, et al. Eur Heart J 2018; 39: 1883–1948. PMID : 29562304
4) Kennedy HM, et al. Acad Emerg Med 2015; 22: 583–593. PMID: 25903585
5) Moore CL, et al. N Engl J Med 2011; 364: 749–757. PMID: 21345104
6) 日本循環器学会，ほか．2022年改訂版 不整脈の診断とリスク評価に関するガイドライン．
https://www.j-circ.or.jp/cms/wp-content/uploads/2022/03/JCS2022_Takase.pdf. 2024年7月閲覧．

#循環器　#心肺停止

CQ 04 CPA患者が搬送，家族はDNARを希望している。CPRは行わなくてよいか？

Case Study
- 80歳男性。自宅で心肺停止（cardiopulmonary arrest：CPA）状態で発見され救急要請された。現場の救急隊から家族がDNAR*を希望していると連絡があった。
- そのまま不搬送としてよいだろうか？
- また搬送された場合，搬入された時点で心肺蘇生（cardiopulmonary resuscitation：CPR）を中止してよいだろうか？

* DNAR：Do Not Attempt Resuscitationの略で，心肺停止状態に陥った場合はCPRを行わないことを希望する意思表示のことを指す。

🔍 セッティング別のポイント

☑ 慌ただしい救急外来で CPR を行う際は，患者の治療だけでなく，家族や付添者への対応とケア，環境の整備が同時に必要となる。

☑ 心肺停止の患者を前に，動揺することなく冷静な判断ができる家族や付添者はほとんどいない。だからこそ，医療者の発言や判断の明快さが求められ，正確な言葉の理解と運用が必要である。

Point❶ DNARの患者を不搬送にするかどうかは，地域のメディカルコントロールを確認しておく

　　　蘇生を希望していない患者がCPRを受けて搬送されることは患者希望に沿っていないとし，各地域のメディカルコントロール（**MEMO1**）でこのような事例に対するプロトコルを策定する動きがある[1]。

　　　例えば，**表1**のような流れである。

表1 心肺停止を確認したら

①心肺蘇生を開始
②心停止に至った状況の把握 　除外項目（未成年，外因性心肺停止を疑う状況，または心肺蘇生等の継続を強く求める家族や関係者がいる）に該当しないことを確認
③蘇生を希望しない意思があったと判明
④かかりつけ医に連絡し，現在の状況で蘇生中止が妥当であるか確認する
⑤蘇生を中止し救急隊は現場を撤収，かかりつけ医が死亡確認を行う

プロトコルがない地域ではいかなる事前意思があっても不搬送基準（**表2**）[2]に該当しない限り，傷病者は病院搬送される。現場活動する救急隊はルールに精通しそれに従って行動しており，われわれも認識しておく必要がある。プロトコルに従って搬送されたケースに対して，「なぜ搬送したのですか？」などと無意味な問答をしてはいけない。

表2	
不搬送基準 （文献2より引用）	①意識レベルがJCS300であること
	②呼吸がまったく感じられないこと
	③総頸動脈で脈拍がまったく触知できないこと
	④瞳孔の散大が認められ，対光反射がまったくないこと
	⑤体温が感ぜられず，冷感が認められること
	⑥死後硬直または，死斑が認められること

以上の6つすべてを満たし，明らかな死亡と考えられる状態。

Point❷ 搬入後にCPRを中止する「基準」はない

たとえ事前にDNARの意思があったとしても，患者家族が搬送を希望していれば蘇生を行う。DNARはいつでも修正可能な，あくまで事前の意思表示だからである。一方で，蘇生の中止を決定するときは患者背景（ADL・悪性腫瘍などの既往）と搬送までの状況・時間から，蘇生可能性ならびに蘇生後の神経学的予後を推察して行うのであり，その評価後に，蘇生をすぐに終了することもある。

院内心停止では，蘇生継続時間が32分を超えると神経学的予後良好となる可能性は1％未満である[3]。院外心停止では，フレイル（虚弱性：身体的機能や認知機能の低下，**MEMO2**）を抱えて生きる高齢者の死亡率はそうでない場合に比べて3.56倍ともいわれる[4]。また『令和5年版 消防白書』によると，院外心停止患者の1カ月後の社会復帰率はbystander CPRありで8.8％，なしで3.3％である。ただし，目撃あり，bystander CPRあり，AED作動ありでは42.6％となるため，病前の波形は重要である[5]。

Point❸ DNARは「患者の意思を尊重するため」にある[6]

DNARを重視するのはあくまでも，心肺停止時に蘇生を受けることで（**MEMO3**），望まない状態で生存したくないなどという「患者の事前意思を尊重するため」であることを忘れてはいけない。「DNAR」が急変・入院時に可及的に確認されたのみで，かかりつけ医とのAdvance Care Planning（ACP，**MEMO4**）のうえに意思表示されたものでない場合も多く，患者意思を真に反映していないケースがあることも留意していただきたい。

MEMO

1 メディカルコントロール

医療の質を保つための取り組みのこと。①指示・指導・助言，②事後検証，③教育を三本柱とする。全国で251の地域メディカルコントロール団体が存在する。

2 虚弱性

ここでの虚弱性とは加齢によって起こる，身体の複数の生理的なシステムの機能不全のことを指す。Clinical Frailty Scale（臨床虚弱尺度）などで評価され，スケール5以上：日常的な行動に制限が出てくるような程度が，虚弱性を有するとしている。

3 DNAR

DNARはあくまでも心肺停止になった際に有効なものである。いかなる患者背景であっても，DNARであることと，人工呼吸器・血液浄化・昇圧薬の使用などの集学的治療を実施するかどうかはまったく関係がない。DNARであるという理由で通常の医療・看護ケアが差し控えられることは，誤りである。

4 ACP

将来の医療およびケアについて，本人・家族や近しい人・医療・ケアチームが，繰り返し話し合いを行い，本人による意思決定を支援する取り組みと，その過程をいう。

💡 **今日の診療の「plus one」**

DNARの意思表示があった場合も，搬送するか否かは地域メディカルコントロールのプロトコルに従う。

搬入後は家族のDNAR意思のみで即CPR終了とはせず，病歴・患者背景・診察所見から蘇生可能性を判断する。

（宮下紗知，鱶口清満）

文献

1) 令和5年度 第2回全国メディカルコントロール協議会連絡会.
　 https://www.fdma.go.jp/singi_kento/kento/r5-2.html（参照：2024/9/3）
2) 平成30年 救急活動時における適正な観察の実施について. 東京消防庁.
　 https://www.fdma.go.jp/laws/tutatsu/assets/300604_kyu109.pdf（参照：2024/9/3）
3) Okubo M, et al. BMJ 2024; 384: e076019. PMID: 38325874
4) Hamlyn J, et al. Resusc Plus 2022; 11: 100266. PMID: 35812717
5) 総務省消防庁. 令和5年 消防白書 第2章 第5節 救急体制 5-(2) 一般市民に対する応急手当の普及.
6) 西村匡司, ほか. 日集中医誌 2017; 24: 208–209.

#循環器 #胸部不快感

CQ 05 心電図で虚血性心疾患かたこつぼ症候群かを見極めることは可能か？

Case Study
- 78歳女性。3日前から持続する胸部不快感で受診した。
- 意識清明，バイタルサインは体温36.7℃，血圧120/50mmHg，脈拍71回/分（整），呼吸数20回/分，酸素飽和度97％（室内空気）であった。
- 心電図は以下の通りである。

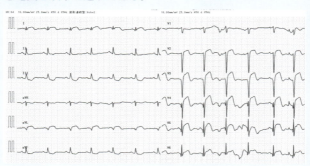

セッティング別のポイント

- ☑ 高齢者の急性冠症候群（acute coronary syndrome：ACS）を疑わせる症状である。
- ☑ 心電図はACSを否定できないが，たこつぼ症候群が疑われる。
- ☑ 【1】救急外来であれば，心電図と心エコーを実施し，カテーテル検査を実施する。
- ☑ 【2】地方の2次病院，【3】クリニック／診療所では，カテーテル検査を実施する必要性と今後の状況を判断する。もちろん救急転院が基本ではあるが，地域によっては，年齢と全体から無理に実施しないということも，これからは選択肢としてありうる。リソースが重要な時代となってきている。

Point❶ ST上昇時には原則，冠動脈造影で確認

心電図で最初に確認するのはST上昇の有無である。たこつぼ症候群を疑ったとしても，緊急冠動脈造影の必要性はST上昇の有無で判断するためである。STが上昇していた場合には冠動脈造影を施行するしかなくなる。

最終的な確定診断にはどうしても冠動脈造影が必要となるため，本CQにおいては完全にはNOという回答となる．しかし，リソース不足などで，すぐに冠動脈造影にアクセスできない場合に心電図である程度の目安を考えることは重要であり，後述のポイントで確認しておいていただきたい．

Point❷ 心電図でみるべき基本はaV_RとV_1

虚血性心疾患とたこつぼ症候群は，直感的に心電図の違いで理解できることもある．小菅らは，発症6時間以内の心電図でaV_R誘導のSTが低下し，かつV_1誘導のSTが上昇を認めない場合，感度91％・特異度96％の確率でたこつぼ症候群と鑑別できることを報告している[1]．また，たこつぼ症候群はミラー現象を認めることが少ないという傾向があるだろう．たこつぼ症候群と非Q波前壁梗塞再灌流では，亜急性期の陰性T波の誘導数が異なっていることも報告されている．たこつぼ症候群は陰性T波が出現する誘導数が9.5誘導であるのに対し，非Q波前壁梗塞再灌流では6.0誘導と少なく，「陰性Tが多い場合はたこつぼっぽい」という直感を反映している．

小菅らの報告後，多くの研究が実施され，国際的に心電図によるACSの臨床像で来院した場合の心電図判読アルゴリズムが紹介されている（**図1**）[2,3]．

図1 たこつぼ症候群と急性心筋梗塞の鑑別（文献2，3より転載）

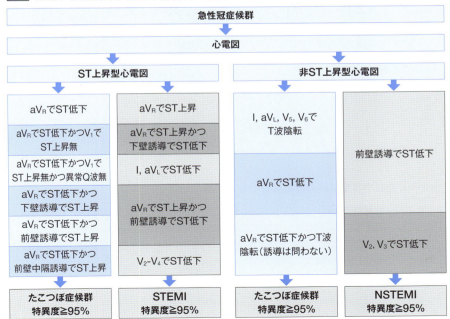

Point❸ 役に立つかもしれないCabrera配列

　　Cabrera配列を知っているだろうか？（図2）。
　　たこつぼ症候群の場合には陰性Tなどの分布が−aV_Rの周辺に集積し，LAD領域のACSの場合にはV_3辺りに集積する。肺血栓塞栓症などでも，特にⅢ誘導に集積することはSIQⅢTⅢなどの用語でおなじみかもしれない。Cabrera配列の理解はこれらの分布を12誘導心電図でみるときに，心電図読影を一つ先に連れていってくれる可能性がある。

図2　Cabrera配列（文献4より転載）

Cabrera配列とは，肢誘導を各誘導が面する心臓の解剖学的部位の順番通りに，左方から右方に向かって "aV_L, Ⅰ, −aV_R（aV_R誘導を上下に反転させた誘導），Ⅱ, aV_F, Ⅲ誘導" と並べ替えた配列である。aV_L誘導は左室の上位側壁，Ⅰ誘導は下位側壁，Ⅱ誘導は左方寄りの下壁，Ⅲ誘導は右方寄りの下壁に面し（aV_F誘導はⅡ誘導とⅢ誘導の中間に位置する），aV_R誘導を上下反転させた "−aV_R誘導" は心尖部寄りの左室下側壁に面する。

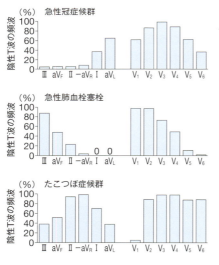

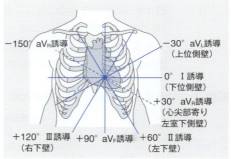

> **MEMO　たこつぼ症候群の臨床現場での注意点**
>
> 　たこつぼ症候群自体は比較的予後良好な疾患とされているが，急性期の管理での注意点としては，①基部の過収縮に伴う左室流出路狭窄（left ventricular outflow tract stenosis：LVOTS），②LVOTSに伴う僧帽弁閉鎖不全症，③無収縮部における血栓形成，④QT延長に伴う心室頻拍，心室細動の出現などが挙げられる。

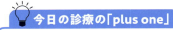

> ST上昇時には冠動脈造影をするしかない．しかし，リソースに基づく意思決定も必要である．心電図だけで判断する場合にはアルゴリズムを理解しよう．

（水野　篤）

文献
1) Kosuge M, et al. J Am Coll Cardiol 2010; 55: 2514–16. PMID: 20510222
2) Frangieh AH, et al. J Am Heart Assoc 2016; 5: e003418. PMID: 27412903
3) 渡邉英一. 現代醫學（Web）2022; 69: 100–7.
4) 小菅雅美. 臨床雑誌内科 2017; 120: 1231–6.

Memo

#循環器 #胸痛

CQ 06 胸背痛患者, 心電図で非特異的な虚血性変化を認める。心臓カテーテル治療前に造影CTは必要か？

Case Study

- 50歳男性。急性の胸痛と背部痛を訴えて救急外来に来院した。初診患者で健診受診歴はなく, 病院への定期通院もない。胸背部痛は持続している。
- 上腕での収縮期血圧に左右差は認めない。心電図（electrocardiogram：ECG）に非特異的な虚血性変化を認める。
- ポータブルX線検査では縦隔の拡大は認めない。心臓カテーテル検査前に造影CT検査を行うか？

🔍 セッティング別のポイント

☑ 造影CT検査, カテーテル検査等の検討を行うという特性上, 【1】救急外来や【2】地方の2次病院をターゲットにしている。

☑ 【3】クリニック / 診療所での対応にも有効なスコアリングも紹介しているため, 参考にしていただけると幸いである。

Point❶ 「心電図での非特異的な虚血性変化」の扱い方

　　　大前提として「心電図での非特異的な虚血性変化」は「急性冠症候群（acute coronary syndrome：ACS）を特異的に示す所見ではない」。そのため, 非ST上昇型ACS（non ST-elevation ACS：NSTE-ACS）以外の疾患についても精査・除外が必要であることを意識するべきである。そのなかには急性大動脈解離, 肺血栓塞栓症, 心筋炎・心膜炎といった心疾患のほか, 脳出血・脳梗塞等の心疾患以外の致死的疾患も含まれる。

　　　冒頭のCase Studyの主訴である胸背部痛の場合は, ACSに加えて急性大動脈解離や肺血栓塞栓症が鑑別上位となる。問診や診察で除外しうる臨床予測スコアとしては, 急性大動脈解離にはADD-RS[1], 肺血栓塞栓症にはpulmonary embolism rule-out criteria（PERC）ルール[2], YEARSアルゴリズム[3]などがある（表1〜3）。これらは感度が高いが, 陽性であれば追加の精査を検討するべきであるため, 【3】クリニック/診療所の場合はこの時点で専門病院への転院を検討する。年齢調整Dダイマーを併用することでより安全・確実に鑑別を進めることができるため[4, 5], 【1】救急外来や【2】地方の2次病院であれば, Dダイマーも併せて確認するのもよいだろう。

表1 ADD-RSの評価（文献1より改変引用）

カテゴリー	評価項目	スコア
高リスク状態	・マルファン症候群などの結合組織疾患 ・大動脈弁疾患の家族歴 ・既知の大動脈瘤 ・既知の大動脈弁異常	1点
痛みの特徴	・突然発症の胸痛，背部痛，腹痛 ・痛みの性状が裂けるような，引き裂かれるような痛み ・最強時の痛み	1点
身体所見	・四肢の脈拍左右差や血圧左右差 ・大動脈弁逆流雑音 ・低血圧や心タンポナーデの所見 ・神経学的所見（意識障害，虚血性脳卒中症状など）	1点

ADD-RSスコア	Dダイマー値	解釈
0	<500ng/mL	AASをほぼ除外可能（感度99.7％）
0	≧500ng/mL	画像検査を考慮
1	<500ng/mL	AASをほぼ除外可能（感度99.7％）
1	≧500ng/mL	画像検査を考慮
≧2	問わない	画像検査を推奨

AAS：急性大動脈症候群

表2 PERCの評価（文献2より改変引用）

項目	基準
年齢	50歳未満
心拍数	100回/分未満
酸素飽和度	95％以上（室内気）
喀血	なし
エストロゲン使用	なし
静脈血栓塞栓症の既往	なし
片側性下肢腫脹	なし
最近の手術や外傷	4週間以内の手術や外傷による入院なし

上記の8項目すべてを満たす場合，肺血栓塞栓症の可能性は非常に低く（1％未満），追加の検査は不要である。
1項目でも該当しない場合は，Dダイマー検査などの追加検査を考慮する。

表3 YEARSの評価（文献3より改変引用）

評価項目	基準
1. 深部静脈血栓症（deep vein thrombosis：DVT）の臨床症状	あり/なし
2. 喀血	あり/なし
3. 肺血栓塞栓症が最も可能性の高い診断	はい/いいえ

YEARSの項目数	Dダイマー閾値	解釈
0項目	<1,000ng/mL	肺血栓塞栓症は除外可能
1項目以上	<500ng/mL	肺血栓塞栓症は除外可能
上記以外の場合	―	CTPAによる追加検査が必要

CTPA：CT肺アンギオグラフィ

ただし，肺血栓塞栓症や急性大動脈症候群について，鑑別を速やかに進める目的での造影CT検査は有効であることが示されているため[6]，施設や医師の状況によっては次に示すようなポイントを意識して，早期に造影CT検査を施行することも検討する。

Point❷ 造影CT検査で考慮すべきこと

救急外来で施行する緊急造影CT検査では主に，次の3点を意識することが必要である。

①撮影にかかる時間

CT検査には一定の撮影時間が必要である。近年，最新のデュアルソースCTや高速撮影技術の導入により，撮影時間が大幅に短縮されている。しかし，「撮影にかかる時間」にはCT機の性能による撮影そのものにかかる時間だけではなく，CT室への移動，撮影後の解析の時間も含まれる。仮に冒頭の**Case Study**がNSTE-ACSであった場合は，持続する胸痛がありハイリスク症例の可能性が高いため，2時間以内の即時侵襲的治療戦略が望ましいと考えられる[7]。造影CT検査を行うことによる時間的な負担についても考慮すべきである。

②造影剤使用

造影剤使用による合併症は，主にアレルギー反応と造影剤腎症（contrast-induced nephropathy：CIN）である。特にeGFR30未満の慢性腎不全患者や[8]，心不全を合併している場合はCINのリスクが高まることが知られて

いる[9]。また，冠動脈造影検査時にも造影剤は必須のため，造影CT検査と合わせると造影剤量が多くなることも起こりうる。これらのリスクを考慮し，適切な患者に対してのみ実施することが推奨される。

③被ばく

最新のCT機では，撮影にかかる時間と同様に被ばく量も低減傾向である。放射線被ばくに伴うリスクとしては，将来的な癌の発生リスクが挙げられるが，1回のCT検査による癌リスクの上昇は非常に低く[10]，冒頭のような状況では臨床的利益がリスクを上回る場合が多いと考えられる。

今日の診療の「plus one」

カテーテル検査前に造影CT検査を行うかどうかは，施設ごと，患者ごとのケースバイケースで判断されるべきである。「心電図での非特異的な虚血性変化」は冠動脈疾患を特異的に示す所見ではないため，冠動脈疾患以外の疾患の精査が必須である。造影CTにはリスクが伴うため，すべての患者に一律に実施することは推奨されない。しかし救急外来で，致死的疾患の可能性が除外できない「胸痛」患者の初期対応に限って考えれば，総じて臨床的利益が上回る場面が多いと考えられる。経験豊富な救急医，循環器医であったとしても速やかに診断を進めていくうえで造影CTが有効な場面が多く，総じて造影CTは前向きに検討してよいと考える。

冒頭の**Case Study**のように「X線で縦隔の拡大なし」という所見であった場合，胸部レベルの大動脈解離の可能性は低くなる[11]。ただし，縦隔拡大を伴わない大動脈解離は珍しくはなく，また腹部レベルの解離を否定する所見ではない。そのため「縦隔拡大がないため造影CTをスキップする」ではなく「縦隔拡大があれば造影CT検査をより前向きに検討する」ことが必要である。

（川田健太郎）

文献

1) Rogers AM, et al. Circulation 2011; 123: 2213–8. PMID: 21555704
   研究デザイン：IRADレジストリ
   対象患者数：2,538人
   主な研究結果：ADD-RSは急性大動脈解離の診断において感度が高く（95.7％），初期診断に有効であることが確認された。
2) Kline JA, et al. J Thromb Haemost 2008; 6: 772–80. PMID: 18318689
   研究デザイン：多施設共同前向き研究
   対象患者数：8,138人
   主な研究結果：PERCルールは，低リスク患者に対して高い感度（97.4％）を示し，肺血栓塞栓症の除外に有用である。
3) van der Hulle T, et al. YEARS study group. Lancet 2017; 390: 289–97. PMID: 28549662
   研究デザイン：多施設共同前向きコホート研究
   対象患者数：3,986人
   主な研究結果：YEARSアルゴリズムに基づく診断管理は，肺血栓塞栓症の疑いがある患者の早期診断と治療に有効である。

4) Nazerian P, et al. Circulation 2018; 137: 250–8. PMID: 29030346
    研究デザイン：多施設共同前向き研究
    対象患者数：1,850人
    主な研究結果：ADD-RSスコアとDダイマー検査の併用は，急性大動脈解離の除外において高い感度（98.8％）を示した。
5) Freund Y, et al. JAMA 2021; 326: 2141–9. PMID: 34874418
    研究デザイン：無作為化臨床試験
    対象患者数：1,414人
    主な研究結果：YEARSルールと年齢調整Dダイマーを使用することで，肺血栓塞栓症のリスクが低い患者に対して，安全に診断を除外できる。
6) Cetin T, et al. Diagnostics 2023; 13: 2799. PMID: 37685337
    研究デザイン：観察研究
    対象患者数：211人
    主な研究結果：QRO-CT（Quick Response Outpatient Computed Tomography）は，肺血栓塞栓症の診断において感度93.5％，特異度100％，冠動脈疾患の診断において感度96.1％，特異度93.4％，心筋炎の診断において感度69.2％，特異度100％を示し，胸痛の鑑別診断において高い診断精度を有する。
7) 日本循環器学会，ほか．急性冠症候群ガイドライン（2018年改訂版）．
    https://www.j-circ.or.jp/cms/wp-content/uploads/2018/11/JCS2018_kimura.pdf．（参照：2024/8/20）
8) Davenport MS. et al, Kidney Med 2020; 2: 85–93. PMID: 33015613
    研究デザイン：コンセンサスステートメント
    主な研究結果：腎疾患患者に対するヨード造影剤の使用に関するガイドラインを提供し，リスクを低減するための推奨事項を提示している。
9) 日本腎臓学会，ほか．腎障害患者におけるヨード造影剤使用に関するガイドライン2018．東京医学社，2018．
10) Schultz CH, et al. Prehosp Disaster Med. 2020; 35: 3–16. PMID: 32009606
11) Lai V, et al. Emerg Radiol; 19: 309–15. PMID: 22415593
    研究デザイン：観察研究
    対象患者数：198人
    主な研究結果：縦隔幅の測定は，急性大動脈解離の診断において有効であり，87mm以上の縦隔幅は診断の感度（72％）と特異度（80％）を高めることが示された。

Memo

#循環器 #腹痛 #ショック

CQ 07 腹部大動脈瘤破裂に対して開胸大動脈クランプ（RTACC）が有効となる状況とは？

Case Study

- 68歳男性。仕事をしている最中に突然の腹痛に見舞われた。
- 顔面蒼白・冷汗著明で近くの職員が救急車を要請し救急外来へ搬送された。
- 来院時橈骨動脈微弱，頻脈，頻呼吸，軽度意識障害を認めた。

🔍 セッティング別のポイント

☑ 突然発症の腹痛の症例である。突然発症の腹部疾患で見逃してはならないのは「破れる」「ちぎれる」「詰まる」病態である。腹部大動脈瘤破裂はその代表といえる。

☑ 【1】救急外来，【2】地方の2次病院であれば，エコー・腹部造影 CT を撮影することが診断の一助となる。

☑ 腹部大動脈破裂に対して開胸大動脈クランプ（resuscitative thoracotomy with aortic cross clamp：RTACC）が有効となる状況を知る。

☑ 【3】クリニック / 診療所では診断・治療が行えないため，早期転院が必要である。

Point❶ RTACC vs REBOA

　そもそもなぜ大動脈遮断をするのか。大動脈瘤破裂を認めた際，下行大動脈を遮断することで一時的に動脈性出血を抑え，中枢血圧を上昇させ，重要臓器灌流圧を維持する。

　その方法としては鉗子で直接遮断するRTACC（**図1**）と経表皮的にバルーンカテーテルを膨らませるresuscitative endovascular balloon occlusion of the aorta（REBOA，**図2**）がある。RTACCは迅速・確実に行うことが可能であるが侵襲が大きく，感染・低体温などの懸念が付きまとう。REBOAはその一方，確立に時間がかかり，大腿動脈アクセスの不確実性が問題となる。いずれの手技・手法は成書に譲る。これらの介入法の優劣・有用性に関しては多数のメタアナリシスや比較研究が論文化されているが決着はついていない[1,2]。ただしこれらはすべて外傷性の患者を対象としており，内因性の大動脈瘤破裂に対してREBOAによる止血の報告はあるものの，RTACCの有用性を示す研究報告や両者の比較試験はない。そのため，明確なエビデンスが存在しないなかでそれぞれの長短を理解し，状況に応じて選択，ときには併用する必要がある。

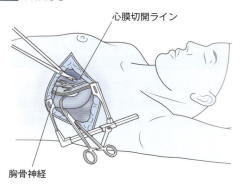

図1 RTACC
心膜切開ライン
胸骨神経

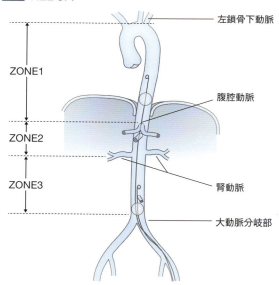

図2 REBOA
左鎖骨下動脈
ZONE1
ZONE2
ZONE3
腹腔動脈
腎動脈
大動脈分岐部

Point❷ ショックの大動脈瘤破裂にRTACCが有効なのか？

●ガイドライン遵守は，RTACCよりはREBOA

　まず大前提として，RTACC・REBOAにせよ，いずれも橋渡し的手技であり，根本的治療ではないことを忘れてはならない。つまりアウトカムを改善するために，どのような状況であればRTACCが外科的介入をスムーズにすることができるのかが重要となる。

現在，わが国のガイドラインでは，腹部大動脈破裂に対しては解剖学的要件を満たしていれば腹部大動脈ステントグラフト内挿術（endovascular aneurysm repair：EVAR）が第一選択となっている。また，推奨クラスⅡBではあるが，循環動態が不安定な場合，可及的速やかにREBOAによる大動脈遮断を考慮するとなっている[3]。ガイドラインを遵守するのであれば，RTACCよりはREBOAのほうが血管外科的介入の第一選択であるEVARを行いやすい。

●CPA蘇生後・Near-CPAであればRTACCが有効となる可能性あり

では，開胸大動脈クランプが有効な場合はあるのか？　まず，CPA蘇生後・Near-CPA状態などでREBOAの確立が困難であった場合が想起される。その他，大動脈瘤が腎動脈より中枢に位置する，胸腹部大動脈瘤，外傷性の大動脈瘤破裂の状況下でも有効だと考えられる。

CPA蘇生後・Near-CPAであればREBOAより確実・迅速に行えるという点でRTACCが有効となる可能性はある。事前にfemoral accessを挿入していた状況であればRTACCに比較しREBOAによる大動脈遮断が同程度，むしろ早いという報告もあるが，循環動態が破綻している場合は血管内が虚脱し留置が困難をきわめることは想像に難くない[4]。そもそもREBOAを鼠径部よりアプローチする際，瘤を越えてデバイスを留置するのが難しい，また最も望ましい上腕からのREBOA留置は透視下ではないと困難であり，施設を選ぶというハードルを考えなければならない。

●その他有効と考えられる想定

腎動脈より中枢側の瘤であった場合，EVARを留置することで腎動脈への血流が損なわれ臓器障害を誘発してしまう。主ステントの横に異なるステントを留置することで分岐動脈への血流を保つChimney法を併用したEVARという手もあるが，術前準備に時間を要してしまい，大動脈遮断時間が延びてしまう。胸腹部大動脈瘤であった場合，その後根治的手術として開胸することから，救急外来でのRTACCが無駄になりづらい。外傷性大動脈瘤破裂であった場合，その他外傷性の臓器障害を併発している可能性もあり，出血コントロールをより確実に行うためにRTACCは有用かもしれない。

Point❸ 血管外科とどのように合意形成するか？

前述の通り，大動脈遮断は姑息的処置であり，治療ではない。そのうえで血管外科に根治的介入を依頼するためにはいくつかハードルが存在する。

外科としてはEVARを選択するのであれば，RTACCは手技や合併症を増やすだけのものとなってしまう。そのため循環動態がある程度安定している，CPA蘇生後・Near-CPAではない場合などはREBOAを挿入し，CTで診断をつけ，破綻している場合やREBOAの挿入が困難であった場合にRTACCを行い即座に手術室に向かうなど，相手側の立場を理解している姿勢を示すのが鍵となる。

　一例として，当院ではCPA蘇生後・Near-CPA状態の腹部大動脈瘤破裂を強く疑った際には第一選択としてREBOAを選択するが，開胸する準備はしておき，確立に時間を要している・困難と判断された場合，即座にRTACCに切り替えるフローとなっている。これは心臓血管外科と事前に話し合って決めたフローであり，先に決めておくことでヒートアップしやすい現場で余計なコンフリクトを生まずに済む。

今日の診療の「plus one」

　大動脈瘤破裂の際は根治治療や侵襲度の観点からREBOAにて大動脈遮断を試みることがベターなオプションと思われる。ただし，CPA蘇生後・Near-CPAなどREBOAが留置困難な場合は速やかにRTACCにコンバート・併用し，根治治療につなげなければならない。

（田中淳仁）

文献
1) Cralley AL, et al. JAMA Surg 2023; 158: 140–50. PMID: 36542395
2) Joseph B, et al. JAMA Surg 2019; 154: 500–8. PMID: 30892574
3) 日本循環器学会, ほか. 2000年改訂版 大動脈瘤・大動脈解離診療ガイドライン.
4) Romagnoli A, et al. J Trauma Acute Care Surg 2017; 83: 1161–4. PMID:29190256

#循環器 #胸痛

CQ 08 ECPRのカニュレーションを透視なしで安全に行うには？

Case Study

- 65歳男性。仕事中に突然胸痛を訴えたため，同僚が救急要請した。
- 救急車内で心室細動（ventricular fibrillation：VF）になり，心肺蘇生が開始された。
- 救急隊が2回除細動を施行したが，救急外来到着後もVFが継続している。
- 院内の透視室はすべて使用中で，すぐに患者移動することができない。

🔍 セッティング別のポイント

☑ 突然目撃 / バイスタンダーのある院外心停止，難治性 VF の **Case Study** である。

☑ **体外循環式心肺蘇生**（extracorporeal cardiopulmonary resuscitation：ECPR）**を導入できない【2】地方の2次病院や【3】クリニック / 診療所**では，二次救命処置（advanced cardiac life support：ACLS）の継続や即時の転院といった対応に限られるだろう。

☑ **【1】救急外来では ECPR の開始を検討しなければならない。**透視室での ECPR の導入を原則としている施設も多いと思われるが，透視室が使用できない状況での対応策について，あらかじめ考えておく必要がある。

Point❶ エコーガイド下カニュレーションの安全性は透視下と遜色ない

　　ECPRのカニュレーションは，ガイドワイヤーやカニューレの位置を直接確認できる透視下で行うことが理想的である。しかしながら，透視室への搬送のリスクや新型コロナウイルス感染症（COVID-19）などの感染症の問題から，透視下でのカニュレーションが行えない状況も多い。Extracorporeal Life Support Organization（ELSO）のガイドラインでは，透視下のほかにエコーガイド下でのカニュレーションを推奨している。

　　エコーガイド下カニュレーション法の一例を以下に示す。

- リニアプローブによるエコーガイド下で大腿動静脈を穿刺する。大腿動脈を穿刺する際，低位穿刺（浅大腿動脈の穿刺）では下肢虚血のリスクがあるため，浅大腿動脈と大腿深動脈の分枝を同定してから，分枝部より中枢側で穿刺する。
- ガイドワイヤー挿入後は，心窩部からコンベックスまたはセクタプローブを使用して，下大静脈内および腹部大動脈内にガイドワイヤーがあることを確認する。

31

- ガイドワイヤーが確認できない場合は，対側の大腿動脈や同側の深腸骨回旋動脈などへの迷入の可能性があるため，ガイドワイヤーを挿入し直す必要がある。
- 修正心窩部像（心窩部下大静脈長軸像からプローブを右肩方向に少し傾ける）では，上大静脈と右房が描出され，脱血カニューレの留置位置を確認できる。

　Ahnらの，透視下・エコーガイド下・ランドマーク法を比較した後ろ向き観察研究では，128人（うちECPRは56人）の患者を対象とし，皮膚の準備からECPR開始までの時間に3群で有意差はないと報告された。また，体外式膜型人工肺（extracorporeal membrane oxygenation：ECMO）カニューレの誤挿入は3例あり，すべてランドマーク法で発生していた[1]。適切な手技と確認を行えば，エコーガイド下のカニュレーションの安全性は透視下と遜色がないと思われ，院内であらかじめプロトコルを統一しておくことが望ましい。

Point❷ TEEにより，カニュレーションのガイドや胸骨圧迫位置の最適化ができる

　経食道心エコー図検査（transesophageal echocardiography：TEE）は，胸壁の影響を受けず，心臓に近い位置から高周波のエコーを使用するため，高分解能の画像を得られる。ECPRのカニュレーションにおいては，下大静脈内および大動脈内のガイドワイヤーと，脱血カニューレの留置位置を確認できる（**図1，2**）。Fairらの報告では，院外心停止に対する救急外来でのECMO症例のうち，救急医がTEEを施行した10例すべてで，大血管の確認と正しい位置へのカニュレーションができ，合併症はなかった[2]。

　心肺蘇生中にTEEを使用するメリットは，ガイドワイヤーやカニューレの描出のしやすさだけではない。胸骨圧迫中に，実際に圧迫を受けている心臓の解剖学的構造をリアルタイムに評価することで，胸骨圧迫の位置を最適化することができる。Teranらの，ショック非適応波形の成人非外傷性院外心停止を対象にした前向き観察研究では，心肺蘇生中にTEEを施行した17症例のうち9症例で，左室流出路や大動脈基部が圧迫されていたため位置を変更した[3]。またTEEを用いることで，胸骨圧迫を中断することなく心タンポナーデや肺血栓塞栓症などの介入可能な異常所見を検出することができる。また経胸壁心エコー図検査は，観察困難な上行大動脈を評価し，急性大動脈解離や大動脈破裂などの死亡率が非常に高い原因疾患を診断することで，蘇生中止の判断の補助となる。

図1 下大静脈内のガイドワイヤー

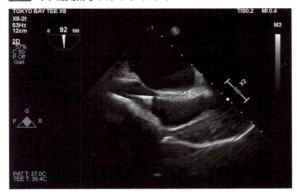

図2 大動脈内のガイドワイヤー

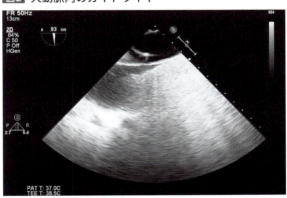

> 💡 **今日の診療の「plus one」**
>
> エコー検査を使用することで安全にカニュレーションを行うことができる。特にTEEを用いることで，透視室への移動時間や胸骨圧迫の質の低下，造影剤使用などのリスクを回避しつつ，胸骨圧迫位置の最適化や介入可能な異常の検出などを行いながらカニュレーションすることができる。

（舩冨裕之）

文献
1) Ahn HJ, et al. J Emerg Med 2018; 54: 507–513. PMID: 29295800
2) Fair J, et al. Am J Emerg Med 2016; 34: 1637–1639. PMID: 27318746
3) Teran F, et al. Resuscitation 2019; 137: 140–147. PMID: 30779977

#循環器 #呼吸困難

CQ 09 肺血栓塞栓症は急変をどこまでケアすべきか？

Case Study

● 56歳女性。1カ月ほど前から右下腿の腫脹と疼痛を自覚していた。受診前日から軽い息切れを感じるようになっていた。受診当日の朝，起き上がったときに突然の呼吸苦と動悸が出現したため救急要請し，搬送となった。

● バイタルサインは体温 37.2℃，血圧 110/70mmHg，心拍 120回/分，呼吸数 30回/分，SpO$_2$ 88%（室内気）で酸素化の低下と洞性頻脈と頻呼吸を認めた。採血ではD-ダイマー：600ng/mL，トロポニンT：0.1ng/mL，BNP：200pg/mLであり，経胸壁心エコー図検査ではTAPSE 10mmと右室機能障害を認めた。

● 肺血栓塞栓症を疑い造影CTを実施したところ，右肺動脈内に血栓を認めた。

TAPSE：三尖弁輪収縮期移動距離（tricuspid annular plane systolic excursion）

🔍 セッティング別のポイント

☑【1】救急外来では，肺血栓塞栓症を診断した後に重症度分類を行う。右室機能障害の存在を伴う intemediate high risk と判断した場合には集中治療室で厳重にモニタリングを行う。

☑【2】地方の2次病院で intermediate high risk と判断した場合には，3次医療機関への転院搬送を行う。

☑【3】クリニック / 診療所では病歴，患者背景，バイタルサインから肺血栓塞栓症を鑑別に挙げた時点で救急外来へ紹介する。

Point❶ 肺血栓塞栓症を診断する

　　　　肺血栓塞栓症の症状は呼吸困難や胸痛，前失神，喀血などの非特異的な症状を呈する（**表1**）[1]。またバイタルサインの変化を伴わない症例から心肺停止に至る症例まで重症度も多様である。肺血栓塞栓症を疑った場合，循環動態が安定している患者ではclinical prediction ruleやD-ダイマーを用いて，精査を進める。

　　Clinical prediction ruleとしてはWellsスコア，ジュネーブスコア，改訂ジュネーブスコアなどがある（**表2**）[2〜5]。各スコアリングの項目は共通する項目が多く，スコア間での診断精度に差はないとされる[2]。

　　Wellsスコア（**表2**）では4点をカットオフとし，4点以上であれば画像評価

を行い，4点未満であればpulmonary embolism rule-out criteria（PERC）[6]での評価を行う（**表3，図1**）[7]。PERCで該当項目がなければD-ダイマーの測定を行わずとも肺血栓塞栓症を除外できる。PERCに該当する場合にはD-ダイマーを用いて画像評価の可否を判断する。ここで用いるD-ダイマーの測定方法にはラテックス凝集法やELISA法などが知られるが，ラテックス凝集法はELISA法と比較して，検査感度が劣るため，ELISA法で検査を行う[8]。画像評価は造影剤アレルギーがない限りは原則造影CTで行い，造影剤アレルギーがある場合にはV/Qスキャンが代替となる。しかしV/Qスキャンは肺疾患などで診断そのものが困難となる場合があるため，解釈には注意が必要である。

表1 肺血栓塞栓症を疑う患者の症状・身体所見（文献1を参考に作成）

	PEあり（%）	PEなし（%）	p値
症状			
突然発症の呼吸困難	78	29	＜0.00001
緩徐発症の呼吸困難	6	20	0.00002
起坐呼吸	1	9	0.00004
胸膜痛	44	30	0.002
前胸部痛	16	10	0.004
失神	26	13	0.00002
血痰	9	5	0.12
咳嗽	11	15	0.22
動悸	18	15	0.56
所見			
頻脈＞100/分	24	23	0.96
チアノーゼ	16	15	0.73
低血圧＜90mmHg	3	2	0.15
頸静脈怒張	12	9	0.36
片側下肢浮腫	17	9	0.009
熱＞38℃	7	21	0.00003
crackies	18	26	0.08
喘鳴	4	13	0.001
胸膜摩擦音	4	4	0.93

表2 clinical prediction rule（文献2〜5を参考に作成）

Wellsスコア		簡易版Wellsスコア		ジュネーブスコア			改訂ジュネーブスコア		
PTE or DVTの既往	+1.5	PTE or DVTの既往	+1	66歳以上		+1	66歳以上		+1
最近の手術 or 長期臥床	+1.5	最近の手術 or 長期臥床	+1	PTE or DVTの既往		+3	PTE or DVTの既往		+1
悪性腫瘍	+1	悪性腫瘍	+1	1カ月以内の手術 or 骨折		+2	1カ月以内の手術 or骨折		+1
DVTの臨床徴候	+3	DVTの臨床徴候	+1	活動性の悪性腫瘍		+2	活動性の悪性腫瘍		+1
心拍数＞100/分	+1.5	心拍数＞100/分	+1	一側の下肢痛		+3	一側の下肢痛		+1
PTE以外の可能性が低い	+3	PTE以外の可能性が低い	+1	DVTを疑う痛みや浮腫		+4	DVTを疑う痛みや浮腫		+1
血痰	+1	血痰	+1	血痰		+2	血痰		+1
				心拍数	75〜94/分	+3	心拍数	75〜94/分	+1
					95/分以上	+5		95/分以上	+2
臨床的確率		臨床的確率		臨床的確率			臨床的確率		
1〜4	unlikely	0〜1	unlikely	1〜5		unlikely	1〜2		unlikely
5以上	likely	2以上	likely	6以上		likely	3以上		likely

PTE：肺血栓塞栓症，DVT：深部静脈血栓症

表3 pulmonary embolism rule-out criteria（PERC）（文献6より作成）

・年齢＜50歳
・初診時心拍数＜100回/分
・初診時酸素飽和度≧95％（室内気）
・片側性下肢浮腫なし
・血痰なし
・4週間以内の手術や外傷歴なし
・DVT・PTEの既往なし
・エストロゲン製剤使用なし

図1 WellsスコアとD-ダイマーを用いた診断フロー（文献7より作成）

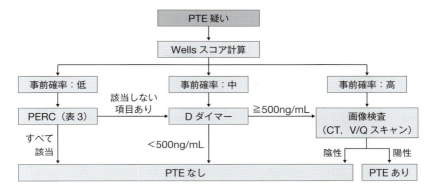

Point❷ 肺血栓塞栓症の層別化を行う

肺血栓塞栓症では臨床的な重症度と死亡リスクの2つで分類を行う。これらの分類に基づき，治療方針の決定や高次医療機関への転送などの判断が可能となる。

①重症度を評価する

肺血栓塞栓症では右心不全合併の有無が死亡率を大きく左右するため[9]，血行動態だけでなく右室機能障害の有無に基づき，4つの重症度に分類する（**表4**）[10]。右室機能障害はバイオマーカー（トロポニンやBNP）だけでなく，経胸壁心エコーでも評価を行う。TAPSE＜16mm，pulmonary ejection acceleration time＜60msecなどの所見が右室機能障害として知られる（**図2**）[11]。

表4 臨床的な重症度分類（文献10より改変引用）

分類	血行動態	心エコー図検査で右心負荷
cardiac arrest/collapse	心停止あるいは循環虚脱	あり
massive（広範型）	不安定：ショックあるいは低血圧（定義：新たに出現した不整脈，脱水，敗血症によらず，15分以上継続する収縮期血圧＜90mmHgあるいは≧40mmHgの血圧低下）	あり
submassive（亜広範型）	安定（上記以外）	あり
non-massive（非広範型）	安定（上記以外）	なし

図2 経胸壁心エコー図検査で右室機能障害を示唆する所見(文献11より改変引用)

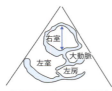
・右室の拡張
・長軸像

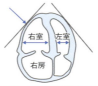
・4腔像での心基部での
・右室／左室比＞1.0
・マコネルサイン(＋)

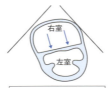
・短軸像
・D-shape(＋)

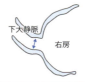
・下大静脈の拡張,呼吸性変動消失

・60/60サイン
・右室流出路波形の開始から最大流速までの加速時間(acceleration time：AcT)の短縮(＜60msec)
・右室－右房圧較差＜60mmHg
・同波形の収縮中期ノッチがみられる

・右室,右房にみられる可能性を伴う血栓

・Mモードでtricuspid annular plane systolic excsursion(TAPSE)＜16mm

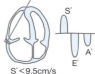
・組織ドプラで三尖弁S'＜9.5cm/s

②死亡リスクを分類する

　　ヨーロッパ心臓病学会(European Society of Cardiology：ESC)ガイドラインは30日間の死亡予測モデルである肺血栓塞栓症重症度指数(pulmonary embolism severity index：PESI)/簡易版肺血栓塞栓症重症度指数(sPESI)(**表5**)[11]と経胸壁心エコー,バイオマーカーを用いて死亡リスクを4つに分類している(**表6**)[11]。死亡リスク分類を行ったうえでリスクに応じた治療を行う。

表5 PESI/sPESI（文献11より改変引用）

	PESI	sPESI
年齢	年齢×1	80歳以上→1 80歳未満→0
男性	10	―
悪性腫瘍	30	1
心不全	10	1
慢性肺疾患	10	―
脈拍≧110回/分	20	1
収縮期血圧＜100mmHg	30	1
呼吸数≧30回/分	20	―
体温＜36℃	20	―
意識変容	60	―
SaO_2＜90%	20	1

Class	ポイント（PESI）
Ⅰ	≦65
Ⅱ	66～85
Ⅲ	86～105
Ⅳ	106～125
Ⅴ	＞125

ポイント（sPESI）
0
＞1

PESI：Class Ⅲ，Ⅳは高リスク群，sPESI：1点以上が高リスク群

表6 ESCの重症度分類（文献11より改変引用）

	血行動態 不安定	臨床所見と 併存症	右室機能障害 （心エコーやCTによる）	心筋トロポニン値 上昇
高リスク	（＋）	（＋）	（＋）	（＋）
中（高）リスク	（－）	（＋）	（＋）	（＋）
中（低）リスク	（－）	（＋）	いずれか（＋）もしくは両方（－）	
低リスク	（－）	（－）	（－）	必須ではないが， 評価していれば（－）

Point❸ リスク別のアプローチ（図3）

　すべてのリスク群で抗凝固薬の導入を行い，リスクに応じたモニタリングの場所を選択するとよい。低リスク群では短期間の入院や外来管理も可能である。中リスク群は原則入院とするが，特に中（高）リスク群では急変リスクが高いため，集中治療室でのモニタリングを要する。高リスク群は血行動態が破綻しているため抗凝固薬だけでなく，血栓溶解療法やVA-ECMOなどを導入し，集中治療室での管理を行う。また血栓形成に至った原因精査も忘れてはならない。

　冒頭の**Case Study**ではPESI 96点でClass Ⅲとなり，経胸壁心エコー図検査での右室機能障害とバイオマーカーの上昇を伴うため，中（高）リスク

群に分類される。したがって抗凝固薬の導入を行い，集中治療室での管理を行う。夜間の人員が限られる施設では急変に備え，あらかじめ両側大腿に動静脈シースを確保しておくことも考慮されるだろう。所属施設に応じたモニタリング方法と病態悪化時の対応を確認しておくことが重要である。

図3 対応フローチャート（文献10より改変引用）

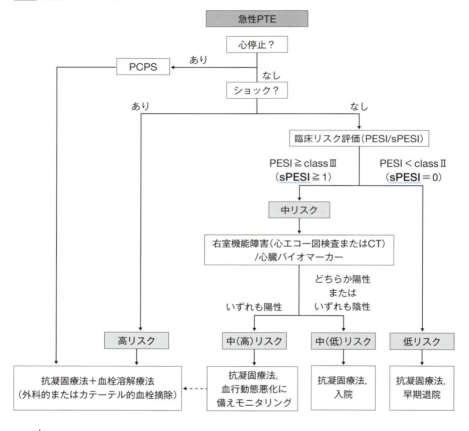

今日の診療の「plus one」

肺血栓塞栓症の診断はclinical prediction ruleを用い，検査前確率を見積り必要な検査を選択し精査を進める。診断後は身体所見や既往症からPESI/sPESIを算出し，右室機能障害とバイオマーカーを用いて，死亡リスクの層別化を行い，治療アプローチを決定する必要がある。

（井上　聖，飯尾純一郎）

文献

1) Miniati M, et al. Am J Respir Crit Care Med 1999; 159: 864–71. PMID: 10051264
2) Douma RA, et al. Ann Intern Med 2011; 154: 709–18. PMID: 21646554
3) Wells PS, et al. Thromb Haemost 2000; 83: 416–20. PMID: 10744147
4) Gibson NS, et al. Thromb Haemost 2008; 99: 229–34. PMID: 18217159
5) Klok FA, et al. Arch Intern Med 2008; 168: 2131–6. PMID: 18955643
6) Singh B, et al. Ann Emerg Med 2012; 59: 517–20.e1–4. PMID: 22177109
7) Raja AS, et al. Ann Intern Med 2015; 163: 701–11. PMID: 26414967
8) Stein PD, et al. Ann Intern Med 2004; 140: 589–602. PMID: 15096330
9) Bertoletti L, et al. Eur Heart J 2021; 42: 3200–3202. PMID: 34179982
10) 日本循環器学会，ほか編．肺血栓塞栓症および深部静脈血栓症の診断，治療，予防に関するガイドライン（2017年改訂版）．https://js-phlebology.jp/wp/wp-content/uploads/2019/03/JCS2017_ito_h.pdf.（参照：2024/9/3）
11) Konstantinides SV, et al. Eur Heart J 2020; 41: 543–603. PMID: 31504429

Memo

#呼吸器 #喀血

CQ 10 喀血に対する治療戦略は？

Case Study
- 75歳男性。起床後，咳嗽とともに少量の血液を排出した。
- 最初は痰に血が混ざる程度であったが，次第に量が増え，コップ3杯にも及ぶ血液を喀出，呼吸苦症状が強く救急要請した。
- 来院時にも喀血が続いており，SpO_2 80%，頻呼吸著明で，挿管管理の方針となった。

🔍 セッティング別のポイント

☑ 【1】救急外来，【2】地方の2次病院であれば造影CTを撮影できることが多いため，原因検索と画像上の重症度・治療方針の見積もりが可能であろう。しかし，重症度が高くA：Airway（気道），B：Breathing（呼吸）の懸念があれば，挿管・人工呼吸器管理・血管内治療ができる病院への転送も視野に入れる必要がある。

☑ 【3】クリニック/診療所では，A，Bの異常があれば緊急で，なくとも原因精査のために総合病院への紹介が望ましいだろう。

Point❶ 致死的な喀血を見逃さない

　　喀血は下気道および肺からの血液の喀出であり，大半の症例は痰に血が混ざる血痰や軽度の喀血で予後もよいが，大量喀血・致死的喀血では死亡率が5割を超えるともいわれ，対応が大きく異なるため区別する必要がある[1]。

　　大量喀血はこれまで100mL/時以上や500mL/日以上など，喀血の量により定義されてきた。しかし，少量でも致死的となりうる場合もあり，呼吸不全，また血行動態の悪化をきたすものはすべて大量喀血とみなすべきという，量よりも全身への影響の大きさによる定義になりつつある[2,3]。

　　致死的喀血患者を見逃さないために初期評価として重要なことは，呼吸不全徴候（気道閉塞，強い呼吸困難，頻呼吸，喘鳴，呼吸仕事量増加，チアノーゼ，低酸素血症，不穏），循環不全徴候（低血圧，頻脈，不穏）である[3]。

　　異常があれば直ちに酸素投与，静脈路確保を開始し，改善が乏しければ挿管管理に踏み切る。胸部X線を撮影し，左右どちらに出血源があるかわかれば，血液の垂れ込みから健側肺を保護するために，患側を下側に側臥位をとる[2,3]。他の出血性の病態と同様，抗血栓薬の有無や凝固異常などは，病歴聴取・身体所見・採血結果から確認する。

　　挿管に際しては，後に気管支鏡や十分な吸引を行うことを念頭に，シン

グルルーメンであれば性別にかかわらず8mm以上の径のものを選択する。出血量が多ければ健側肺の主気管支にチューブを誘導し，片肺挿管を行うことで健側肺を保護する。ダブルルーメンチューブも選択肢だが，使用方法がやや煩雑であり，扱いに慣れていないと大量喀血のような切迫した状況下では勧められない[2]。

また，気管支ブロッカーが役立つことがある（図1）。本来は手術室で気管支鏡誘導下に使用するが，大量喀血時には次のような使い方が考えられる。挿管チューブを盲目的に深めると，解剖学的特徴からおそらく右主気管支に入る。左が患側であれば，その時点で右側が保護され，換気も可能となる。右が患側の場合，右に入った挿管チューブから気管支ブロッカーを挿入して，主気管支部で閉塞し，挿管チューブを気管まで引き抜けば，右をブロックした状態で左肺の換気を行うことが可能である。

図1 気管支ブロッカー

挿管チューブのスタイレット程度の太さのチューブの先端に閉塞用バルーンが付いている。手元側のパイロットバルーン付きルーメンからシリンジで空気を入れることで先端側のバルーンを拡張させる。挿管チューブ内から挿入し，選択した気管支をバルーンで閉塞できる。

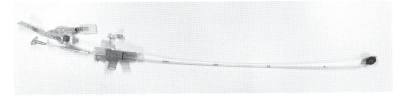

Point❷ 原因検索における造影CTの重要性

中等〜大量喀血の原因としては，特発性・悪性腫瘍・感染による炎症・気管支拡張性が頻度として多いが，その他にも外傷や血管炎関連，心大血管病変，凝固異常など多岐にわたる[1, 2, 4]。喀血の原因となる責任血管は，高圧の体循環系である気管支動脈が90%を占めるが，他にも肺動脈系，胸郭周囲の動脈が肺実質に入り込んで出血源となりうる[3, 5]。例えば，結核はそれ自体が喀血の原因ともなりうるが，慢性的な炎症が肺内の血管壁に波及した結果，肺動脈瘤を形成し破裂することもある（Rasmussen動脈瘤）[6, 7]。

前述の鑑別，そして後述の血管内治療となる可能性を考慮し，画像評価としては造影CTを撮影することが望ましい[1, 3]。単純・動脈相・平衡相をオーダーし，炎症や腫瘍の評価だけでなく，気管支動脈の発達の有無や走行，動脈瘤/仮性動脈瘤の評価，活動性出血の有無，そのほか出血源となりうる血管がないかどうか，水平断および冠状断，場合によっては3D再構成画像を用いて評価を行う。

Point❸ 保存？ 気管支鏡？ 血管内治療？

血痰，呼吸状態の落ち着いている軽症喀血であれば，保存加療が可能であり，状況に応じて外来通院か入院を決定する[1]。想定される原因疾患に応じて，待機的な気管支鏡検査や対症療法が選択される。

挿管管理を要するような大量喀血に対する治療戦略を考えるうえでは，気管支鏡，気管支動脈塞栓術（bronchial artery embolization：BAE）をはじめとした血管内治療，手術，それぞれの特徴を知っておく必要がある。

①気管支鏡

救急外来や病棟ですぐに行うことができ，複雑な手技でなければ難易度も高くない。喀血による死亡例の多くは出血死ではなく，呼吸不全によるといわれ，気管支鏡で貯留した血液を吸引し，換気量を確保することは重要な手技である[3]。

具体的な治療の選択肢としては，冷却生理食塩水による還流，アドレナリン注入といったものが効果的とされるが，現状エビデンスレベルの高いものではない[2, 3]。出血部位に気管支鏡を固定し，冷却生理食塩水50mLを注入，20〜30秒後に吸引して回収する。出血の減少，または最大350mLまでこれを繰り返す。副作用として一過性徐脈がある。

アドレナリンの投与量は報告によってさまざまだが，1つの推奨投与量として10μg/mLに希釈したアドレナリン2mLの注入法が挙げられる。アドレナリン注入時には頻脈，頻脈性不整脈等の有害事象に注意する[3]。

そのほか，アルゴンプラズマ凝固法・気管支鏡自体の圧着・バルーン閉塞・セルロースメッシュ・気管支内ステントといった選択肢もある[2]。一方で気管支鏡は，出血量によっては視界が不良である可能性や，動脈瘤破裂等では完全な止血が得られにくい，といったデメリットがある。

②BAEなどの血管内治療

近年高い止血成功率が報告され，大量喀血時の代表的な根治治療となりつつある[2, 3]。気管内の視界が不良であっても施行可能であり，気管支動脈の破綻に対するBAEだけでなく，肺動脈系，動脈瘤破裂，その他胸郭周囲の動脈分枝であっても，血管選択が可能であれば塞栓術により止血できる[2, 7, 8]。デメリットは，前述のとおりCTが必要であること，血管造影室への移動を要すること，血管内治療が可能な施設が限られることが挙げられる。また，まれではあるが塞栓術による重要な合併症として，脊髄動脈分枝への塞栓物質飛散による対麻痺があり，リスクベネフィットを考慮した適応の判断が重要である。

気管支鏡，血管内治療技術の発展により選択されることは少なくなったが，難治性，反復性の喀血においては，外科的肺部分切除術も最終的な手段として知っておく。

MEMO 喀血に対するトラネキサム酸

抗線溶薬として知られるトラネキサム酸（tranexamic acid：TXA）は，喀血に対して使用されることもある。プロペンシティ・スコア・マッチングで約9,900ペアを解析した，わが国からの大規模な後ろ向きデータでは，入院時にTXAを点滴投与された群は，されていない群と比較して入院死亡率が有意に低いという結果であった[9]。呼吸不全や循環不全をきたすような大量喀血患者は除外されているものの，TXAの吸入の有用性・安全性についてエビデンスが構築されつつある[10, 11]。大量喀血に対する吸入TXAについても有用だったとする報告もあり[12, 13]，今後の大規模な研究報告が待たれる。まだまだエビデンス確立への途上ではあるが，喀血の補助治療としてもTXAは活躍の場を広げている。

使用例[3, 11]
- 吸入：トラネキサム酸500mgを1日3回吸入
- 点滴：トラネキサム酸1g静注（ローディング）後，1gを8時間以上かけて点滴

今日の診療の「plus one」

保存加療で軽快し，外来で原因検索を行えるケースが多い。なかには重症化し，挿管，人工呼吸器管理を要するケースもあるため，初診時の呼吸状態を含めたバイタルサイン，全身の評価が重要である。造影CTは原因検索だけでなく，その後の血管内治療に必要な情報を得ることができ，喀血患者において重要なモダリティである。気管支鏡，血管内治療それぞれの特徴を知り，重症度と原因に合わせて適切に判断することが，大量喀血患者攻略の鍵である。

（白根翔悟）

文献

1) O'Gurek D, et al. Am Fam Physician 2022; 105: 144–151. PMID: 35166503
2) Kathuria H, et al. J Intensive Care 2020; 8: 23. PMID: 32280479
3) Atchinson PRA, et al. Am J Emerg Med 2021; 50: 148–155. PMID: 34365064
4) Quigley N, et al. ERJ Open Res 2020; 6: 00204-2020. PMID: 33123556
5) Khalil A, et al. Chest 2008; 133: 212–219. PMID: 17989162
6) Bartter T, et al. Chest 1988; 94: 1065–1075. PMID: 3053058
7) Chen Y, et al. AJR Am J Roentgenol 2017; 208: 84–91. PMID: 27656954
8) Shin S, et al. Radiology 2010; 256: 656–664. PMID: 20656846
9) Kinoshita T, et al. Crit Care 2019; 23: 347. PMID: 31694697
10) Wand O, et al. Chest 2018; 154: 1379–1384. PMID: 30321510
11) Gopinath B, et al. Chest 2023; 163: 1176–1184. PMID: 36410494
12) Komura S, et al. J Emerg Med 2018; 54: e97–e99. PMID: 29502864
13) Alabdrabalnabi F, et al. Int J Emerg Med 2020; 13: 45. PMID: 32819268

#消化器 #タール便 #吐血

CQ 11 上部消化管出血を疑っている際に，コンサルト前に造影CTは必要か？

Case Study

● 63歳男性。生来健康で，1カ月前から腰痛に対してロキソプロフェンを内服していた。
● 数日前からふらつきを自覚，当日に黒色便が出たため病院を受診した。
● 来院時のバイタルサインは脈拍110回/分，血圧140/65mmHgであった。

🔍 セッティング別のポイント

☑️ 病歴や症状からは上部消化管出血を疑う状況である。

☑️ 【3】クリニック/診療所では，内視鏡中の急変への対応や輸血の準備が困難であり，この段階で総合病院へ紹介となるだろう。

☑️ 【1】救急外来や【2】地方の2次病院では，この段階で消化器内科へコンサルトするだろうか。造影CTをコンサルト前のルーチン検査として行っている施設も多いのではないだろうか。上部消化管出血を疑った際，コンサルト前に造影CTを行う意義について考えていきたい。

Point❶ 上部消化管出血に造影CTは必須ではない

　　　上部消化管出血とは，Treitz靭帯より口側からの出血を意味しており，吐血や下血（タール便や黒色便），あるいは貧血症状で病院を受診する。このような主訴で受診した患者に対し，問診で飲酒歴や非ステロイド性抗炎症薬（non-steroidal anti-inflammatory drugs：NSAIDs）を含めた内服薬，*Helicobacter pylori*の除菌歴や肝硬変の有無などの既往歴の確認を行いつつ，身体診察や直腸診の所見から上部消化管出血を疑い，出血の原因についても鑑別を進めていく。

　　　総合病院などのCTへのアクセスが比較的容易な施設では，前述の問診や診察に加えて，上部消化管出血を疑う際にはコンサルトの前に造影CTを行うこともあるのではないだろうか。しかし，CT検査から帰ってきたら患者がショック状態になっていたり，造影剤によるアナフィラキシーを起こしてしまったり，というような経験をすることもあるかと思う。上部消化管内視鏡の施行により，多くの場合は出血源の同定と治療を同時に行えることから，ガイドライン等では上部消化管内視鏡前の造影CTに関する記載はない[1]。もしくは具体的に，上部消化管内視鏡前のCTを含めた画像検査を

推奨しないと記載されている[2]。

このように，一般的には上部消化管出血を疑う際，コンサルト前に造影CTを行うことは必須ではない。

Point❷ コンサルト前に造影CTを行う場合

では，上部消化管出血を疑う場合，コンサルト前の造影CTを行う必要がないかというと，必ずしもそうではない。コンサルト前に造影CTを行うメリットとして，コンサルトの際の情報を増やすことができるということが挙げられる。造影剤の血管外漏出像から活動性出血の有無や出血源をある程度同定できる。特に，腹部手術歴がある場合には胃や腸管の走行を把握できるなど，上部消化管内視鏡を行ううえで有用な情報が得られる。また，胆管出血や，腹部大動脈が消化管へ穿破して消化管出血をきたしている場合は，内視鏡による止血術ではなく，動脈塞栓術になるなど，治療方針が変わる。そのため，事前に造影CTを実施することが有用となる[3]。

一方で，ベッドサイドで行えるエコー検査でもフルストマックや脾腫の評価は可能であり，そこから内視鏡実施のリスク評価や出血源の想定ができる。特に，循環動態が不安定な患者の場合にはCTよりもベッドサイドエコーを優先すべきだろう。

どのような患者に対してコンサルト前の造影CTを行うかについては，内視鏡を行う消化器内科の医師と普段から方針を共有したり，身体診察やエコー検査などベッドサイドでの診察から，通常の上部消化管出血と矛盾する点がないかを確認したりすることが大切である。

Point❸ 緊急の介入が必要かどうかの判断には，バイタルサインやBlatchfordスコアを使う

夜間の救急当直などで吐血の患者を診療していて，バイタルサインで循環動態も安定しており，造影CTでも胃内に凝血塊や造影剤の血管外漏出像がない場合などは，すぐに消化器内科へコンサルトすべきか，いったん帰宅として外来へ紹介するか，悩んだ経験はないだろうか。

静脈瘤性出血を疑うのであれば緊急での上部消化管内視鏡となるが，非静脈瘤性出血と判断した場合，意思決定のためにBlatchfordスコア（**表1**）を利用する[4]。Blatchfordスコアは，バイタルサインや病歴，採血検査結果から消化管出血のリスクを層別化して評価する。このスコアで1点以下であれば，輸血や止血処置，死亡のリスクは1%以下であり，入院の必要はなく後日の専門外来への紹介で問題ない[1]。また，Blatchfordスコアが2点

以上で入院が必要となった場合でも，循環動態が安定していれば，上部消化管内視鏡を6時間以内に行っても24時間以内に行っても死亡率に差がないことが報告されている[5]。したがって，入院経過観察が可能な施設であれば，夜間に救急搬送された上部消化管出血で循環動態が安定している患者の場合は，入院のうえで日中を待って消化器内科へコンサルトを行ってもよい。

　最後になるが，どのような患者に造影CTを行うか，上部消化管内視鏡についてどのタイミングでコンサルトを行うかに関しては，施設ごとのセッティングの違いもあるため，普段から実際に内視鏡を行う消化器内科の医師とも方針について共有しておくことが望ましい。

表1 Blatchfordスコア（文献4より改変引用）

項目			点数
BUN（mg/dL）	≧18.2，＜22.4		2
	≧22.4，＜28.0		3
	≧28.0，＜70.0		4
	≧70		6
Hb（g/dL）	男性	女性	
	≧12，＜13	≧10，＜12	1
	≧10，＜12	—	3
	＜10	＜10	6
収縮期血圧（mmHg）	100〜109		1
	90〜99		2
	＜90		3
その他のリスク因子	脈拍≧100回/分		1
	黒色便		1
	失神		2
	肝疾患		2
	心不全		2

今日の診療の「plus one」

まずは病歴聴取や既往歴，内服薬の確認，身体診察を行い出血の原因を絞っていく．板状硬やエコーで腹部大動脈瘤を認めるなど通常の上部消化管出血に非典型的な所見を認めた際には，コンサルト前に造影CT検査を実施する．胃潰瘍などの出血が疑われれば造影CTは行わず，Blatchfordスコアを使って帰宅可能かを判断する．Blatchfordスコアが2点以上でコンサルトを行う場合も，夜間などで院外から消化器内科医を呼ばなければいけない場合は，情報を増やす意味で造影CTを行っておくこともある．

（前田啓佑，坂本　壮）

文献
1) Laine L, et al. Am J Gastroenterol 2021; 116: 899–917. PMID: 33929377
2) Stanley AJ, et al. BMJ 2019; 364: l536. PMID: 30910853
3) 日本救急医学会. 改訂第6版 救急診療指針 2024; 282–4.
4) Blatchford O, et al. Lancet 2000; 356: 1318–21. PMID: 11073021
5) Lau JYW, et al. N Engl J Med 2020; 382: 1299–308. PMID: 32242355

Memo

#消化器 #腹痛

CQ 12 結石性胆管炎，バイタルサインは安定している。緊急でERCPは必要か？

Case Study
- 胆石症を既往にもつ80歳男性。精査の結果，結石性胆管炎と診断し，抗菌薬を点滴した。
- 意識は清明，体温は39℃であった。血圧は低下していないが，頻脈が持続している。

セッティング別のポイント

☑ **Case Study** は中等症の結石性胆管炎である。結石性胆管炎では内視鏡的逆行性胆管膵管造影（endoscopic retrograde cholangiopancreatography：ERCP）による胆道ドレナージが推奨されている。

☑ 重症の胆管炎かどうか，モニタリングを行い，血液検査を確認する。

☑【1】救急外来では，消化器内科医への速やかなコンサルトを，【2】地方の2次病院で胆道ドレナージが困難な場合や【3】クリニック／診療所の場合は，高次医療機関への紹介が望ましい。

Point❶ 胆管炎の初期評価方法と初期治療

　　発熱，腹痛，黄疸などを認める場合は急性胆道炎を疑って診療を進める必要がある。その際，胆管炎の重症度判定に必須となるため，バイタルサイン（血圧，脈拍数，体温，呼吸数，SpO_2）の測定はもちろん，意識レベルを必ず確認する[1]。理学所見として眼球結膜黄染の有無，圧痛の部位と程度・腹膜刺激徴候を確認する。Murphy's signは急性胆嚢炎に特徴的である[1]。胆管炎の診断をした場合は，軽症〜中等症であればセフメタゾール（セフメタゾール®）1g，重症であればピペラシリン/タゾバクタム（ゾシン®）4.5gを投与し，いずれも腎機能に合わせて投与量・投与間隔を決定する[1]。治療期間としては7日程度と考えられている[1]。

Point❷ 急性胆管炎の診断基準からみるドレナージ適応

①軽症

　　後述する中等症，重症のいずれにも当てはまらないものである。

②中等症

白血球数≧12,000または＜4,000，体温≧39℃，年齢≧75歳，総ビリルビン≧5mg/dL，アルブミン＜正常下限値×0.73g/dLの5項目のうち2項目以上該当する場合であり，48〜72時間以内の胆道ドレナージの適応となる[1,3]。しかし，できる限り速やかにドレナージを実施するほうが予後を改善する可能性があるため[4,5]，ドレナージ処置が可能な状況であれば，消化器内科医へ速やかに情報を共有し，ドレナージを検討しておく。そうしておくことで，重症化した際にもドレナージを素早く実施できる。

③重症

循環障害（ノルアドレナリンの使用），中枢神経障害（意識障害），呼吸機能障害（PaO_2/FiO_2比＜300），腎機能障害（乏尿もしくはCr＞2.0mg/dL），肝機能障害（PT-INR＞1.5），凝固異常（血小板数＜10万/μL）のいずれかを伴う場合である[1]。SOFA（sequential organ failure assessment）スコア（**表1**）[2]でいえば10点程度となる。

簡潔にいえば，急性胆管炎における重症とは，多臓器障害をきたしている状態である。重症の急性胆管炎は緊急ドレナージ適応であり，消化器内科医に緊急ERCPを依頼する[1]。

表1 SOFAスコア（文献2より作成）

	0点	1点	2点	3点	4点
呼吸器 PaO_2/FiO_2（mmHg）	≧400	＜400	＜300	＜200 ＋呼吸補助	＜100 ＋呼吸補助
凝固能＝血小板数（10^3/μL）	≧150	＜150	＜100	＜50	＜20
肝臓ビリルビン値（mg/dL）	＜1.2	1.2〜1.9	2.0〜5.9	6.0〜11.9	≧12
循環器	MAP≧ 70mmHg	MAP＜ 70mmHg	DOA＜ 5μg/kg/分 or DOB	DOA 5.1〜 15μg/kg/分 or Ad≦ 0.1μg/kg/分 or NOA≦ 0.1μg/kg/分	DOA＞ 15μg/kg/分 or Ad＞ 0.1μg/kg/分 or NOA＞ 0.1μg/kg/分
中枢神経 Glasgow Coma Scale	15	13〜14	10〜12	6〜9	＜6
腎機能クレアチニン（mg/dL） 尿量（mL/日）	＜1.2	1.2〜1.9	2.0〜3.4	3.5〜4.9 ＜500	≧5.0 ＜200

MAP：平均血圧，DOA：ドパミン，DOB：ドブタミン，Ad：アドレナリン，NOA：ノルアドレナリン

Point ❸ アドバンストな判断（治療反応性，病態，疼痛）による ドレナージ適応

　軽症の胆管炎であっても，24時間以内の初期治療に反応しない場合や腹痛が持続しているような場合は中等症に準じて対応する必要がある[1]。重症度の判定は血液検査だけではわからないため，継続的なモニタリングが重要である。急性胆管炎は尿路感染症とともに閉塞性の感染症であり重症化のスピードが非常に早いため緊急胆道ドレナージの適応となる。

MEMO　胆嚢炎と胆管炎の鑑別

　胆嚢炎と胆管炎を合わせて胆道炎という。胆嚢炎か胆管炎かは判断に迷うことがあるが治療が異なるため，区別する必要がある。

　血液検査では胆嚢炎の場合は肝胆道系酵素異常を認めないことが多いが，胆管炎では上昇していることが鑑別となる。

　単純CTは胆石の評価に重要である。胆嚢炎では胆嚢腫大，胆嚢壁肥厚，胆嚢周囲の液体貯留などを認める。また，発症早期の胆嚢炎は造影CTの早期相で胆嚢床の濃染を認めることがあり診断につながることがある。そのため，急性胆嚢炎を疑った場合は単純＋動脈相を含む造影CTを撮影することが望ましい[1]。一方，急性胆管炎では炎症の有無について評価は困難であるが，胆管拡張，胆管閉塞・狭窄や胆管結石など胆汁うっ滞所見に注目する。

　理学所見・検査所見を総合的に組み合わせて鑑別する。

 今日の診療の「plus one」

　急性胆管炎と診断した場合，重症度評価を行う。冒頭の **Case Study** では，現時点では臓器障害はきたしておらず，繰り返しバイタルサインや意識レベルを確認しながら，セフメタゾール1gを投与し，消化器内科医に待機的な胆道ドレナージを依頼する目的でコンサルトを行う。

（八百佑樹，鑪口清満）

文献
1) 日本肝胆膵外科学会, ほか. 急性胆管炎・胆嚢炎診療ガイドライン 2018.
2) Vincent JL, et.al. Intensive Care Med 1996; 22: 707–710. PMID: 8844239
3) Manes G, et al. Endoscopy 2019; 51: 472–491. PMID: 30943551
4) Khamaysi I, et al. Turk J Gastroenterol. 2020; 31: 78–79. PMID: 32009619
5) Aboelsoud M, et al. Prz Gastroenterol. 2018; 13: 16–21. PMID: 29657606

#消化器 #血便

CQ 13 下部消化管出血で緊急入院・内視鏡検査が必要となる状況は？

Case Study
- 80歳男性。自宅で便意を催した。
- トイレに行ったところ，暗赤色の血便を認めたため，救急要請となった。
- 経過中，腹痛はなく，受診時にバイタルサインの異常は認めない。
- 造影CTでextravasationはなかった。

🔍 セッティング別のポイント

☑️ **血便をきたした Case Study である。**

☑️ **【1】救急外来，【2】地方の2次病院であれば，造影 CT は可能なことが多いと思われる。緊急内視鏡に関しては病院ごとに状況が異なるため，緊急性の判断が求められる。**

☑️ **【3】クリニック / 診療所では，CT の撮影が難しいことが予想される。どのような場合に紹介での精査や入院が検討されるかを判断する必要がある。**

Point❶ Oaklandスコアで帰宅可能な患者を判断する

　　安全に帰宅可能な患者群を選別するために提唱されたスコアリングがOaklandスコアである[1]。年齢，性別，下部消化管出血の既往，直腸診，脈拍，血圧，Hb値が評価項目になっており，9点以上を入院が必要な患者（major bleeding群），8点以下を安全に帰宅可能な患者（minor bleeding群）としている。このスコアリングでは特にHb値のウエイトが大きく，Hb＜13g/dLではその時点で8点以上が加算になる。その後外的妥当性が検証されたが，Oaklandスコア8点以下で感度98.4％と，安全に帰宅可能なことが示されている[2]。一方カットオフを9，10点としても，それぞれ感度97.5％，96％と依然として高く，入院が必要と判断したmajor bleeding群にも潜在的に外来フォロー可能な患者が含まれていることも指摘されており，点数の低いmajor bleeding群の患者を入院させるかは判断の余地が残る。

表1 Oaklandスコア（文献1より引用）

項目		点数
年齢（歳）	≦39	0
	40〜69	1
	≧70	2
性別	女性	0
	男性	1
下部消化管出血での受診歴	なし	0
	あり	1
直腸診	血液なし	0
	血液あり	1
心拍数（回/分）	≦69	0
	70〜89	1
	90〜109	2
	≧110	3

項目		点数
収縮期血圧（mmHg）	50〜89	5
	90〜119	4
	120〜129	3
	130〜159	2
	≧160	0
Hb（g/dL）	3.6〜6.9	22
	7.0〜8.9	17
	9.0〜10.9	13
	11.0〜12.9	8
	13.0〜15.9	4
	≧16.0	0

Point❷ 循環動態が安定している患者において，早期内視鏡介入のエビデンスは示されていない

　わが国における緊急内視鏡といえば，診断後数時間以内に施行される内視鏡を想起することが多いが，海外の研究では24時間以内に行う内視鏡を緊急内視鏡と定義していることが多い。

　下部消化管出血の介入のタイミングを調べたRCTやメタアナリシスの多くは，循環動態は安定しているものの，入院を要した下部消化管出血患者を24時間以内に内視鏡を行うearly群と，24〜96時間に内視鏡を行うelective群に分けて比較が行われている。レトロスペクティブなデータにおいて，early群で全死亡率，手術の必要性，輸血の必要性，入院期間を減少させる可能性を示唆されるものの，メタアナリシスではこれを裏付けすることができておらず，両群の転帰は同様であるとされている。12時間以内に施行した内視鏡の有効性に関するサブグループ解析でも群間差は認められていない。

　これらの結果に基づき，欧州消化器内視鏡学会（European Society for Gynaecological Endoscopy：ESGE）で提唱されている下部消化管出血のガイドラインでも，内視鏡の施行は勧められるものの，入院中のどこかで

行えばよく，早期の介入にはエビデンスがないとしている．ちなみに本ガイドラインでは，内視鏡視野の確保，診断，治療，消化管穿孔のリスクを下げるといった観点から前処置を行っての内視鏡を推奨している．

Point❸ 循環動態が不安定な下部消化管出血の場合は，早期の内視鏡介入が必要

上記の研究は循環動態が安定している患者を対象にしており，循環動態が不安定な患者では基本的には早期の下部消化管内視鏡介入が必要である．

また大量の血便を認め，循環動態が安定しない患者の場合，最大15％が上部消化管出血であるとされている．血便を認める患者で循環動態が不安定な場合，英国消化器学会（British Society of Gastroenterology：BSG）のガイドラインでは，まず造影CTを施行し，原因が特定できない場合に上部消化管内視鏡を勧めるとしている．米国消化器病学会（American College of Gastroenterology：ACG）のガイドラインでは，病歴や検査所見で上部消化管出血の可能性があると臨床医が考える場合は，CTより先にまず上部消化管内視鏡検査を行うことも検討するとされている．

今日の診療の「plus one」

循環動態が安定している下部消化管出血の患者に対して，24時間以内に内視鏡を行ったほうがいいかに関しては，まだ議論の余地がある．しかしながら前処置することを考えれば，冒頭の**Case Study**のように循環動態が安定している血便患者に対し，少なからず夜間緊急での内視鏡を行う意義は少なく，前処置をしたうえで日中に内視鏡を行うことを勧める．

（瀬川　翔）

文献
1) Oakland K, et al. Lancet Gastroenterol Hepatol 2017; 2: 635–643. PMID: 28651935
2) Oakland K, et al. JAMA Netw Open 2020; 3: e209630. PMID: 32633766

#脳神経 #頭部外傷 #くも膜下出血

CQ 14 頭部CTで軽度の外傷性くも膜下出血を認めるとき，コンサルト・入院は必要か？

Case Study

- 84歳女性。自宅内の段差に躓いて転倒し，右頭頂部を打った。意識は清明だが，家族が心配して受診した。
- 念のため車椅子で診察室に入室した。頭痛の訴えはなく，バイタルサインは正常で，神経学的異常を認めない。
- 髪をかき分けて観察すると，右頭頂部にわずかな擦過創を認める。

セッティング別のポイント

☑ 軽症頭部外傷の診療においては以下の点が重要である：
  ① CT を撮影するかどうか
  ② 撮影した後に適切に読影できるか
  ③ 読影した後に適切にマネジメントできるか
☑ CT において見逃しやすいポイントを押さえておく。
☑ 外傷性くも膜下出血と診断した場合には，経過観察入院を行うため脳神経外科へコンサルトをする。リスクのない軽症例であれば，【1】救急外来での経過観察でも十分かもしれない。

Point❶ 軽症頭部外傷でのCT撮影の要否を知る

わが国ではGlasgow Coma Scale（GCS）14点以上で軽症頭部外傷と定義されることが多い。軽症頭部外傷におけるCT撮影の要否を知っておく必要があり，『改訂第6版 外傷初期診療ガイドラインJATEC』[1]では，**表1**の場合にCT撮影すべきとしている。

表1 CTを撮影すべき条件（文献1より作成）

①Glasgow Coma Scale（GCS）14点以下
②GCS 15点だが以下のうちいずれかを認める：
　・一過性の意識消失
　・持続する前向性健忘，30分以上の逆行性健忘
　・頭蓋骨骨折の臨床徴候などの鎖骨より上の外傷所見
　・激しい頭痛，嘔吐，局所神経症状，痙攣
　・2歳未満，60歳以上
　・凝固障害
　・受傷機転が不明，高リスク受傷機転※
　・アルコール中毒，薬物中毒

※64km/h以上の自動車事故，車両大破・横転，運転席の30cm以上の圧縮，車外搬出に20分以上要
　した，6m以上の転落，車対歩行者の事故，32km/h以上の二輪車事故

　もともと認知機能低下がありGCS14点とスコアリングされてしまう患者においては，家族や同伴者に普段の様子を確認する。「普段と同じような気がする」「このくらい元気がないときもある」などの曖昧な返答で判断が難しいこともあるが，わが国でCT装置が広く普及していることや，高齢者であれば被ばくを過度に懸念しなくてもよいことを踏まえ，CT撮影を考慮する。また，症状を訴えない場合でも，ほかの部位に外傷がないかどうかを十分に診察する必要がある。特に高齢者の場合は自分自身でも気がついていないことがあるので，家族や周囲にいた人から受傷起点を詳細に聴取し，ほかの外傷の可能性を考慮しながら全身の診察を行う。必要に応じて頭部以外の画像検査も検討する。

Point❷ CTを読影できるかどうか

　軽微なくも膜下出血も見逃さないようにするため，ポイントを押さえた読影を心がける。**表2**の部位のくも膜下出血は「自ら見にいかないと」見逃すことがあるので，受傷箇所も踏まえて入念に読影する必要がある。冠状断での観察も忘れないことも重要である。

表2 見逃しやすいくも膜下出血の部位

・円蓋下（**画像1**）
・脳幹周囲脳槽（**画像2**）
・小脳橋角槽
・中頭蓋窩（**画像3**）
・Sylvius裂
・大脳鎌左右の大脳縦裂（**画像4は硬膜外血腫。脳溝に沿っているとくも膜下出血**）

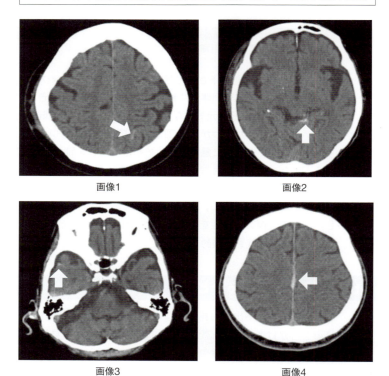

画像1　　　　　　画像2

画像3　　　　　　画像4

Point❸ 外傷性くも膜下出血があった場合にどうマネジメントするか

　外傷初期診療プログラム（Japan Advanced Trauma Evaluation and Care：JATEC）のガイドラインでは外傷性くも膜下出血を含む頭蓋内病変が認められる場合，少なくとも24時間の入院経過観察が勧められている[1]。そのため基本的に脳神経外科医へ入院依頼のコンサルトを行っているのが

現実であろう。しかし，臨床症状の増悪がなく，かつ入院して数時間後や翌日のフォローアップCTで血腫の増大や新規所見の出現がなければ，24時間を待たずに退院とすることも多いのではないだろうか。

最近では，軽症やGCS13〜15点の頭部外傷患者においてルーチンに繰り返しCT検査を行っても所見の増悪や新出は10％未満にしかみられなかったという報告があり[2,3]，従来のプラクティスに疑問が投げかけられている。GCS13〜15点の患者を対象とした報告では2回目のCT撮影は平均11.33時間後であった[3]。軽症の外傷性くも膜下出血などの軽症頭部外傷患者で，必ずしもルーチンで入院やCTフォローを行わずとも[4]，あるいは必ずしも高度外傷センターへ転送せずとも[5]，問題なくマネジメントできたという報告がある。今後エビデンスが集積され，より安全に経過観察できる患者群が同定されれば，必ずしも全例でCTフォローや入院を行わなくても安全に経過観察することができるようになり，被ばくの軽減や医療資源の適正利用につながるかもしれない。

現時点では診断後に脳神経外科へコンサルトして入院経過観察することが推奨されるが，脳神経外科医が常に対応できる医療機関は限られているため，事前に診断後の対応について協議しておくことが重要である。もし院内や地域で救急科と脳神経外科による固有のプロトコルが定められている場合は，それに準じて対応する。

 今日の診療の「plus one」

軽症頭部外傷における適切にCT撮影をして，見逃しなく読影する。見逃しやすいポイントを押さえておく。外傷性くも膜下出血と診断した場合には，原則として脳神経外科医へコンサルトする。ただし，軽症例では救急外来での経過観察のみで対応可能な場合もある。院内や地域で救急科と脳神経外科によるプロトコルがあれば，それに準じて対応する。

（藤森大輔，坂本　壮）

文献
1) 日本外傷学会, 編. 改訂第6版 外傷初期診療ガイドラインJATEC. へるす出版, 2021年.
2) Rubino S , et al. J Neurosurg 2014; 121: 944–9. PMID: 25061865
3) Cooper SW, et al. Trauma Surg Acute Care Open 2019; 4: e000313. PMID: 31799413
4) Wheatley MA, et al. West J Emerg Med 2021; 22: 943–950. PMID: 35354002
5) Tourigny JN, et al. J Neurosurg 2022; 137: 782–788. PMID: 35078154

(#脳神経) (#頭痛) (#雷鳴頭痛)

CQ 15 くも膜下出血を疑うが発症から 時間が経っている。適切な対応は？

Case Study
- 36歳女性。ランニング中に30分でピークになった急性の後頸部痛があったが，数時間で自然に軽快していた。偏頭痛の既往はあるが，普段と質が違う頭痛だった。
- 発症から10時間後，頭痛の原因が心配になって受診した。

🔍 セッティング別のポイント

☑ 冒頭の **Case Study** は，くも膜下出血（subarachnoid hemorrhage：SAH）が鑑別診断となる症例である。

☑ 【1】救急外来，【2】地方の2次病院であれば，基本的には頭部 CT 検査や腰椎穿刺（±頭部 MRI 検査）を行えるため，対応に困ることは少ない。

☑ しかし，画像検査を行える【3】クリニック / 診療所は少ないため，【3】では緊急で高次医療機関に紹介する必要があるかどうか判断する必要がある。また，本 **Case Study** のように，来院時には痛みが消失していたり，痛みのピークを過ぎている場合には，緊急性の判断が特に難しくなる。

Point❶ 症状からくも膜下出血を疑い，除外する

　SAHを積極的に疑えば，さほど悩まず高次医療機関への転院を勧めることができるが，どのような症例でSAHを疑うべきだろうか。

　非外傷性のSAHの多くは動脈瘤の破裂によって引き起こされ，70%は突然発症である[1]。また，痛みはピークに達するまでに10分とかからない。突然発症，雷鳴頭痛に代表されるような急激に痛みがピークに達するような頭痛では，SAHを積極的に考える必要がある。

　すぐに頭部CTが撮れない状況でSAHを除外できることは患者にとって非常に有益である。Ottawa SAHルール（**表1**）はSAHを疑う危険な症候の組み合わせからなる臨床予測ルールである[2]。

　Ottawa SAHルールは，1時間以内に頭痛がピークに至った患者で，意識清明な患者に適応する。**表1**の6項目をすべて満たさなければSAHは除外でき，頭部CTは不要と判断できる（感度100%；95% CI，98.1～100%）。

　【3】クリニック/診療所を受診する患者は，意識清明な成人であることが多く，発症から間もなく受診する可能性が高いことも想定され，本ルール

を適応しやすい。**新たな神経症状や脳腫瘍の既往や直近の頭部外傷歴がある場合，また脳動脈瘤やSAHの既往がある場合など，除外項目があることには注意が必要**だが，これらの6項目は突発/急性の頭痛では必ず評価したい。なお，Ottawa SAHルールはわが国でも感度が100％と報告されている[3]。

SAHの来院パターンとして，頭痛以外に意識障害や意識消失も把握しておく。意識障害がある場合の多くは頭部CTを撮影するためSAHを診断できる可能性は高いが，意識消失，特に失神を主訴に来院した場合にはエラーが起こりやすいため，注意が必要である。

表1 Ottawa SAHルール：6項目＋発症6時間以内ならかなり有用な指標
（文献2より改変引用）

①頸部痛や後頸部痛
②40歳以上
③目撃のある意識消失
④活動中の発症
⑤雷鳴頭痛
⑥頭部の屈曲制限

感度 **100**％

対象
・16歳以上
・意識不明
・1時間以内に痛みが最強
・頭痛発症から14日以内

Point❷ 雷鳴頭痛はそれだけで危険な頭痛のサイン

雷鳴頭痛（thunderclap headache：TCH）と聞くとSAHを想起するが，その原因は必ずしもSAHとは限らない。神経症状を伴わないTCHで来院した患者の10〜16％がSAHで，その他の疾患は可逆性脳血管攣縮症候群（reversible cerebral vasoconstriction syndrome：RCVS），下垂体卒中，静脈洞血栓症などであった[4]。

SAHは致死的な疾患であるから初診時に診断したい。TCHは，Ottawa SAHルールの1項目である。TCHとわかった時点でOttawa SAHルールは1点以上，SAHの可能性がある。【3】クリニック/診療所からの転院が望ましい。

Point❸ SAHだが頭部CTで異常がない！
頭部CTのピットフォール

【2】地方の2次病院，【3】クリニック/診療所で頭部CTを撮影すれば，SAHの多くはその時点で判断可能である。しかし，貧血がある場合や警告出血などで髄液中のHb量が少ない場合は異常を見出せないこともある。6時間以内の発症であれば頭部CTの診断精度は非常に高く，SAHの診断と

除外に有用だが（特異度100%；99.7～100，感度95.5%；95% CI：89.8～98.5)[2]，それ以降では感度が下がる（3日後では98%に低下し，5日後では50%に低下する）。また，読影の際はSylvius裂や脳室などの左右差を意識して，わずかな出血を見逃さないよう努めること，そして画像には異常を見出せなくても，検査前確率が高ければ腰椎穿刺やMRI検査を行うことが重要である。

検査前確率を高めるのは病歴と身体所見で，頸部痛の陽性尤度比（LR＋）は4.1（95% CI：2.2～7.6），項部硬直のLR＋は6.6（95% CI：4.0～11.0）であり[5]，これらがあるとSAHらしさが高まる。腰椎穿刺では，血性髄液やキサントクロミーの有無を評価する。血性髄液でのカットオフは複数押さえておくとよい。髄液赤血球≦2,000/μLではSAHへの感度が100%（95%CI：74.7～100)とされるが[6]，95%信頼区間が広いため偽陰性は最大で25.3%であることに注意を要する。また髄液赤血球≧1,000/μLをカットオフとすると，LR＋は5.6（95%CI：1.4～23）で診断に役立つ[5]。キサントクロミーは発症から12時間後～1週間で検出されやすい。

MRIでは急性期での診断能が低く，T2*強調画像，FLAIR強調画像の感度はそれぞれ94%，81%である。発症から1～2週間でのT2*強調画像，FLAIR強調画像の感度は100%，87%であり[7]，亜急性期ではT2*強調画像の撮像がSAHの除外に有用である。なおCT血管造影の動脈瘤への感度は97.9%（95% CI：88.9～99.9）と非常に高く，発症から6時間以上経過した症例で，SAHの除外に有用である[8]。

 今日の診療の「plus one」

突然発症の頭痛・TCHでは，SAHを積極的に考える。まずOttawa SAHルールを適用して除外を試みる。除外できなければ，発症6時間以内ではCTを行う。貧血が高度な場合や，頭痛の発症から6時間以上経過したときはCTが陰性でも髄液検査を行って血性髄液やキサントクロミーの有無を確認する。それでも懸念がある際は，CT血管造影を行う。（警告）頭痛の発症から1～2週間後ではMRIのT2*強調画像が診断に有用である。

（鈴木智晴）

文献

1) Macdonald RL, et al. Lancet 2017; 389: 655–666. PMID: 27637674
2) Perry JJ, et al. Stroke 2020; 51: 424–430. PMID: 31805846
3) Suzuki T, et al. Sci Rep 2021; 11: 16717. PMID: 3440823
4) Cadena R, et al. Emerg Med Pract 2022; 24(Suppl 2): 1–54. PMID: 35234434
5) Carpenter CR, et al. Acad Emerg Med. 2016; 23: 963–1003. PMID: 27306497
6) Perry JJ, et al. BMJ. 2015; 350 : h568. PMID: 25694274
7) Mitchell P, et al. J Neurol Neurosurg Psychiatry. 2001; 70: 205–11. PMID: 11160469
8) McCormack RF and Hutson A. Acad Emerg Med. 2010; 17: 444–51. PMID: 20370785

Column　くも膜下出血は画像検査のみで外傷性か動脈瘤性かを判断可能か？

くも膜下出血が外傷性か脳動脈瘤性かの疑問に直面するのは，頭部外傷患者で撮像した頭部CTでくも膜下出血を認め，意識障害もしくは健忘のために受傷機転が不明確な場合だろう。くも膜下出血が外傷性であれば基本的には保存加療となるが，脳動脈瘤性であれば再破裂に備えて動脈瘤に対する介入が必要となる。転倒による頭部外傷では，単純CTを撮像されることがほとんどであり，くも膜下出血を認めた際に緊急で血管造影もしくはMRAで脳動脈瘤精査を追加する必要性があるかを検討しなければならない。

果たして，単純CTのみで両者を区別することは可能だろうか。外傷性の場合には，外傷部位直下の大脳円蓋部の脳溝の出血（coup injury）と，受傷部位とは反対側に出血が生じる（contrecoup injury）が特徴的である。骨条件も確認し，出血部位直上の骨折を伴っていれば外傷性の出血らしさが高まるだろう。一方で脳動脈瘤性のくも膜下出血では，脳動脈瘤の好発部位に一致して，Sylvius裂や脳底槽に出血が見られることが多いが，これですべてが区別できるわけでない。頭部外傷と脳動脈瘤の関係として，①脳動脈瘤破裂によって引き起こされた頭部外傷，②頭部外傷によって引き起こされた脳動脈瘤破裂，③頭部外傷患者にたまたま見つかった未破裂脳動脈瘤の3つのパターンがあり[1]，①，②では，両者の特徴が混在している可能性がある。やはり，画像所見のみで結論づけるのは困難かつ危険である。

恐ろしいことに，明確な受傷機転もあり，初回にCT血管造影まで施行し脳動脈瘤を認めず外傷性くも膜下出血と判断されたが，後に意識障害が出現し，再検査で脳動脈瘤性のくも膜下出血の再破裂と診断された20歳代の症例報告もあり[2]，こうなるともうお手上げといったところだろう。

受傷前の頭痛症状の有無，受傷時の本人・目撃者からの情報，症状と画像所見が一致するかどうかなどで総合的に判断するしかないだろう。

（北井勇也）

1) Cummings TJ, et al. Neurol Res 2000; 22: 165–70. PMID: 10763504
2) Song SY, et al. J Cerebrovasc Endovasc Neurosurg 2016; 18: 253–7. PMID: 27847770

#脳神経

CQ 16 一過性全健忘（TGA），緊急MRIは必要か？

Case Study
- 50歳女性。上司から強い叱責を受けた後に全健忘症状が出現した。心配した家族に連れられて近所の総合病院の救急外来を受診。
- 来院時は意識レベルGCS E4V4M6で「ここはどこですか」という質問を繰り返す。バイタルは安定しており，四肢に粗大な麻痺は認めない。
- 神経学的異常所見はなく，頭部CT・MRIでも特記すべき異常所見は認めなかった。

🔍 セッティング別のポイント

☑️ 一過性全健忘（transient global amnesia：TGA）の **Case Study** である。健忘症の鑑別疾患としてほかに一過性脳虚血発作（transient ischemic attack：TIA），一過性てんかん性全健忘（transient epileptic amnesia：TEA）などがあり，【1】救急外来，【2】地方の2次病院であれば頭部 MRI での精査が可能である。

☑️【3】クリニック / 診療所の場合は MRI を施行できる施設が限られており，高次医療機関へ緊急で紹介するか悩む場面も多いのではないだろうか。

☑️ 今回は TGA での緊急 MRI を撮る必要性について述べる。

Point❶ 発症のトリガーを探し出す！

　　　TGAは強い身体的または精神的ストレスを誘引に，前向性健忘が突然発症するが，症状が24時間以内に消失し神経学的後遺症を残さない良性疾患で，60～65歳が平均発症年齢とされている[1]。性別は発症に関係性がないとされているが，女性のほうが発症率がわずかに高いという報告もある[2]。動脈虚血が関与している可能性については関連性が乏しいという主張と[3,4]，TGA患者ではTIAの患者群と比較して虚血性心疾患と脂質異常症の有病率が高いという主張もあり[5]，議論の余地がある。また，片頭痛患者ではTGAの有病率が6倍高いという報告もあるが[2,6]，偏頭痛とTGAとの関連性は不明である。

Point ❷ TGAの診断基準と鑑別疾患を知る

　TGAの診断基準については，1990年にHodgesとWarlowが以下の基準を定めている[7]。

①発作が目撃され，発作中の情報を患者から収集することができる
②発作中に明確な全健忘が認められる
③意識混濁，見当識障害はなく，高次機能障害は健忘による減弱のみ認められる
④発作中に神経学的症状の合併はなく，発作後の再発もない
⑤てんかんの特徴がない
⑥発作は24時間以内に消失する
⑦頭部外傷や活動性てんかん（抗てんかん薬内服中または2年に1度以上の発作）がないこと

　ご覧の通りだが，画像検査が必要という記載はなく，TGAは臨床経過を基に診断されるものであることを示唆している。特に，TGAと同様に突然発症の全健忘をきたすTIAやTEAなども，発症数時間以内に撮像したMRIでは異常が検出されないことがほとんどである。いずれのセッティングにおいてもしつこいくらい丁寧に病歴聴取と身体診察を行うことが，正しい診断に辿り着く鍵であると筆者は考える。ちなみに，全健忘患者は大抵付き添いの人物を連れて来院することが多いため，その人物が目撃者であれば発症時の状況を粘り強く聞き出すとよい。

　TEA・TIAをTGAと区別する重要なポイントは，随伴症状の有無について聞くことである。例えば，TIAであれば健忘症状のほかに構音障害や四肢麻痺などの神経症状の有無，動脈硬化リスク因子の有無など，虚血に関連する背景や症状などがあったかを聞き出す。TEAに関していえば，同じく中高年に多く発症し，記憶以外の認知機能は保たれているところはTGAと同様だが，①健忘発作が再発性である，②てんかんと診断される根拠（脳波異常やてんかん様症状の合併，抗てんかん薬に反応する，etc）がある，という点が異なる[8]。また，発作間欠期では数時間から数日間で覚えたことを忘れてしまう加速的長期健忘や，自伝的記憶が欠落する遠隔記憶障害が認められることもTEAに特徴的である[9]。

　以上のようにそれぞれの疾患で特徴的な病歴や身体所見を押さえておくと，TGAとその他疾患との鑑別がつけやすくなるだろう。

Point ❸ TGAのMRI所見について知る

　　　　TGAの典型的なMRI画像所見としては，拡散強調像にて海馬に点状高信号が認められることであるが，この所見は発症12～72時間後で陽性率がピークになりやすく，発症数時間以内にMRIを撮像しても異常所見が検出されないことがほとんどである[10]。ドイツ神経学会が2023年に作成したTGAの新ガイドラインでは，TGAに非典型的な経過で来院した症例に対しては，鑑別疾患を除外する目的での緊急MRI撮像は有用であるという見解が示されている[1]。しかし，典型的な経過を辿って来院した場合は，【3】クリニック/診療所であればそのまま入院経過観察目的で高次医療機関へ紹介，【1】救急外来または【2】地方の2次病院の場合は緊急でMRIを撮像する必要性はなく，経過観察入院中に撮像する方針でもよいと考える。

今日の診療の「plus one」

　病歴聴取や身体診察の段階でTGAが非常に疑わしければ，必ずしも緊急MRIは必要にはならないと思われるが，非典型的な経過で来院した症例には，鑑別疾患の除外目的での緊急MRI撮像が推奨される。

（小瀬村鴻平，北井勇也）

文献

1) Sander D, et al. Neurol Res Pract 2023; 5: 15. PMID: 37076927
2) Quinette P, et al. Brain 2006; 129(Pt 7): 1640–58. PMID: 16670178
3) Enzinger C, et al. Stroke 2008; 39: 2219–2225. PMID: 18583561
4) Szabo K, et al. Neurology 2020; 95: e206–e212. PMID: 32532848
5) Zorzon M, et al. Stroke 1995; 26: 1536–42. PMID: 7660394
6) Liampas I, et al. J Neurol 2022; 269: 184–196. PMID: 33388926
7) Hodges JR, et al. J Neurol Neurosurg Psychiatry 1990; 53: 834–43. PMID: 2266362
8) Zeman AZ, et al. J Neurol Neurosurg Psychiatry 1998; 64: 435–43. PMID: 9576532
9) Butler CR, et al. Brain 2008; 131: 2243–63. PMID: 18669495
10) Szabo K, et al. Neurology 2020; 95: e206–e212. PMID: 32532848

#脳神経 #めまい

CQ 17 持続性のめまいに対する頭部画像検査のタイミングは？

Case Study

● 65歳男性。前日20時にめまいを発症し，自宅では這って生活していた。症状改善なく翌日8時に救急搬送された。

● めまい症状は持続しているが，来院後の検査でCT・MRIでは明らかな新規病変を認めなかった。

● 点滴台を持てば歩くことはできる。今後，フォローMRIは必要か？

🔍 セッティング別のポイント

☑ めまい症状は体動困難で救急搬送されるケースが多いが，家族等に支えられてクリニックを受診する場合もある。

☑ 画像精査に対するアクセスによらず，診察所見が入院か帰宅可能かなどの最終判断の指針となるため，どのセッティングでも身体診察の重要性は変わらない。

☑ わが国では CT，MRI へのアクセスは比較的良好であるが，MRI 偽陰性例もあるため初発受診時点で画像検査陰性の場合でも脳梗塞の除外はできず，診察所見と経過が重要である。

☑ 【2】地方の２次病院，【3】クリニック / 診療所であれば，身体診察で中枢性めまいが否定できない場合は，CT や MRI の撮影のために高次搬送を決定することが重要である。

Point❶ AVSの鑑別は歩けるか否かが重要

　　急性前庭症候群（acute vestibular syndrome：AVS）を呈する疾患は，脳卒中・前庭神経炎・電解質異常・CO中毒など多岐にわたるが，脳卒中以外は病歴・診察・検査で鑑別できる[1]。脳卒中の場合でも，大血管閉塞がなければ血管内治療の適応にはならず，また4.5時間以上経過していれば血栓溶解療法の適応もなくなるものの，延髄外側症候群であれば中枢性の呼吸障害が遅れて出現し致命的になることもあるため診断する意義は高い[2]。

　　症状が急性発症かつ持続性で中枢性が否定できないとき，HINTSを活用する。①Head impulse testが末梢パターン（目線がいったん逸れる），②注視方向交代性眼振または垂直性眼振でない，③座位で垂直方向の眼球偏位がない，の3つすべてを満たせば中枢性は否定され画像検索は不要とする。ただし，HINTSの特異度は45〜96％とばらつきがあるため，たとえ

HINTSで末梢性に該当しても，対症療法を行っても「歩けない」場合は画像検査を行う[3, 4]。

Point❷ 最後には「いつも通り」歩けていないなら，帰宅させない

「体動時のめまい」は体幹失調のみでも訴えることがある[5]。有名な指鼻指試験・回内回外試験の陽性は，小脳体部の脳梗塞で認められるが，小脳虫部のみまたは延髄梗塞では，失調症状は端座位保持困難・歩行困難でしか確認できないこともある[5]。めまい再燃の恐怖心により恐る恐る歩いていることを除いても，支えがなければいつも通り歩けないのであれば体幹失調があると考え，そのまま患者を帰宅させてはいけない。また，中枢性めまいを疑うのであれば漫然と経過観察はせず，CT→MRIと速やかに進む。逆に，診察上は末梢性めまいと考えられるが症状が強く歩けない場合には，制吐薬・耳石再置換など適切な対症療法・治療を行い，一定時間の後に再評価する。そのうえで，やはり歩行困難であれば画像評価を考える。

Point❸ 後方循環の脳梗塞ではMRIの偽陰性がある

発症時点のMRI偽陰性は比較的よく知られたpitfallである[6]。めまいを主訴に受診した患者に対して発症から48時間以内にMRI 拡散強調像を撮影した場合，最大20%の後方循環脳梗塞の偽陰性があるとされる[7]。MRIの精度向上もあり，24時間経過すればほぼ陰性的中率は100%に近づく。しかし，起立障害で発症し24時間時点のフォローMRIは偽陰性，症状改善せず3回目のMRIで診断となった報告もあり，いまだ明確なラインは引けない[8]。

重要なのは，症状改善の有無と，新規症状の出現がないかを継続的に診察することである。さらに，帰宅する場合でも，フォロー先として耳鼻咽喉科の紹介を整えること，めまい以外に立位保持困難や，新たな麻痺症状が出現した場合にはすぐに再受診すべきであると，患者本人や同伴者に明確に説明しておくことが重要である。

> **MEMO** **AVS：急性前庭症候群**
>
> 急性に嘔気・嘔吐・眼振・姿勢の不安定性が起き，頭位変換や座位・立位を取るとめまいが起きる患者の状態を指す．
>
> **処方**
> 多くの場合，嘔吐症状への対症療法を行うことになる．
> ・トラベルミン配合錠®（ジフェンヒドラミンサリチル酸塩・ジプロフィリン酸）
> 　　　　　　　　　　　　　　　　　　　　　　　　　　　3錠分3　毎食後
> 　➡閉塞隅角緑内障・前立腺肥大症など抗コリン作用が禁忌の疾患には注意する．
> ・メトクロプラミド5mg®　1回1錠　1日2〜3回

今日の診療の「plus one」

　初回MRIが陰性であっても，後方循環系の脳梗塞は否定できず歩行不能であれば偽陰性を疑う．

　2回目の検査は発症から12〜24時間経過時点が目安だが，臨床症状の推移によってはさらに後に画像再検もありうる．

（宮下紗知，鱔口清満）

文献
1) Edlow JA, et al. J Emerg Med 2018; 54: 469–483. PMID: 29395695
2) Mendoza M, et al. Neurology 2013; 80: e13–6. PMID: 23296134
3) Ohle R, et al. Acad Emerg Med 2020; 27: 887–96. PMID: 32167642
4) Kattah JC, et al. Stroke 2009; 40: 3504–10. PMID: 19762709
5) Cabaraux P, et al. Cerebellum 2023; 22: 394–430. PMID: 35414041
6) Chalela JA, et al. Lancet 2007; 369: 293–8. PMID: 17258669
7) Shah VP, et al. Acad Emerg Med 2023; 30: 517–30. PMID: 35876220
8) 浦口健介，ほか. 日本耳鼻咽喉科学会会報 2016; 119: 1290–1299.

Memo

#感染症 #意識障害

CQ 18 高齢者の発熱, 意識障害。髄液検査まで行う状況は？

Case Study

- 90歳女性。要介護5で有料老人ホームに入所中。
- 来院当日の朝から発熱と普段と比較し, 呼びかけへの反応低下を職員が発見した。
- バイタルサインはGCS：E3V4M6, 体温39.5℃のほかに特記すべき異常はない。身体所見からわかる発熱の原因も指摘できない。
- 採血で白血球数, CRP上昇のほかに特記すべき異常は認めない。胸腹部をCT撮影し, 明らかな発熱の原因はない。尿検査では膿尿と尿グラム染色で陰性桿菌を少数認めた。

🔍 セッティング別のポイント

☑ 寝たきり高齢女性の発熱と意識レベル軽度低下の **Case Study** である。このレベルの低下が発熱によるものか, 中枢神経感染症の症状なのか判断に迷う場面が多いのではないだろうか。

☑【1】救急外来,【2】地方の2次病院のセッティングでは腰椎穿刺が可能と思われ, 施行することで中枢神経感染症をある程度除外することができるが, 手技自体の侵襲性などを考慮し, 施行すべきか否かを判断する必要がある。【3】クリニック / 診療所の場合では, 意識障害を伴う発熱であり, 敗血症を考慮した対応が求められるため転院が望ましい。

☑ 髄膜炎かどうかによらず明確な発熱の原因がわかればよいが, 本 **Case Study** のように膿尿のほかにはっきりとした原因がない場合は, さらに穿刺の判断に迷うだろう。

Point❶ 高齢者感染症の疫学

　　米国における高齢者感染症関連の救急外来受診頻度の調査では, 肺炎を含む下気道感染症や尿路感染症, 敗血症が全体の約7割を占めている[1]。発熱した高齢者の髄膜炎患者数に関してははっきりとした数字はないが, 細菌性髄膜炎は高所得国では年間10万人に約0.9人[2], 日本ではワクチン接種により減少傾向にあるとし, 年間約1,500人程度の発生と推定されている[3]。発熱患者のなかで中枢神経感染症はまれな疾患であるといえるだろう。【3】クリニック/診療所で遭遇する頻度は【1】救急外来,【2】地方の2次病院と比較するとより低いと思われるが, いずれの場合でも髄膜炎を念頭に置

いておく必要はある。

Point❷ 髄膜炎の一般的な症状と所見を知る

　成人における髄膜炎の一般的な症状は，頭痛，嘔気・嘔吐，発熱，項部硬直，意識障害，神経巣症状など古典的三徴（発熱，項部硬直，意識障害）を含む多彩な症状がある。細菌性髄膜炎患者への前向き研究[4]では古典的三徴を満たしたものは44％しかみられなかったが，95％は頭痛＋古典的三徴のどれか一つが認められ，『細菌性髄膜炎診療ガイドライン2014』にも発熱，意識障害の頻度は77〜97％と66〜95.3％[3]と記載されており，冒頭の高齢女性のケースでも鑑別に想起される。Brudzinski徴候，Kernig徴候などの身体所見は，報告により感度と特異度ともに差を認め[5]，髄液細胞数増加に対する感度が高いとされていたjolt accentuation of headacheも感度65.3％（37.3〜85.6）[6]とする報告もあり，除外するには心もとない。そのため単一での症状や身体所見での判断ではなく，各々の所見から複合的な判断で髄膜炎を疑い髄液検査の施行を検討することが必要である。

Point❸ 適切な腰椎穿刺のタイミングとは？

　『細菌性髄膜炎診療ガイドライン2014』では，高齢者は臨床所見に乏しいことがあるため，穿刺の禁忌事項がない場合は髄液検査を行い，鑑別をすることが重要であると記載されている。「意識障害では他の原因が特定されない限り髄液検査を実施せよ」[7]というクリニカルパールも存在する。ただ，腰椎穿刺は比較的侵襲性が高く穿刺後頭痛や穿刺部からの感染症など合併症もあり，患者・家族への説明・同意は必須でリスクを考慮した施行が必要である。

　ある後ろ向き研究[8]では痙攣発作（疑いも含む）を起こし，発熱（37.5℃以上）があった患者を対象とした髄膜炎および脳炎の有病率が検討された。148例中に脳炎/髄膜炎と診断されたのは9例（6.1％），うち細菌性/ウイルス性髄膜炎がそれぞれ2例となっており，われわれが想定している以上に，発熱と発作後の意識障害のある患者へのルーチンでの腰椎穿刺が必要ない可能性も現状示唆されている。髄膜炎を疑ったとき，【1】救急外来，【2】地方の2次病院では疑わしい発熱の原因が明らかな場合，治療を行いつつ入院での経過観察を行うことも治療戦略の一つになりうるかもしれない。【3】クリニック/診療所では髄膜炎を疑った場合，穿刺可能な医療機関への紹介が望ましい。

冒頭のCase Studyでは膿尿から尿路感染症が疑わしい場合に意識レベル軽度低下で腰椎穿刺を行うかどうかは，施設設備や人的資源に加え，患者背景や患者の状態を踏まえ，症例ごとに慎重に検討せざるをえないというのが現状である．ただ前述した通り，尿路感染症への加療で意識レベルの改善などが認められれば腰椎穿刺は行わず入院での経過フォローも選択可能と考える．

今日の診療の「plus one」

高齢者の発熱と意識レベルの軽度低下では中枢神経感染症を念頭に置きつつ診療を行っていく必要があるものの，ルーチンでの腰椎穿刺は必要ないかもしれない．発熱の原因が推察される場合は，原因加療後の経過フォローも治療選択肢の一つになると思われる．

（萩田健三郎，北井勇也）

文献
1) Goto T, et al. J Am Geriatr Soc 2016; 64: 31–6. PMID: 26696501
2) Hasbun R. JAMA 2022; 328: 2147–2154. PMID: 36472590
3) 日本神経学会, ほか. 細菌性髄膜炎診療ガイドライン2014. 南江堂, 2015.
4) van de Beek D, et al. N Engl J Med 2004; 351: 1849–1859. PMID: 15509818
5) Akaishi T, et al. J Gen Fam Med 2019; 20: 193–198. PMID: 31516806
6) Iguchi M, et al. Cochrane Database Syst Rev 2020; 6: CD012824. PMID: 32524581
7) 岩田充永. ERのクリニカルパール160の箴言集. 医学書院, 2018.
8) Mizu D, et al. Am J Emerg Med 2022; 58: 120–125. PMID: 35679654

Memo

#感染症

CQ 19 破傷風トキソイドの適応となる汚染はどの程度か？

Case Study

● 50歳女性。自宅のキッチンで包丁で左手示指を切ってしまい，血が止まらず，受傷してから1時間でERを受診した。
● 創部は1cmで脂肪組織が露出している。担当医は縫合が必要と判断した。
● 室内での受傷であり，破傷風菌はいなさそうである。この患者に破傷風トキソイド接種は必要なのだろうか。

セッティング別のポイント

☑【1】救急外来，【2】地方の2次救急病院，【3】クリニックのいずれにおいても対応は変わらない。

Point❶ 創部の分類をする

　本CQのテーマとなっているが，実際のところどのような創部が破傷風の感染リスクが高いかの明確な分類はない。ただ，米国外科学会（American College of Surgeon：ACS）が，破傷風の感染のリスクを評価できるように創部の性状の基準を設けているので参考にはなるだろう（**表1**）[1]。Clean wound，unclean woundのどちらかによって，ワクチン接種の内容が変わってくる。

表1 米国外科学会による創部分類（文献1より作成）

創部の特徴	破傷風を起こす可能性が低い	破傷風を起こす可能性が高い
受傷してからの時間	6時間以内	6時間以上
創部の性状	線状	複雑：剥離や創面が不整
創部の深達度	<1cm	≧1cm
受傷機転	切創（ナイフ，ガラス等）	挫創，熱傷，凍傷，銃創
感染徴候	（－）	（＋）局所の発赤，腫脹，疼痛
壊死組織	（－）	（＋）
異物	（－）	（＋）土壌，糞便，唾液，動物等
創部の虚血	（－）	（＋）
創部の神経障害	（－）	（＋）

Point❷ 予防接種歴，最終接種歴を聴取する

　　現在の破傷風のワクチンは，1歳までに3回，1〜1歳半までに1回，11〜12歳までに1回の計5回の定期接種となっている。1968年より制度化されたため，それ以前の世代は基礎免疫がない。また1968年以降でも家族の方針で予防接種を受けていない患者もいるため，ワクチン接種歴の聴取が必要である。また接種歴不明の場合は，基礎免疫がないものとして評価する。

　　過去に破傷風トキソイドの予防接種を3回接種していたとしても，最終接種から10年経過している場合は，発症防御レベルを下回るとされているため，免疫は低下していると考える。破傷風トキソイドは3回接種で予防完了となるため，1回ないしは2回しか接種していない場合も，免疫ができていないと判断する。

Point❸ 実際の接種

①破傷風リスクが高い創部と評価した場合

　　①接種歴3回未満ないしは接種歴不明の場合は，破傷風トキソイド3回接種かつテタノブリンの投与，②接種歴3回以上かつ最終接種から5年以上経過した場合は，破傷風トキソイド1回接種，③そのほかの場合は接種不要となる。

②破傷風リスクが低い創部と評価した場合

　　①接種歴3回未満ないしは接種歴不明の場合は破傷風トキソイド3回接種，②接種歴3回以上かつ最終接種から10年以上経過した場合は，破傷風トキソイド1回接種，③そのほかの場合は接種不要となる[2]。

　　冒頭の**Case Study**では，創部分類は切創であり1cm程度，明らかな異物もなく，clean woundと評価した。1974年生まれであり，確認したところ小児期の予防接種はすべて打っていたため，破傷風トキソイド1回接種とした。

MEMO **1 破傷風とは**

　破傷風は，土壌や動物の糞便中に一般的に存在する細菌である*Clostridium tetani*が産生する神経毒によって引き起こされる，重篤で致死的な感染症である。この細菌の芽胞は，特に深い傷や汚染された傷，組織が剥離した傷から体内に侵入する。体内に入ると芽胞は発芽し，神経系に作用する毒素を産生し，筋肉の硬直や痙攣を引き起こす。破傷風に曝される可能性のある創傷は，予防接種によって発症を防ぐことができるため，その選択は救急に従事する医師の重要な役割となる。

2 破傷風トキソイド，抗破傷風ヒト免疫グロブリン（テタノブリン®）について

　破傷風トキソイドとは「無毒化した毒素」のことである。毒素に対する抗体産生によって発症を予防することができるが，それには時間がかかる。受診した際の創部の破傷風予防というよりは，今後の外傷に対しての予防という意味合いが強い。汚染が軽度ということは，体内に抗体産生にかかる時間を待てるくらいの創部ということである。

　抗破傷風ヒト免疫グロブリン（テタノブリン®）というのはいわば「外注版の抗体」のことで，体内に入るとすぐに効果を発揮するため，汚染が強く体内での抗体産生にかかる時間すら待てない傷に使用する。後々，体内でも抗体を産生しないといけないため，破傷風トキソイドの接種も必要となる。

破傷風トキソイドの副作用については，接種部位の浮腫や疼痛などの局所反応は約33％，発熱が15％，重篤なアナフィラキシー反応の発生頻度は非常にまれであり0.001％という報告がある[3, 4]。すなわち，重篤な合併症を引き起こす可能性は低く，比較的安全なワクチンといえる。

3 投与基準

　実際の投与基準としては，創部のタイプ，汚染の程度，患者の予防接種歴によって決定することが推奨されている（**表2**）。

表2 破傷風トキソイドの投与基準

		Clean wound ※鋭利で清潔な刃物による切創	Unclean wound ※左記以外のすべての外傷
基礎免疫がない，不十分，不明		破傷風トキソイド×3回	破傷風トキソイド×3回 ＋ 抗破傷風ヒト免疫グロブリン（テタノブリン®）筋肉注射×1回
接種完遂または最後のブースター接種からの経過期間	10年以上	破傷風トキソイド×1回	
	5〜10年	予防不要	破傷風トキソイド×1回接種
	5年以内	予防不要	

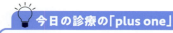 **今日の診療の「plus one」**

　創傷管理における破傷風トキソイドの適応は，創部のタイプ，汚染の程度，患者の予防接種歴によって決定される。前述した基準に従って創部の評価を行い，適切な予防を行う必要がある。主観的に「汚そうだから接種する，綺麗そうだから不要だろう」と判断してはならない。最後に，予防もさることながら，最も大切なのは創部の洗浄や異物除去といった，適切な創部処置であることは言うまでもない。

（中村　元）

参考文献
1) Ohio State Med J 1969; 65: 506–7. PMID: 5784449
2) 国立感染症研究所．破傷風とは．https://www.niid.go.jp/niid/ja/kansennohanashi/466-tetanis-info.html（参照：2024/9/3）
3) Jacobs RL, et al. JAMA 1982; 247: 40–2. PMID: 7053439
4) Mayorga C, et al. Ann Allergy Asthma Immunol 2003; 90: 238–43. PMID: 12602673

Memo

#感染症

CQ 20 壊死性筋膜炎, どのように判断して対応するか？

Case Study

- 63歳男性。大酒家。3日前，キャンプ中に左下腿を受傷した後から同部位の発赤と腫脹が出現した。
- 同日近くの診療所を受診し，抗菌薬の処方を受けたが，その後も発赤は増大し，痛みも増強していた。
- 本日，家族と会話が噛み合わなくなり，また歩行困難のため，救急車で来院された。

🔍 セッティング別のポイント

☑ 左下腿の発赤，腫脹から外傷や感染を疑い，特に緊急性の疾患である壊死性筋膜炎を考慮したい。

☑【1】救急外来，【2】地方の2次病院，【3】クリニック/診療所のいずれの場面においても，壊死性筋膜炎の診断はいまだ難しい（➡CQ41，P.150参照）。また，【1】救急外来，【2】地方の2次病院においては画像検査が考慮されることが多いが，診断に決定的なものはない。

☑ そのため，疑った際には，【1】救急外来，【2】地方の2次病院では速やかに他診療科と連携し，手術治療を含む治療方針を決定する。【3】クリニック/診療所では早期に転院判断をすることが，救命や良好な機能予後のために重要である。

Point❶「壊死性筋膜炎の診断＝画像検査が必須」ではない

　　壊死性筋膜炎の生存率の改善や，四肢の切断率を減らすためには，早期の診断と介入が重要である。しかしながら，臨床情報だけでは，壊死性筋膜炎と断定あるいは否定できないケースが多く，そのために次の一手，つまり手術の判断等が遅れることはしばしば臨床の場面で課題となる。

　　それでは多くの疾患の診断において，重要な診断ツールである画像検査は，壊死性筋膜炎の診断に対してはどうであろうか。画像検査に関連して以下のような研究がある。

【単純X線検査】

● ガス産生の所見を確認する。ただし，単純X線検査で確認できる壊死性筋膜炎はガスを産生するType I（polymicrobialな起因菌によるもの）に限定されることが必要である。
　・1,463例の患者が対象となったメタアナリシスでは，ガスが確認できた患者は壊死性筋膜炎の患者全体の24.8%であった[1]。
　・5,982例の患者が対象となったメタアナリシスでは，壊死性筋膜炎に対する感度48.9%，特異度94.0%であった[2]。

【CT検査】

● ガス産生に加え，膿瘍形成，筋膜の肥厚の所見を確認する。
　・5,982例の患者が対象となったメタアナリシスでは，壊死性筋膜炎に対する感度88.5%，特異度93.3%であった[2]。

単純X線検査，CT検査ともに特異度は高く，診断には補助的に利用できる可能性がある。一方で本疾患の重症度，緊急度から壊死性筋膜炎に対する画像検査の感度を鑑みると，CT検査においても壊死性筋膜炎の患者の約12%の見逃しが生じることがあり，疑いがある患者を安全に除外することは困難である可能性がある。

特に壊死性筋膜炎の可能性の高い患者に対して，画像検査のために，手術の開始が遅れるようなことはあってはならない。

Point❷ Finger testを知る（➡P.151）

救急外来で壊死性筋膜炎の診断のために実施できる検査としてfinger testが有名である。Finger testは局所麻酔下で筋膜まで切開し，切開部に指を挿入し，①組織に抵抗がない，②通常の出血がない，③白色の混濁液（dish water pus）の所見があれば，finger test陽性で壊死性筋膜炎を疑う。

40例の壊死性筋膜炎疑いの患者に対してfinger testを実施した後ろ向き研究では，finger testの感度は86.1%，特異度は25.0%であった[3]。本研究は，対象患者が少なく，その信頼性の評価は困難であるが，**finger testによって直接的な組織の観察や，検体の採取が可能なことは臨床的に有益であると考えられる**。なお，繰り返しfinger testが陰性であったが，筋膜の組織検査を追加することで診断ができたという症例報告がある[4]。

Point ❸ 壊死性筋膜炎の診断・治療のために、他科と連携する

　壊死性筋膜炎を疑った場合、呼吸・循環管理を行い、速やかに適切な抗菌薬の投与を開始するが、最も重要なことは手術の必要性の判断である。そのためには、**救急科、外科、整形外科等の関連する診療科間で、診断や手術を含めた治療方針について相談する**。また**壊死性筋膜炎の診療の経験のある医師の意見は非常に有用である**。

　さらに手術を実施する際には、**不十分なデブリードマンが予後に影響する**ことは重要である[5]。壊死性筋膜炎の病変が四肢に限局していれば整形外科のみ、また腹腔に限局していれば外科で対応できることもあるが、外陰部・会陰部の壊死性筋膜炎（フルニエ膿瘍）のように病変が体幹に近い場合は、整形外科、外科等の複数の診療科にまたがる（医療機関によっては泌尿器科や産婦人科の対応も考慮される）ことも多い。病変の範囲については身体所見や画像検査に加え、術中の所見も重要であるが、悩ましい場合は前述したように十分なデブリードマンが予後に重要な疾患であるため、幅広に事前に相談しておく必要があるだろう。

 今日の診療の「plus one」

　左下腿の発赤、腫脹やさらには意識状態がやや悪いことから重症感染症を念頭に置き、速やかに診療を行う必要がある。身体所見や病歴から壊死性筋膜炎の可能性を強く考えるようであれば、全身状態の安定化や抗菌薬の投与開始と並行して、整形外科にコンサルトを行う。

（大髙俊一）

文献

1) Goh T, et al. Br J Surg 2014; 101: e119–25. PMID: 24338771
2) Fernando SM, et al. Ann Surg 2019; 269: 58–65. PMID: 29672405
3) Kazi FN, et al. Surg J (N Y) 2022; 8: e1–e7. PMID: 35059495
4) Iio J, et al. Nihon Kyukyu Igakukai Zasshi: Journal of Japanese Association for Acute Medicine 2022; 33; 953–957.
5) Voros D, et al. Br J Surg 1993; 80; 1190–1191. PMID: 8402129

#整形外科 #腰痛 #背部痛 #歩行困難

CQ 21 X線ではっきりしない骨折疑い患者。次に行うべき検査はCT，それともMRI？

Case Study

● 85歳男性。転倒後の腰痛，体動困難を主訴に受診した。腰上部の叩打痛が強く，ストレッチャーのギャッチアップで疼痛が増悪する。
● 圧迫骨折を疑ってX線撮影したが椎体変形ははっきりせず，疼痛や体動困難は継続している。

🔍 セッティング別のポイント

☑ X線において骨折が確認できない不顕性骨折（occult fracture）をどこまで初療で診断する必要があるか，また，圧迫骨折以外に初療医として診断をつけなくてはならない疾患があるだろうか。

☑ 腰痛を主訴に受診した場合，もちろん非整形外科疾患を考慮して診療を進めなくてはならないが，今回は整形外科疾患に限って説明する。

☑ 【1】救急外来，【2】地方の2次病院においては病歴，身体所見から緊急手術や入院加療が必要な病態，非整形疾患が考慮される場合には，追加の精査，画像検査を考慮する。【3】クリニック/診療所においては，体動困難であれば精査と入院加療が対応可能な医療機関への紹介が妥当である。

Point❶ 圧迫骨折はどのように対応するか？

冒頭の**Case Study**のように転倒後の腰痛をみたら，圧迫骨折が鑑別の最上位に上がる。有病率は70歳代で29.8%，80歳以上では43.8%となる[1]。

骨粗鬆症性椎体骨折（osteoporotic vertebral fracture：OVFs）という概念がある。圧迫骨折を含めた椎体骨折が骨粗鬆症の診断基準の指標として重要であるためである[2]。椎体骨折の症状は体動時の痛みと同部位の叩打痛である。脊柱叩打痛の感度は87.5%，特異度は90.0%である[3]。

X線において椎体の変形があったとしても，以前のX線との比較ができない限り，それが新規の骨折か，陳旧性のものかの判断は困難である。椎体骨折の2/3が無症候性であるため[4]，骨折に気付かずに経過することがある。新規骨折ではMRI撮像が最も診断しやすいが，X線以外の検査機器がない施設においては「前屈，後屈下での側面X線」は有用である。前後屈によって椎体径が変化する場合は新規のものと判断できる[5]。また，冒頭の**Case Study**のような症例において考慮しなくてはならないのは，X線の感度である。骨

折発生から2週間以内の椎体骨折は，X線で感度34.5％，特異度85.3％，MRIは感度99.0％，特異度98.7％である（T1低吸収，STIR高吸収）[6]。

このように，「急性期ではX線で圧迫骨折を除外することは困難」であることを認識しておく必要がある。実際には病歴も含めて圧迫骨折として相違ない，また神経症状がない場合は，方針決定に寄与しないためそれ以上の検査は不要である（**Point②で後述**）。しかし，病歴や骨粗鬆症などに該当しない場合はその他の疾患を考慮する。

X線画像として圧壊がはっきりと出現するものであれば，診断は容易である。しかしながら，椎体高の高さに変化が出ない場合は見逃しやすい。圧迫骨折の所見として，隆起型（**図1**）と食い込み型（**図2**）がある。椎体前壁の膨隆や突出のある「隆起型」，逆に折れ込みのある凹状をみせる「食い込み型」は，見逃しやすいので注意深く読影する。

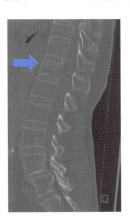

図1
第12胸椎に「隆起型」骨折

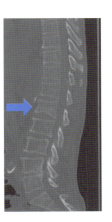

図2
第1腰椎に「食い込み型」骨折

Point❷ 神経症状と理学所見が精査，入院の判断根拠となる

まず，椎体骨折を考慮した時点で，筋力低下，知覚障害，深部覚異常，腱反射，そして膀胱直腸障害の神経所見を必ずとる。神経症状がある場合（**MEMO1**），後方成分の損傷が著しい場合，脊柱管内への骨片の侵入がある場合，椎体変形に伴う後彎や側彎が高度な場合（**図3**）には，spinal emergency（**MEMO2**）として後方固定術が考慮される。

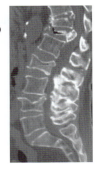

図3
第12胸椎の破裂骨折：後方突出しており神経症状をきたす
（文献7より転載）

破裂骨折（**MEMO3**）や，神経診察，X線所見でspinal emergencyが想定される場合，緊急手術が可能な医療機関への迅速な転院搬送を依頼すべきである。これは後方成分の骨折および脊髄への突出がX線においては判断困難であり，かつ前述の通り手術適応の可能性があるためである。

Point❸ 本当に腰だけの確認でよいのか

認知機能の低下などから病歴や患者本人の症状，疼痛などの身体所見の信頼性が低い場合は，腰痛が主訴であっても「プラス上下一つの臓器，解剖」の疾患まで考慮して身体所見をとるべきである。ある部位の疼痛が極端に強い場合，それ以外の部位の痛みがマスクされ，closedに聴取しないと訴えてくれない可能性もある。腰椎であれば，骨盤部/大腿骨近部の骨折がないかも考慮して身体所見を確認する必要がある。スカルパ三角（**MEMO4**）の圧痛，股関節の屈曲伸展など確認するのがよいだろう。

MEMO **1 神経症状と脊髄硬膜外血腫**

外傷後，神経症状が新規に出現した場合，脊柱管構造の変形や骨片による脊髄圧迫が起こっている可能性がある。また，脊髄硬膜外血腫も想定すべき疾患である。診断はMRIを用いることが多いが，CTでも覚知できることがあるので注意深く読影する。血腫の増大に伴い神経症状が，増悪する可能性があるので，詳細な観察と評価を繰り返す必要がある。

2 spinal emergency

脊髄圧迫に伴う神経症状が出現しているため，可及的速やかに除圧などの処置を施行すべき病態である。除圧のゴールデンタイムについては明確なエビデンスが定まっていない。STASCISなどのstudyから，基本的には24時間以内の手術の成績が良いとされる[8, 9]。8時間以内であればステロイド大量療法が考慮されるが[10]，合併症などから否定的な声もある[11]。

3 three column theoryと破裂骨折

Three column theoryとは，Denisが提唱した，前柱（anterior column），中柱（middle column），後柱（posterior column）の大きく3つに分けて椎体を考慮する理論である。脊椎の損傷については「安定性」が重要であり，自重を支えることができる「安定型骨折」とそれが不可能な「不安定型骨折」に分けて考える。この3柱のうち2つ以上が損傷を受ければ不安定型骨折である。前述の圧迫骨折は一般的にanterior columnの損傷のみに留まるのに対して，破裂骨折は強い外力により椎体が破裂し，前柱および中央柱に損傷が及んだものである[12]。Posterior columnまで損傷が激しいものや，骨片が脊柱管に侵入するものは神経損傷を引き起こす可能性があるため，不安定型骨折として扱い，手術が必要である。

MEMO 4 スカルパ三角(大腿三角)(図4)

鼠径靱帯，長内転筋，縫工筋で囲まれた三角を指し，大腿動静脈，神経などが通る。大腿骨頭の直上に位置するため，大腿骨近位部骨折の際には圧痛を認める。

図4 スカルパ三角(文献12より作成)

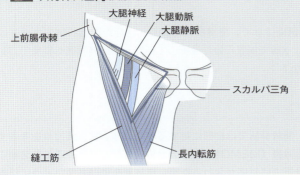

 今日の診療の「plus one」

骨折はX線の撮影だけで判断せず，病歴や身体所見から疑い対応と説明をする必要がある。不顕性骨折の診断目的で緊急の画像精査は不要であるが，神経所見がある場合，破裂骨折を考慮する場合，spinal emergencyや手術が考慮されるため適切な医療機関紹介を考慮する。

(大澤亮匡，鱚口清満)

文献
1) Yoshimura N, et al. J Bone Miner Metab 2009; 27: 620–8. PMID: 19568689
2) 骨粗鬆症の予防と治療ガイドライン作成委員会. 骨粗鬆症の予防と治療ガイドライン2015年. http://www.jostoe.com/ja/guideline/doc/15_1.pdf (参照：2024/9/3)
3) Langdon J, et al. Ann R Coll Surg Engl 2010; 92: 163–6. PMID: 19995486
4) Black DM, et al. Lancet 1996; 348: 1535–41. PMID 8950879
5) Toyone T, et al. Spine 2006; 31: 2963–6. PMID 17139228
6) 中野哲雄. 脊椎脊髄 2009; 22: 231–239.
7) Radiology Key. https://radiologykey.com/the-lumbar-and-thoracic-spine/ (参照：2024/9/3)
8) Fehlings MG, et al. PLoS One 2012; 7: e32037. PMID 22384132
9) Rosa GL, et al. Spinal Cord 2004; 42: 503–12. PMID 15237284
10) Bracken MB, et al. J Neurosurg 1992; 76: 23–31. PMID 1727165
11) Ito Y, et al. Spine 2009; 34: 2121–4. PMID 19713878
12) 画像診断まとめ. https://xn--o1qq22cjlllou16giuj.jp/archives/22035 (参照：2024/9/3)

#整形外科 #外傷 #骨折 #汚染創

CQ 22 整形外科に緊急コンサルトが必要な開放骨折は？

Case Study
- 生来健康な60歳女性。歩行時に転倒し，右手をついて倒れた。前腕が変形している。
- 室内の受傷で汚染はなく，皮膚損傷があり，骨片が露出し創の大きさは2cmであった。X線で橈骨尺骨が骨折していた。整形外科医へ緊急でコンサルトすべきか？

セッティング別のポイント

☑ セッティングによらず，開放骨折では創部に対する早期洗浄，抗菌薬投与を考慮する。コンパートメント症候群（MEMO1）などの合併症も起こりうることを念頭に置いて診察する。開放骨折では対応が変わるため，開放創を見逃さないように慎重に診察する。

☑ 汚染感染がある場合は早期のデブリードマンが必要であり，【1】救急外来においては，整形外科へコンサルトし処置と入院加療を依頼する。【2】地方の2次病院，【3】クリニック／診療所においては，後述するようなデブリードマン，点滴による抗菌薬加療が必要な場合は，対応可能な医療機関への紹介が必要である。それ以外では，即時紹介は不要でありその判断根拠を示す。

Point❶ デブリードマン，抗菌薬のゴールデンタイムは？

デブリードマンについては「受傷から6時間以内」であり，受傷の時間は必ず聴取する。泥が付着しているような高度の汚染の場合，受傷後2時間を超えている創の場合は抗菌薬投与が考慮される[1]。開放骨折に対して観血的整復がしっかりとなされたとしても，手術部位感染（surgical site infection：SSI）が術後合併症として問題となりうる。開放骨折に対して，救急受診から抗菌薬投与までの時間が120分を超えた症例のSSI発生率は，120分以内と比較して2.4倍であった[1]。抗菌薬は可及的速やかに投与されるのが望ましい。

Point❷ Gustilo分類を考慮する

　Gustilo分類は創の大きさ，軟部組織と血管損傷の程度によって重症度を分類し，感染リスクを判断するのに用いる。感染率，敗血症，その後の四肢切断症例の発生割合を**表1**に記す[2]。

表1 Gustilo分類と感染率，敗血症，切断症例の割合との関連（文献2より改変引用）

分類（Type）	Ⅰ	Ⅱ	Ⅲa	Ⅲb	Ⅲc
			高エネルギーによる粉砕骨折	軟部組織損傷	動脈損傷
定義	開放創が1cm以下で，創部汚染が少ない	開放創が1cm以上で，大きな汚染はなく，flap形成や広範な軟部組織損傷を認めない	flap形成や広範な軟部組織損傷を認めるが，軟部組織は保たれており，被覆は可能。創のサイズは問わない	骨膜剥離を伴うような創。flap形成や広範な軟部組織損傷を認める。創のサイズは問わない	修復を要する動脈損傷を伴う。創のサイズは問わない
感染率（％）	0〜2	2〜5	5〜10	10〜50	25〜50
敗血症に至った割合（％）	ー	ー	4	52	42
切断に至った割合（％）	ー	ー	0	16	42

注1) Type Ⅲは一般的に創のサイズは問わない。原著では10cm以上としている[3]。
注2) Gustilo Ⅲbの一例（文献6より転載）。軟部組織損傷が広範で，皮膚の欠損はないが大きく脱離しflap形成を認める。動脈損傷はなくⅢbに分類される。

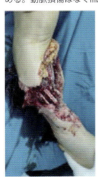
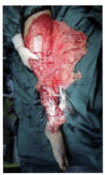

転位，整復などを要する症例はもちろんであるが，それ以外であればまずGustilo分類に従って評価をする[3, 4]。Type III以上の創傷については，感染，ひいては敗血症のリスクも高く点滴による抗菌薬加療が望ましいため，入院依頼を含めてコンサルトが必要である。しかし，糖尿病や免疫不全状態など易感染性のある患者ではコンサルトの閾値をさらに下げる必要がある。十分な洗浄と抗菌薬，破傷風トキソイドの投与を忘れてはならない（**MEMO2**）。

Point❸ 汚染のない，シンプルな開放創の場合は縫合でよいか？

X線において骨傷の検索を行うと同時に，異物がないかを確認する。異物によってはX線で写らないものも多々あるため，神経ブロックなど十分な鎮痛をした後に，念入りな洗浄と観察を行う。病歴聴取も含めて，X線透過性の高い異物が考慮される場合，エコーで異物の有無を検索する[7]。

洗浄の方法として，石鹸と比較し生理食塩水を使った洗浄のほうが，開放骨折の再手術率が低かった[8]。また，洗浄圧力の大きさは感染，再手術の予後に影響しなかったと報告されている[8]。従って，高度な汚染創でない場合，局所麻酔下で十分洗浄すればよい。

転位の大きい骨折の場合は，整復やピンニングなど外固定を要することがあるため，整形外科へ緊急のコンサルトを行う。また開放骨折の9.1％にコンパートメント症候群を合併するといわれている[9]。そのため，フォローアップは必ず必要であり，リスクを説明しておく必要がある。

Gustilo分類ではType Ⅰ〜Ⅱにおいては感染リスクが低く，洗浄，および縫合，外固定，内服抗菌薬の処方で各施設の整形外科とコンセンサスを得ておくほうがよいと考えられる。この場合は骨折の評価に依存する。Type III以上の場合は感染リスクが高く，デブリードマン（特にⅢb，c）および入院加療を依頼する。

1 コンパートメント症候群

外傷を契機として筋肉が損傷を受けた場合，その当該区画（コンパートメント）内の組織体積と内圧が上昇することによって，灌流障害を引き起こしてしまう病態。症状として以下5Pが知られている。①Pain（疼痛），②Pallor（蒼白），③Paralysis（運動麻痺），④Paresthesia（錯感覚），⑤Pulselessness（脈拍消失）の5つである（Pressure/緊満感を加えて6Pとするものもある）。

Painは早期からほぼ必発し，Paresthesia，Pressureも比較的早期であるが，Pallor，Pulselessnessは早期には出現しにくい。早期からある場合は血管損傷を考慮する。これらはすべてが揃うわけではないと考えておく[10]。上記で疑う場合には内圧測定を行い診断し，減張切開術を施行する。

MEMO 2 破傷風トキソイド/抗破傷風ヒト免疫グロブリン

　破傷風トキソイド(→CQ19, P.73)の投与も必須であるため[11-13]，直近の外傷歴やトキソイド投与歴などを聴取する。約10年で発症予防できるとされる0.01 IU/mLの抗体価を下回るとされるためである[12]。また，40代から抗体価が急激に低下していくことに留意する[11]。汚染が高度の場合は抗破傷風ヒト免疫グロブリンの投与も推奨される。具体的には，受傷後6時間経過している，挫滅創，深さ1cm以上の鋭的損傷，壊死組織の混在，土や糞便などで汚染されている，神経血管損傷を伴う，などの場合はヒト免疫グロブリンの投与を考慮すべきである[13, 14]。

処方（腎機能正常例）

抗菌薬（点滴）[15]

- 汚染が少ない場合：セファゾリン(セファメジンα®)2g　8時間ごと
- 土壌汚染がある場合：セファゾリン2g　8時間ごと＋メトロニダゾール（アネメトロ®）500mg　8時間ごと
- →ただし，MRSA，βラクタムアレルギー，不衛生な水の関与などを考慮する場合はそれぞれに必要な抗菌薬選択をするため，この限りではない。

抗菌薬（内服）

- ケフレックス（セファレキシン®）500mg　8時間ごと

破傷風予防

- 沈降破傷風トキソイド　0.5mLを皮下/筋肉内注射
- 抗破傷風ヒト免疫グロブリン（テタノブリン：テタノブリンIH®250単位）250単位静注，（重症例の場合）1,500単位静注

 今日の診療の「plus one」

　Gustilo分類に則って感染リスクを考える。そのうえで，デブリードマンや点滴による抗菌薬投与が必要かを判断し，整形外科に入院，処置依頼をすべきである。破傷風予防も忘れずにする。

（大澤亮匡，鱶口清満）

文献

1) Roddy E, et al. Injury 2020; 51: 1999–2003. PMID: 32482427
2) Okike K, et al. J Bone Joint Surg Am 2006; 88: 2739–48. PMID: 17142427
3) Gustilo RB, et al. J Bone Joint Surg Am 1976; 58: 453–8. PMID: 773941
4) Gustilo RB, et al. J Trauma 1984; 24: 742–6. PMID: 6471139
5) https://www.youtube.com/watch?v=B7asls-FiLI（参照：2024/9/3）
6) https://www.researchgate.net/figure/A-27-year-old-female-patient-case-6-with-Gustilo-IIIB-open-tibial-fracture-A-B_fig1_380399709（参照：2024/9/3）
7) Tantray MD, et al. Strategies Trauma Limb Reconstr 2018; 13: 81–85. PMID: 29426979
8) Bhandari M, et al. N Engl J Med 2015; 373: 2629–41. PMID: 26448371
9) Blick SS, et al. J Bone Joint Surg Am 1986; 68: 1348. PMID: 3782206
10) Ulmer T. J Orthop Trauma 2002; 16: 572–7. PMID: 12352566
11) 厚生労働省. 成人への破傷風トキソイド接種. IASR 2009; 30: 71–2.
12) 厚生労働省. 外傷後の破傷風予防のための破傷風トキソイドワクチンおよび抗破傷風ヒト免疫グロブリン投与と破傷風の治療. IASR 2002; 23: 4–5.
13) Prevaldi C, et al. World J Emerg Surg 2016; 11: 30. PMID: 27330546
14) Ohio State Med J 1969; 65: 506–7. PMID: 5784449
15) UpToDate® "Osteomyelitis associated with open fractures in adults" https://www.uptodate.com/contents/osteomyelitis-associated-with-open-fractures-in-adults?search=open%20fractures&source=search_result&selectedTitle=2%7E150&usage_type=default&display_rank=2#H3936215961（参照：2024/9/3）

Memo

#整形外科

CQ 23 大腿骨骨幹部骨折。直達牽引, 介達牽引, シーネはどのように使い分けるか?

Case Study

- 72歳男性。階段から転落して受傷し, 直後より右大腿部痛のため体動困難となった。
- 右大腿部の腫脹変形を認め, 救急搬送された。
- 受診時に意識障害はないが, 顔面蒼白で軽度の頻脈を認める。

🔍 セッティング別のポイント

- ☑ 高エネルギーによる大腿骨骨幹部骨折の Case Study である。
- ☑ 疼痛部位は明確で, 外見上も変形が明らかであり, 単純 X 線で診断が可能である。
- ☑ 体動は困難なため,【1】救急外来に搬送される場合が大半であるが, 不全骨折や後述の病的骨折の前兆の場合は,【2】地方の2次病院,【3】クリニック / 診療所を受診する場合もある。

Point❶ 大腿骨骨幹部骨折の特徴

　　大腿骨骨幹部は骨のなかでも一番大きく長く丈夫な部位であり, その骨折はある程度高エネルギーの外傷であることが多い。長く, 並走する骨もないという解剖学的特性上, 骨折部で連続性が絶たれると非常に不安定で疼痛も強く, 直後から強固な外固定を要する。

　　大腿骨に付着する筋肉の牽引により大きく短縮, 転位しやすいため, 安静に仰臥していても転位が整復されにくく, これが牽引固定を要する場合が多い理由である。

Point❷ 手術待機中も外固定が必要

　　手術適応となることが多いが, 待機中も強固な外固定を要することがほとんどで, 移動や検査での苦痛軽減のためにも, なるべく早く初期固定をすべきである。

①シーネ固定

　　不全骨折, 骨膜の連続性がある程度残っている転位の少ない骨折の場合は, 手術やギプス固定までシーネ [添え木(副子)] 固定で済む。牽引や創

89

外固定までの一時的な固定方法としても、オールマイティーに有効である。すぐに手術室に移動する場合でも移乗動作の苦痛が大幅に軽減する。安定性を得るためには十分な長さのシーネが必要であり、近位は股関節を越えるようにする（**図1**）。

　大腿骨の近位骨片は付着した筋肉の牽引により骨折部前外側に突出した屈強位をとりやすく、しばしば皮膚が膨隆してみえる。固定時に足関節をしっかり持ってやや上方に徒手的に牽引すると、比較的整復位をとりやすい。シーネ固定のときは助手と協力しながら股関節が30～45°程度屈曲位になるぐらい引き上げながら牽引して、弾性包帯を遠位から巻き上げていくとよい。

　固定した後に再度Ｘ線を撮影するのも大切で、固定によってある程度の安定や整復位が得られているかで、その後の追加の固定の方針が変わってくる。また、骨折部の周囲の異常な皮質骨の肥厚や骨融解像、透亮像の有無も確認する。

図1 シーネ固定（大腿骨骨幹部骨折）

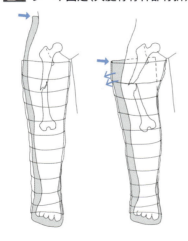

シーネの長さが十分でないと移動などで転位が起きやすく、疼痛も増大する。

②牽引

　多くの大腿骨骨幹部骨折で牽引固定が必要となる。長軸方向に持続的に牽引して安定を図る療法で、ベッド柵に取り付けたフレーム、滑車を通しておもりで牽引する。安定、除痛の効果はシーネよりも高いが、寝返りも離床もできないため、通常は必要な検査や処置の終了後に行われる。

・介達牽引（スピードトラック）

　下腿に巻いた固定用の樹脂のバンド、包帯で牽引する方法で、牽引部分の侵襲は少ないが、皮膚の摩擦で固定されているため3kg程度が限度であり、成人では十分な整復が得られないことが多い。おもりを増やして無理

に牽引すると皮膚障害を生じる場合があるほか，下腿に褥瘡を形成したり，包帯が緩んでしまうなどの制約があり，小児や一時的な処置として使用する場合が多い．

- **直達牽引（鋼線牽引）**

脛骨近位または大腿骨遠位の骨に，局所麻酔下でK-Wireを刺入し，そのワイヤーを牽引することで骨に直接5kg以上の牽引をかけることが可能である．軟部組織の負担が少なく，除痛の効果も大きい（**図2**）．

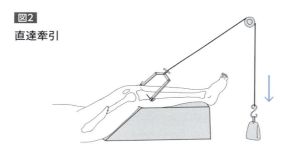

図2
直達牽引

③創外固定

骨折部からある程度離れた骨の両端にピンを刺入し，固定のバーに連結して強固な固定と整復を得る手法で，一時固定としても，骨癒合までの最終固定としても使用される（**図3**）．

不安定でより強固な整復固定が必要な骨折の場合，血管損傷を含む軟部損傷の強い開放骨折で軟部の処置が必要な場合，多臓器の処置や手術で移動が多い，待機時間が長いことが予想される場合にも施行される．通常手術室で麻酔下に行われる．固定力は外固定では最も強く安定しており，ある程度の体動も許容される．リング型の創外固定であれば荷重も許容されるが，大腿で施行されることは少ない．

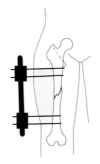

図3
創外固定

MEMO 大腿骨骨幹部の病的骨折とは？

　大腿骨骨幹部は特に丈夫な部位であり，高エネルギー外傷であることが多い。逆に低エネルギーで骨幹部骨折を生じた場合は，骨病変による病的骨折も視野に入れる。通常は，骨粗鬆症が進行していても低エネルギーで骨幹部が骨折することはまれである。

　また，「転んで骨が折れた」と表現しても，実際には通常歩行中に生じた骨折によって転倒したケースもあるため，前後の病歴を慎重に聴取する。骨折部が転位，粉砕していると病変部の骨融解像，硬化像などを見逃してしまうことがある。腫瘍性病変のほか，高齢者はビスホスホネートの長期服用による非定型骨折もありうる。

今日の診療の「plus one」

　診断は容易であるが骨折のなかでもきわめて不安定なため，シーネ固定では不十分であり出血も多いことに留意する。速やかに整形外科につなぐ必要があることに留意すべきである。

（仲津留恵日）

Memo

#産婦人科 #腹痛 #不正出血

CQ 24 流産を疑った際に産婦人科コンサルトは即必要か？

Case Study
- 30歳女性，妊娠8週。深夜2時に性器出血あり。その後から下腹部痛があり独歩受診した。
- バイタルサインに異常所見はなく，出血量は少量であった。

🔍 セッティング別のポイント

☑ 【1】救急外来，【2】地方2次病院，【3】クリニック / 診療所のいずれにおいても，非産婦人科医にとって，「妊婦」の診察に習熟している人は少なく，即日の産婦人科コンサルトが必要か悩む可能性が高い。

☑ 腹痛，性器出血であり，最も緊急性が高い疾患は異所性妊娠である。バイタル異常や急性腹症を疑う所見の有無，性器出血の量を確認し，これらの所見もしくは月経以上の出血があれば，即日の産婦人科コンサルトならびに転院での診察依頼を行う。上記所見がなければ，翌日，かかりつけ産婦人科受診を指示する。

Point❶ 最も注意すべき鑑別は「異所性妊娠」である

　　妊娠初期の不正出血の鑑別疾患としては，異所性妊娠，流産，切迫流産，絨毛性疾患が鑑別となる。異所性妊娠は全妊娠の1～2%に発生し[1]，生殖補助医療（assisted reproductive technology：ART）による妊娠では2～4%と高率になるため[1]，不妊治療歴の有無を把握することが重要である。さらに内外同時妊娠についても，自然妊娠では15,000～30,000妊娠に1回の頻度であるが，ARTによる妊娠では0.15～1%前後と報告されており[1]，子宮内腔に胎嚢像が確認できても異所性妊娠の合併の可能性を考慮しなければならない。そのため，まずはバイタルサインが問題ないか，身体所見では急性腹症を疑うような反跳痛やtapping painを，エコーでは腹腔内出血の有無を確認する[2]。ただし，急性腹症の所見は，発症初期にはなく圧痛のみで，進行に合わせて急性腹症の所見があり，身体所見のみでは否定しきれないことは留意することが重要である。上記の所見があった場合は，異所性妊娠，卵管破裂の可能性があり，点滴，採血のうえ，緊急手術を想定した産婦人科への即日コンサルトが妥当である。

Point ❷ 「月経以上の出血」はred flag signである

　　出血量の確認は非常に重要である。最終月経を聴取し，通常の月経と同じ出血状況（量，持続期間，開始時期）かどうかを確認する[1]。

　　月経において最も出血量が増えるのは月経2日目で，約30mL程度出血する。その量を超えた場合，生理的範疇を超えた出血と判断する。すなわち，不正出血でのred flag signは「月経以上の出血」である[3]。月経以上の出血の場合，鑑別疾患として，不全流産，頸管妊娠からの出血，子宮頸癌などがある。上記疾患の場合，大量出血のリスクになる可能性があり，早期の産婦人科医の診察が望ましく，即日コンサルトが可能であれば，診察を依頼する。

　　では，どのように「月経以上の出血」をとらえるのがよいのか。それは，「夜用のナプキンを使用しないといけないほどの出血か」「1時間程度でナプキン交換をしているか」「ナプキンの重ね使いをしないといけないか」であり，上記を問診で確認することが重要である[2]。

Point ❸ 1回の診察では「流産」と確定診断しない

　　妊婦の不正出血の際には経腹エコーを用いる。その際には，子宮内胎嚢像の有無と大きさ，胎芽・胎児の有無および大きさと心拍，子宮外腫瘤像の有無，腹腔内出血の有無（ダグラス窩・膀胱子宮窩・モリソン窩），そのほか子宮および付属器の評価（子宮筋腫・子宮奇形・卵巣腫瘍）などを確認する。エコーにて，胎芽・胎児が確認できない場合，即座に流産と診断しがちであるが，ただ1回のみの診察で確定診断としないことが重要である[2]。

　　最終月経から計算した妊娠週数に比べて妊娠構造物が小さい場合，常に排卵遅れの可能性を考慮し，適切な間隔1〜2週間以内を空けて再検討し，稽留流産診断の妥当性について検討することが望ましい。ただし胎芽・胎児は確認されるものの心拍が認められない場合も，エコーの精度や，腸管のガス貯留により正確な診断ができない場合があり，正常妊娠を稽留流産と誤診することは避けなければならない。どちらの場合でも，複数回の検査あるいは複数人の医療者による確認が必要であるため，かかりつけ産婦人科があれば翌日電話相談を，かかりつけがない場合は，翌日産婦人科受診を指示し，産婦人科での診察のうえ，診断とする形が望ましい[1]。

　　そのため，「経腹のエコーには限界があり，胎児が見えない場合も普通にあること」「切迫流産の場合などにおいて，多少の出血があっても妊娠継続が可能な場合もあること」「妊娠とは関係なく，ほかの要因で出血している可能性もあること」「専門家による診察やエコーが診断には不可欠であるこ

と」を説明し，後日かかりつけ産婦人科受診を勧める．ただし，妊婦が不正出血を認める場合，流産を疑って不安になることも多いため，傾聴のうえ，説明には十分に配慮し，不安が強い場合は，産婦人科医への相談も厭わないようにすることも重要である．

今日の診療の「plus one」

妊娠初期の不正出血の場合，まず異所性妊娠を否定することが重要である．バイタルサインの異常，急性腹症，腹腔内出血，月経以上の出血がある場合は，即日の産婦人科コンサルトが妥当である．

（谷口敦基，渋谷茉里，鱚口清満）

文献
1) Clayton HB, et al. Obstet Gynecol 2006; 107: 595–604. PMID: 16507930
2) 日本産科婦人科学会／日本産婦人科医会. 産婦人科診療ガイドライン産科編2023.
3) Fraser IS, et al. Semin Reprod Med 2011; 29: 383–90. PMID: 22065325

Memo

#精神科 #興奮

CQ 25 救急外来受診患者の焦燥・興奮に どう対応するのか？

Case Study
- 50歳男性。夜間就寝中に右眼窩から右側頭部の頭痛を自覚した。
- このため，自らA病院の救急外来を受診したが，受診時に頭痛は改善していた。バイタルサインに異常はない。
- 救急外来は混雑しており，診察までは時間がかかると患者に受付から伝えたところ，「頭痛があったんだ，早く診察しろ」と興奮して詰め寄ってきた。

🔍 セッティング別のポイント

☑ 突然発症した頭痛の症例である。右眼窩から右側頭部の頭痛であり，受診時は治まっていることから群発頭痛や発作性片側頭痛が想起される。問題は，興奮して診察を要求し受付に詰め寄っていること。このような場合はセッティングを問わず，まずは医療化の要否（医療として対応するか否か）を判断する。

☑ 医療化しない場合は，緊急度と，患者との信頼関係を評価し，診察するかどうか決める。丁寧に患者の話を傾聴する一方，自分たちの提供したサービスが不十分と考えず，毅然とした態度で臨むことが望ましい。

Point❶ 焦燥・興奮患者の医療化要否の判断は，意識変容の有無による

　　焦燥・興奮に限らずなんらかの精神症状を呈している場合は，治療可能なものを見逃さないようにする。このためには，最初に意識障害の有無を評価するとよい。意識障害には意識レベル低下によるものと意識内容の変化によるものの2つがあり，後者を意識変容とよぶ。意識変容とは，「軽度の意識障害に焦燥・興奮という中枢神経の興奮が加わったもの」とされる。意識変容のため焦燥・興奮している患者は会話も可能であり，一見すると意識障害があるようにはみえない。意識変容による意識障害の評価は難しいが，質問に対する返答が遅く，見当識障害あれば意識変容と評価する。意識変容は①大脳皮質の広範または局所的障害と②心因性により生じ，原因の治療が必要である。
　　以下に，焦燥・興奮患者の対応手順を示す。

①焦燥・興奮の診断

　　そわそわと落ち着きがない，些細な問いかけで怒り出すなどがあれば焦燥

と診断する。大声を出す，見るからに怒っているなどがあれば興奮と診断する。

②焦燥・興奮の原因検索

原因は①身体疾患や薬物の影響，②精神疾患，③性格の3つである。最初に①としてとらえ，次に②→③の順に原因を検索する。問診で原因の見当をつける。問診の例を示す[1]。

【質問例】
「どうしました？　どうしてそんなに興奮しておられるのですか？」

【返答例】
明らかな意識障害を呈して会話にならない，あるいは「ここはどこだ」など見当識障害があり，意識変容を呈して会話が成立しない。

→①身体疾患や薬物の影響を疑う→医療化する。
「みんな知っていることだ」「殺そうとしているだろ」など，問診の内容はとらえているが疎通不良で，的を射なかったり，被害的だったり，感情の抑制ができなかったりする会話になる。

→②精神疾患を疑う→医療化する。
「お前は関係ないだろ」「責任者を出せ」など，会話は成立する。

→③性格を疑う
※①と②で迷ったときは①とし，②と③で迷ったときは②とする。

Point❷ 焦燥・興奮に対する対応は，原因により異なる

対応は，まずは丁寧に訴えを傾聴する。ただし，会話でなだめようとする試みは難しい。興奮患者の対応に十分な技術をもつ場合を除き，かえって興奮が強くなる場合もある。
焦燥・興奮の原因により，以下の対応を行う。

①身体疾患や薬物の影響による場合

原因となる身体因・薬物を同定して治療する。患者の不穏のために診察できず，さらに医療者と患者の安全が確保できないときは鎮静薬を使用してもよい。この際，鎮静薬は患者が入眠するまで使用する(例：ミダゾラム10mg/A＋生理食塩水8mLを緩徐に静脈注射)。入眠している間に各種検査を行い，焦燥・興奮の原因を精査するようにする。【3】クリニック/診療所では対応困難であることも多く，この場合は鎮静のうえ，【1】救急外来か【2】2次病院へ転医とする。

②精神疾患による場合

セッティングを問わず，自施設に精神科医がいる場合は，精神科医に相談する。精神科医がいないときや精神科を担当していない【3】クリニック/診療所では，精神科への受診を勧める。暴力の恐れがある場合や暴力に及んだ場合は，自傷他害患者として警察官に通報する。これは精神保健福祉法第23条により，警察官による保健所長を経た知事への通報を依頼することで，精神科救急医療システムの「ハード救急」に乗せることを意図したものである(図1)。焦燥・興奮が強ければ警察官職務執行法第3条第1項により，警察官に「保護」される可能性もある(精神保健福祉法第23条に「保護は入っていない」)。警察に通報するときに焦燥・興奮を鎮静薬で治療すると，警察官は「自傷他害の要件がない」として患者の通報も保護もしない場合がある。これは患者を精神科治療につなげられなくなる可能性を意味する。このため警察が来るまでは，患者はできるだけ焦燥し，興奮していたほうが望ましい。精神疾患による暴力に対しては，暴力へのケアと安全管理という二項対立的な状況を処理する必要があり，本来は「心神喪失等の状態で重大な他害行為を行った者の医療及び観察等に関する法律」の施行に伴って開発された包括的暴力防止プログラム(Comprehensive Violence Prevention and Protection Program：CVPPP)に則り，対応すべきものである[2]。しかし，わが国の精神科救急では，ハード救急において患者の処遇を警察官に委ねなければならないことが多くあり，患者を医療につなぐために，警察官の事情に沿わなければならないことが多い。

図1 ハード救急(措置入院または緊急措置入院までの流れ)

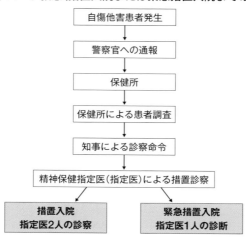

③性格による場合

セッティングを問わず，本人の訴えを聞いた後で，医療化するかどうか判断する。医療化する場合も，患者が医療者との信頼関係を築く義務を果たせるか確認しておく。

2019年12月25日に厚生労働書から通知された「応招義務をはじめとした診療治療の求めに対する適切な対応の在り方等について」によると，患者と医療機関・医師との信頼関係が欠落している場合は，診療の求めに応じなくてよいことになっている[3]。医療化しない場合は，施設の医療安全管理者へ対応を相談する。暴力（暴行罪：刑法第208条，傷害罪：刑法第204条）と器物破損（器物損壊罪：刑法第261条）は警察への通報を躊躇する必要がなく，速やかに通報するべきである。脅迫（脅迫罪：刑法第222条），「診察を早めろ」などの強要（強要罪：刑法第223条），名誉毀損（名誉毀損罪：刑法第230条），侮蔑（侮辱罪：刑法第231条），大声を出す（威力業務妨害罪：刑法第234条），「お金を払わないと訴える」（恐喝罪：刑法第249条）などは録音と録画で証拠を残し，ほかの患者の迷惑になるのであれば警察に通報する[4]。

冒頭の**Case Study**では会話は成立しており，③に該当する。群発頭痛や突発性片側頭痛が疑われ医療化の必要はあるが，緊急性は低い。「応招義務をはじめとした診療治療の求めに対する適切な対応の在り方等について」によると，応招義務に反するか否かで最も重要な要素は，患者に緊急対応が必要か否かとされている[3]。さらに興奮して診察の順番が守れず医療機関・医師と信頼関係が築けないのであれば，この患者の診察は拒否することができる。

今日の診療の「plus one」

焦燥・興奮患者では，最初に医療化の必要性を判断する。医療化する場合は，原因に応じて対応する。医療化しない場合は，施設の医療安全管理者と対応を相談するとともに証拠を残し，犯罪行為に対しては速やかに警察に通報する。

（久村正樹）

文献
1) 日本救急医学会,ほか. 改訂第6版 救急診療指針 上巻. 久村正樹, 11–24精神症候. へるす出版, 2024, p.337.
2) 下里誠二. 精神経誌 125: 1049–1057, 2023.
3) m3.com. 医療維新. https://www.m3.com/news/open/iryoishin/1047978（参照：2024/9/3）
4) 林 寛之. 治療 2021; 10: 578–584.

2

地方の２次病院

#救急 #アナフィラキシー

CQ 26 アナフィラキシー患者の入院適応は？

Case Study
- 75歳男性。河原で草刈りを行っていたところ，蜂に刺された。直後に息苦しさ・眩暈が出現し，最寄りの2次病院に救急車で搬送された。
- アナフィラキシーと診断し，アドレナリン筋注を行ったところ臨床所見は改善した。
- 本人からは「明日も仕事があるので帰りたい」と申し出があった。

🔍 セッティング別のポイント

☑【1】救急外来でも【3】クリニック／診療所でも救急カートにアドレナリン注を用意しているだろう。まずはそちらを筋注する。

☑【1】救急外来，【2】地方の2次病院であればそのまま自院の ER で経過観察を行う。

☑【3】クリニック／診療所の場合，マンパワーや施設の状況にもよるが，そのまま経過観察も一手ではある。ただし，入院での経過観察を必要とする場合には早めに搬送先を検討する。

Point❶ アナフィラキシーの時間軸

アナフィラキシーとは全身性の重篤な過敏反応で，通常は急速に発現し死に至る可能性もある。診断基準としては，**表1**の2つの基準のいずれかを満たす場合と定義される。

このアナフィラキシー症状は**表2**の4つの時間軸パターンがある。

表1 アナフィラキシーの診断基準（文献1より改変引用）

①皮膚，粘膜，またはその両方の症状（全身性の蕁麻疹，瘙痒または紅潮，口唇・舌・口蓋垂の膨張など）が急速に（数分～数時間で）発症した場合。さらに，下記のA，B，Cのうち少なくとも1つを伴っている場合
A　気道/呼吸：呼吸不全（重症例：呼吸困難，呼気性喘鳴，気管支攣縮，吸気性喘鳴，PEF低下，低酸素血症など）
B　循環器：血圧低下または臓器不全に伴う症状（重症例：筋緊張低下，失神，失禁など）
C　その他：重度の消化器症状（重症例：重度の痙攣性腹痛，反復性嘔吐など[特に食物以外のアレルゲンへの曝露後]）
②典型的な皮膚症状を伴わなくても，当該患者にとって既知のアレルゲンまたはアレルゲンの可能性がきわめて高いものに曝露された後，血圧低下or気管支攣縮or喉頭症状（吸気性喘鳴・変声・嚥下痛など）が急速に（数分～数時間で）発症した場合

PEF：最大呼気流量

表2 時間軸パターン（文献2より作成）

uniphasic	単相性	・全体の80〜94％を占める ・発症後数時間で症状はピークを迎え，その後自然に/治療介入で数時間以内に解消される
protracted	遷延性	・明確に軽快せず数時間〜数日続く場合 ・発症頻度はまれ
refractory	難治性	・複数回のエピネフリン投与を行ってもアナフィラキシーが続く場合
biphasic	二相性	・アナフィラキシーの基準を満たす初期反応の後，1時間以上の無症状期間があり，その後アレルゲンへのさらなる曝露なしに2回目の反応が再発する場合 ・無症状期間は1時間から最大48時間にわたる場合がある

　ほとんどの場合は単相性だが，まれにそうではないパターンがあることに留意する。単相性であればアドレナリン投与で症状が落ち着けば帰宅可能ではあるが，それ以外のパターンのときには入院管理を要する。入院適応の明確なラインとは「単相性以外かどうか」で，もし単相性でなかった場合には対応について検討する。

Point❷ アナフィラキシーの治療[1, 3]
初期対応は何よりもまずアドレナリン投与！

　大腿中央の前外側に0.01mg/kgを筋注する（最大量は成人0.5mg，小児0.3mg）。5〜15分で再評価し，改善がない場合は追加投与を行う。アドレナリン投与をしながら仰臥位の確保・酸素投与・ルート確保を行い，全身管理を整えていくことも忘れない。

　アドレナリンに反応しない場合，特にβ遮断薬が投与されている患者にはグルカゴンが有効な可能性がある。1〜5mg（小児は20〜30µg/kg，最大1mg）をゆっくり5分以上かけて静脈内投与する。必要に応じて5〜10分ごとに1mgずつの投与を繰り返すか，5〜15µg/分で持続点滴静注する。

　その他の選択肢としてはあまり有効な手段がない。皮膚症状の緩和にH_1抗ヒスタミン薬の投与（クロルフェニラミン点滴・セチリジン内服など）は証明されているが，それ以外に明確なエビデンスが証明されている薬剤がない。そのため，全身管理においても「基本はアドレナリン！」と頭に入れておく。

Point ❸ 経過観察の適応

　経過観察に悩むポイントは目の前の患者が二相性のアナフィラキシーを起こすかどうかである（遷延性・難治性であれば目の前で症状が改善していないので迷わず入院になるだろう）。

　二相性アナフィラキシーの最大のリスク因子は「発症時に適切に介入できていないとき」である。アドレナリン投与までに時間がかかってしまった症例では，二相性アナフィラキシーが起こりやすいことがわかっている。30分以内にアドレナリン投与できなかった場合には，二相性アナフィラキシーを想定してマネジメントする必要がある[4]。

　その他，以下の項目に当てはまる患者は経過観察が必要である。
- 過去に二相性反応を起こしたことがある
- 最初の症状が重篤（**表1**のアナフィラキシー診断基準①ABCに記載した重症例）
- アドレナリン投与を2回以上要した
- 過去に長期間のアナフィラキシー反応を起こした
- アナフィラキシーの誘因が特定できない

6時間経過観察すれば95％以上の患者で二次反応の再発が除外できるとされている一方，上記リスクがある患者ではより長い期間（～12時間）の経過観察が勧められている。

　以上のエビデンスを踏まえて「アドレナリン投与まで30分以上かかった人・初期症状が重篤な人・軽快まで2回以上のアドレナリン投与を要した人」の場合には経過観察入院を勧めてよいと思われる。あとは患者の状況（家族や友人など経過観察できる人がいるか・医療機関へのアクセスなど）や職場の状況に応じて適宜調整していただければ幸いである。

今日の診療の「plus one」

　まずはアドレナリン！　アドレナリン投与まで30分以上かかった場合，発症時に具合が悪い（呼吸困難・失神・反復性嘔吐などショックを疑う）場合，アドレナリンを2回以上投与した場合には入院を勧める。

（深瀬　龍）

文献
1) 日本アレルギー学会，編．アナフィラキシーガイドライン2022．日本アレルギー学会，2022．
2) Dribin TE, et al. J Allergy Clin Immunol 2020; 146: 1089–1096. PMID: 32853640
3) Pflipsen MC, et al. Am Fam Physician 2020; 102: 355–362. PMID: 32931210
4) Shaker M, et al. JAMA Netw Open 2019; 2: e1913951. PMID: 31642933

#救急

CQ 27 救急外来で必要な高齢者総合機能評価は？

Case Study
- 80歳男性。もともとADL杖歩行だったが，自宅内で転倒し救急搬送された。
- 検査の結果，第2腰椎圧迫骨折と診断された。歩行困難であり入院した。
- 同居は79歳の妻のみである。妻も杖歩行で，老老介護の状態である。

🔍 セッティング別のポイント

☑ 【1】救急外来でも，【2】地方の2次病院でも，セッティングによらず，早期から高齢者総合機能評価（comprehensive geriatric assessment：CGA）を行うことは有用と考えられる。

☑ その理由は，CGAは，患者のケアのゴール設定に必須の要素を多く含んでいるからである。

☑ 救急外来～入院早期からCGAを実施する利点にも注目して述べていく。

Point❶ CGAとは，高齢者を総合的に評価できる手法である

CGAは，疾患や障害のある高齢者に対して，医療，社会，精神・心理，機能的観点から総合的に評価を行う手法である[1]。CGAは高齢者を包括的にとらえるための一連の評価項目で構成されており，bio-psycho-social modelの高齢者版といえる。救急のみならず，入院，一般外来，在宅，高齢者施設など，さまざまなセッティングで用いることができる。具体的には，医学的情報のほか，activities of daily living（ADL），栄養状態，家庭環境など多面的に情報収集・評価を行い，介入する。入院患者においては，大腿骨頸部骨折患者の致死率や施設入所率が低下する可能性が報告されている[2]。救急部門においてのエビデンスはさまざまだが，緊急入院率低下や，機能予後改善に寄与したというRCTもある[3]。一般外来のCGAについても，生存期間の延長に寄与したという報告がある[4]。

Point❷ CGA7という簡易法での評価が有用である

『高齢者総合機能評価（CGA）に基づく診療ケア・ガイドライン』では，スクリーニング法として，CGA7（**表1**）[5, 6]という簡易法を推奨している。CGA7はCGAの簡易版であり，CGAの各検査項目のなかから感度が高い

項目を抽出したものである。CGAすべてを行うには30分程度かかるが，CGA7であれば5分程度で可能である。陽性の項目があった場合には，各詳細評価に進む。そのほか，患者を取り巻く環境として，家族の状況や生活環境の確認も行う。

　CGAで評価したものを，患者への介入にどう活かすかという点について，筆者は日常臨床において，カルテのアセスメント欄に，biomedical，psychological，functional，social，ethicalと問題を分けてCGA problem listを作成・記載している[7]。そうすることで，ただ評価するにとどまらず，介入を検討することができる。救急外来〜入院早期からCGAを実施することで，より早期に介護保険申請や，アドバンスケアプランニング（advanced care planning：ACP）を進めることができる。また，疾患のみならず，患者の身体機能や生活背景を把握しながら，退院後の生活を見据えたケアができることが大きな利点であると考える。

表1　CGA7評価法

CGA7の質問	評価内容	成否と解釈	次への ステップ
〈外来患者〉 　診察時に患者の挨拶を待つ	意欲	正：自ら進んで挨拶をする 否：意欲低下ありの可能性	Vitality index
〈入院患者・施設入所者〉 自ら定時に起床するか リハビリには積極的か		正：自ら定時に起床する。 　　リハビリに積極的 否：意欲低下ありの可能性	
「これから言う言葉を繰り返してください（桜・猫・電車）」 「後でまた聞きますので記憶していてください」	認知機能	正：可能 否：認知症疑いあり	MMSE, HDS-R
〈外来患者〉 「ここまでどうやって来ましたか」	手段的 ADL	正：自分で出かけられる 否：フレイルか認知症の疑いあり	IADL
〈入院患者・施設入所者〉 「ふだんバスや電車，自家用車を使って買い物に出かけますか？」			
「先ほど覚えていただいた言葉を言ってください」	認知機能	正：認知症の可能性が下がる 否：認知症の疑いあり	MMSE, HDS-R
「お風呂は自分1人で入れますか？」 「手助けは必要ですか」	基本的 ADL	正：基本的ADL自立 否：要介護状態の可能性が高い	Barthel Index
「失礼ですが，トイレで失敗してしまうことはありませんか」			
「自分が無力だと思いますか」 （※筆者は2項目質問法を用いている）	情緒・ 気分	否：抑うつ傾向の可能性	GDS-15

（文献4，5を参考に作成）

Point❸ 冒頭のCase Studyでの実際の評価から介入までの流れ

①救急外来で第2腰椎圧迫骨折と診断。保存療法の方針。

②CGA7でスクリーニングを実施。CGA problem listを作成（**表2**）。
　ADL低下に加えて，認知機能低下と情緒・気分障害が起きていた。問診・診察からは難聴があり，コミュニケーションに支障をきたしていた。

③入院後に追加の検討として，ミニメンタルステート検査（MMSE），改訂長谷川式簡易知能評価（HDS-R），老年期うつ病評価尺度（GDS-15）を実施することを計画した。また，介護未申請であることがわかったため，早期に申請を行うこととした。

④周囲の状況や介護リソースについて確認すると，妻と二人暮らしで老老介護であり，子どもたちは県外の遠方に在住であることがわかった。入院中に遠方の子どもも来院してもらい，今後の療養先，生活の検討を行う必要があると考えた。

⑤〈入院後〉ACPの話を進めながら，遠方のご家族も交えて今後の方針を模索。療養場所については，なるべく自宅で過ごしたいという希望があり，介護サービスを調整して，在宅で過ごす方向性になった。退院と同時にデイサービスや訪問介護を導入した。

表2 冒頭のCase StudyについてのCGA problem list

Biomedical	#左大腿骨頸部骨折
Psychological	#認知症の疑い（MMSE，HDS-Rを入院後実施予定） #抑うつ状態の疑い（CDS-15を入院後実施予定）
Functional	#ADL低下：車椅子以下になる可能性あり #難聴：入院中は音声増幅用具（もしもしフォン®）や筆談，退院後に補聴器検討が必要
Social	#老老介護（杖歩行の妻と同居，子どもは遠方） #介護申請：未（入院中早期に申請推奨予定）
Ethical	#ACP：心肺停止時DNAR，呼吸状態悪化時DNI 　介護が必要でもなるべく自宅で過ごす希望あり

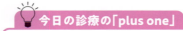

> CGAは老年期の患者と，患者を取り巻く状況を網羅的にアセスメントできる有用なツールである．アセスメントするだけにとどまらず，それに対応するアクションを起こす必要があり，CGA problem listを作成することは，介入点を検討するために有用である．Biomedicalな対応だけでは解決しないと思った症例には，CGAを行ってみるのがよいだろう．

（齋藤惣太）

文献

1) Devons CA. Curr Opin Clin Nutr Metab Care 2002; 5: 19–24. PMID: 11790944
2) Eamer G, et, al. Cochrane Database Syst Rev 2018; 1: CD012485. PMID: 29385235
3) Caplan GA, et, al. J Am Geriatr Soc 2004; 52: 1417–23. PMID: 15341540
4) Ekdahl AW, et, al. J Am Med Dir Assoc 2016; 17: 263-8. PMID: 26805750
5) 日本老年医学会．高齢者総合機能評価（CGA）に基づく診療・ケアガイドライン2024，南山堂，2024, p8–12.
6) 日本老年医学会．健康長寿診療ハンドブック 実地医家のための老年医学のエッセンス．メジカルビュー社，2011, p6–9.
7) 西村正大. 治療 2016; 98: 1564–9.

Memo

#救急

CQ 28 救急外来や一般の外来で遭遇する頻度の高い薬剤有害事象は？

Case Study

- 85歳女性。高血圧（アムロジピン内服中）で近医通院中のふらつきを自覚し転倒し，転倒後から右股関節の痛みの訴えがあり救急搬送された。
- X線写真で右大腿骨近位部骨折を認めた。血液検査で腎障害，低カリウム血症を認めた。
- 入院後，かかりつけではないA診療所より下肢浮腫に対してフロセミドが新規処方されていたことがわかった。

🔍 セッティング別のポイント

- ☑ 薬物有害事象の診断には，処方されている薬の詳細な情報収集と休薬後の症状改善の確認が必要となる。
- ☑ 【1】救急外来，【2】地方の2次病院，【3】クリニック／診療所のそれぞれにおいて，救急対応中には被疑薬を挙げ，暫定診断を行う。そして外来や入院などで薬剤を調整し，経過を追うことで診断に至ることができる。
- ☑ 特に【1】で対応した後に，かかりつけの処方医への情報提供は詳細かつ丁寧に行う必要がある。
- ☑ 【3】では，薬物有害事象はほかの疾患の除外が必要であり，自院での対応が困難な場合は，高次医療機関への紹介も検討する。

Point❶ 臨床症状や血液検査から薬物有害事象を疑う！

　　　患者の症状や検査値異常の原因が薬物有害事象ではないか，常に疑う姿勢が重要である。薬物有害事象は，通常の量の薬を内服していても急性疾患や加齢による代謝変化で起こる。また環境変化（入院，施設入所）によってアドヒアランスが急速に変化することで，引き起こされることもある。臨床症状や血液検査から，よく出合う薬物有害事象をパターン認識（**表1**）することで，早期の診断に結び付けることができる。

表1 臨床症状や血液検査から疑う薬物有害事象

症候名	薬物有害事象の原因薬剤
意識障害	ベンゾジアゼピン系睡眠薬, 抗精神病薬
失神, めまい	降圧薬, 利尿薬, 抗不整脈薬, α遮断薬
浮腫	NSAIDs, カルシウム拮抗薬, 甘草含有漢方, プレガバリン
嘔吐	オピオイド, テオフィリン, ドネペジル
パーキンソン症候群	スルピリド, メトクロプラミド
検査異常	薬物有害事象
腎障害	NSAIDs, 利尿薬, ACE阻害薬, ARB, 抗ウイルス薬
低血糖	SU薬, インスリン製剤, シベンゾリン
低Na血症	抗精神病薬
低カリウム血症	甘草含有漢方, ループ利尿薬
高カルシウム血症	サイアザイド系利尿薬, 活性型ビタミンD製剤

NSAIDs：非ステロイド性抗炎症薬, ACE：アンジオテンシン変換酵素, ARB：アンジオテンシンII受容体遮断薬, SU：スルホニル尿素

Point❷ よく出合う処方カスケードを知る

　　薬物有害事象の症状を新しい症状と誤認し，ほかの薬剤を追加処方してしまうことを処方カスケードという[1]。処方カスケードはポリファーマシーを引き起こす要因の一つと考えられ，その存在を意識しておかないと発見することは簡単ではない。処方カスケードを防ぐには，患者（特に高齢者）のさまざまな訴えが，薬の副作用が原因ではないかと常に考え，処方内容を定期的にレビューすることが重要である。よくある処方カスケードのパターンを**表2**に示す[2]。冒頭の**Case Study**は，**図1**の処方カスケードの存在が考えられた。

表2 よく出合う処方カスケード例

コリンエステラーゼ阻害薬	→	嘔気	→	制吐薬	→	錐体外路症状	→	L-dopa
サイアザイド系利尿薬	→	高尿酸血症	→	尿酸降下薬	→	薬疹	→	ステロイド
抗ヒスタミン薬	→	認知機能低下	→	コリンエステラーゼ阻害薬	→	尿失禁	→	抗コリン薬
ACE阻害薬	→	乾性咳嗽	→	コデイン	→	せん妄	→	抗精神病薬

図1 冒頭のCase Studyで考えられた処方カスケード

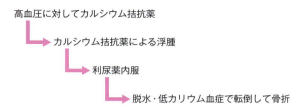

高血圧に対してカルシウム拮抗薬
→ カルシウム拮抗薬による浮腫
→ 利尿薬内服
→ 脱水・低カリウム血症で転倒して骨折

 今日の診療の「plus one」

　高齢者のさまざまな訴えの原因が，薬の副作用ではないか常に疑う必要がある。また薬を変更・中止の提案をするときは，患者とその家族に丁寧に説明する。そして，変更・中止したことをかかりつけ医に報告するときには，礼を失しない情報提供書を作成することが重要である。

（吉田英人）

文献
1) Rochon PA, et al. Lancet 2017; 389: 1778–1780. PMID: 28495154
2) Doherty AS, et al. Pharmacol Res Perspect 2022; 10: e01008. PMID: 36123967

Memo

#救急 #頭痛

CQ 29 CO中毒患者。HBOが必要な患者は？

Case Study
- 20歳男性。自宅浴室内で睡眠薬と七輪で自殺を図った。
- 覚醒したときに頭痛，ふらつき，気分不快があった。2時間ほど様子をみていたが症状が辛いために救急外来を受診した。
- 一酸化炭素中毒を疑い血液ガス分析を行ったところ，COHbが15％であった。

セッティング別のポイント

☑ 一酸化炭素中毒（CO中毒）が疑われる状況である。CO中毒も症状が軽度であれば冒頭の **Case Study** のように自力で受診することもあるため，【1】救急外来，【2】地方の2次病院，【3】クリニック/診療所のどの場面でも対応を迫られる可能性がある。

☑ 注意すべきポイントは，受診時の COHb の血中濃度だけでは重症度が判断できないこと，迅速な高濃度酸素投与による CO の体外への排泄が必要な点である。

☑ 治療方法として高気圧酸素療法（hyperbaric oxygen therapy：HBO）があるが，その適応と効果に対するエビデンスを押さえておく。

Point❶ CO中毒の治療は高濃度酸素投与

　　CO中毒は自殺企図の症例だけではない。特に冬場では，換気の悪い環境で暖房器具を使うことでも発症する。頭痛・嘔気・嘔吐・倦怠感などの軽微な症状の場合もあるため，【3】クリニック/診療所でも対応する可能性が十分にありうる。感冒と間違えられることもあるため，症状出現時にどのような環境にいたのかの病歴聴取がカギとなる。

　　CO中毒を疑った場合には，血液ガスでCOHbを確認する。血液ガス測定は簡便で迅速であるため日常的に行われているが，意識して確認を行わないと見落とす危険性がある。**常日頃からCOHbを確認する習慣をつけておくとよい**。【1】救急外来，【2】地方の2次病院であれば高濃度酸素投与を開始し，意識障害やショック状態，重度の代謝性アシドーシスなどがあれば，人工呼吸器管理を考慮する。【3】であれば高濃度酸素投与を開始しつつ，高次医療機関への搬送を行うことになるだろう。

112

Point ❷ HBOの導入基準を知る

　CO中毒と診断した場合には迅速に酸素投与を開始し，COを体外に排泄させる必要がある。COはHbとの結合能がO_2と比較し200〜250倍と非常に高いため，高濃度の酸素投与を行わなければならない。ここで注意すべきは，COHbの値が低い場合でもCO中毒が除外できるわけではないということである。COHbの消失半減期は，大気圧下で通常の空気に曝露されている場合には約300分，常気圧酸素療法（normobaric oxygen：NBO）では100%酸素投与下で約1.5時間，3気圧下のHBOで100%酸素投与を施行した場合では約20分である。

　最高血中濃度は，COHb濃度が判明するまでに患者がどのような環境にどのくらいの時間いたのかという情報から逆算する。受診時の症状が軽くCOHb値が低くても，実は最高血中濃度が高いCO中毒だったということもあるためである。酸素投与を行う目的はCOを体外に排泄させて症状を改善させることと，急性CO中毒の回復後の無症状期を経てから症状が再燃する間欠型CO中毒などの後遺症を減らすことである。CO曝露から治療開始まで24時間以上経過していることが間欠型のリスクの一つであるため，早期の酸素投与が重要であり[1]，HBOが最も迅速にCO排泄を行える手段である。

　しかしながら，HBOを施行できる医療機関は非常に限られており，特に患者が重篤であればモニタリングを行い，人工呼吸器管理が必要となる場合もあるため，医療スタッフも同時に収容できる第2種装置でなければならず，さらに施設は限られる。HBO導入基準を**表1**[2]に示す。これに当てはまる場合には治療の選択肢として考慮する必要があるが，これらの項目は絶対的なものではなく，個々の症例での判断が求められる。治療はCOHb＜3%が達成するまで，もしくは症状の改善まで行われる[3]。

表1 HBO導入基準

高気圧酸素療法を考慮する基準
神経学的所見：意識変容，昏睡，局所的な神経脱落症状，痙攣
血中COHb濃度＞15〜20%の妊婦
意識消失
心血管系障害：虚血，梗塞，不整脈
代謝性アシドーシス
血中COHb濃度＞25〜40%
神経心理学的テストの結果で異常あり
NBOでも症状が持続

（文献2より改変引用）

Point ❸ HBO施行するかは症例ごとに要検討

　　　HBOの導入基準を満たした患者ではHBOを施行したほうがよいだろうか。NBOと比較した場合のHBOの有効性に関して，2011年のコクランレビューではHBOの優位性は示されておらず，ルーチンでの使用は推奨されていない[4]。記憶障害や注意障害などの神経学的な後遺症の発生率を低下させるという報告もある[5,6]が，一方で神経認知後遺症の予防と治療に対する効果は不明確という報告もある[7]。これらの研究のなかで，重度の中枢神経系・心筋障害などの後遺症や全死亡率に関しても言及されているが，HBOの優位性は示されていない。

　【1】救急外来，【2】地方の2次病院のなかでもHBOが施行できる医療機関であれば，上記基準に則り迅速なHBOが実施できうる。しかし，それ以外の施設ではHBO導入基準を満たす患者であっても，高次医療機関への転院相談・搬送準備・移動時間・搬送先で治療開始できるまでの時間を考慮すると，NBOのみでもCOが十分に排泄される時間が経過してしまうのではないだろうか。非侵襲的陽圧換気（non invasive positive pressure ventilation：NPPV）やnasal high-flowを使用することで，従来の酸素マスクよりも迅速にCO排泄できるという報告もあるため，2次病院でも対応可能かもしれない[8]。【3】クリニック/診療所であれば，HBOの有無を問わず迅速に受け入れ可能な高次医療機関への相談が望ましいだろう。

今日の診療の「plus one」

　CO中毒の治療は高濃度酸素投与でありHBOが迅速なCO排泄手段ではあるが，HBO導入基準と患者の状態を踏まえて，施行可能な施設への転院を個別に判断する必要がある。

（北井勇也）

文献

1) Weaver LK, et al. Am J Respir Crit Care Med 2007; 176: 491–7. PMID: 17496229
2) Kao LW, et al. Emerg Med Clin North Am 2004; 22: 985–1018. PMID: 15474779
3) Eichhorn L, et al. Dtsch Arztebl Int 2018; 115: 863–870. PMID: 30765023
4) Buckley NA, et al. Cochrane Database Syst Rev 2011; 2011: CD002041. PMID: 21491385
5) Lin CH, et al. Medicine 2018, 97: e12456. PMID: 30278526
6) Wang W, et al. Med Sci Monit 2019; 25: 7684–7693. PMID: 31606731
7) Ke Ning, et al. Med Gas Res 2020; 10: 30–36. PMID: 32189667
8) Köhler A, et al. Frontiers in Phisiology 2022; 13: 885898. PMID: 35557974

#循環器 #背部痛

CQ 30 Stanford B型大動脈解離。心臓血管外科医不在時に紹介すべき患者は？

Case Study
- 高血圧既往のある68歳男性。自宅で夕食を食べ終わって立ち上がった瞬間に強い背部痛が生じた。
- 背部痛の後に腹痛も生じ，来院時の血液ガス分析では乳酸値の上昇を認めている。
- 造影CTを撮像したところStanford B型の大動脈解離を認めていた。

セッティング別のポイント

☑ 突然発症の背部痛の症例であり，大動脈解離は must rule out の疾患だろう。

☑ 【1】救急外来，【2】地方の2次病院であれば造影 CT を撮影することでき，診断に至ることは難しくはない。ただし，そこから手術適応となる病態かどうかを吟味する必要がある。また早急な対応が望まれる可能性もあるので，【2】地方の2次病院の場合，疑わしいようなら通常の外来ではなく救急外来に移動したほうが迅速に対応できると思われる。

☑ 【3】クリニック／診療所の場合には CT を即座に撮影することは難しく，まず診断することが難しいかもしれない。そのため大動脈解離が疑われたら CT が撮影可能で循環器医または心臓血管外科医のいる病院に紹介することになる。ただし，エコーで大動脈に flap を見つけることができたらその場で診断することも可能である。

Point ❶ Stanford B型大動脈解離の手術適応を知る

Stanford B型大動脈解離では保存的治療となることが多いが，そのなかでも心臓血管外科医に紹介すべき，つまりは手術適応となる病態は何なのか？　それは，簡単にいうと**大動脈解離による合併症があるかどうか**ということに尽きる。合併症というのは主に**①分枝灌流障害（malperfusion）**と**②破裂・切迫破裂**の2つである。これらのうちどちらかを認めたら，心臓血管外科医のいる病院に直ちに紹介する必要がある[1]。

①分枝灌流障害（Malperfusion）

Malperfusionというのは，解離によって大動脈の分枝動脈への血流低下により臓器虚血を生じることである。Stanford B型大動脈解離の場合は中枢側から順に肋間動脈や腰動脈（Adamkiewicz動脈），腹腔動脈，上・下腸

間膜動脈，腎動脈，総腸骨動脈などが分岐しており，malperfusionを生じればそれぞれ対麻痺，肝障害，腸管虚血，腎梗塞，下肢阻血といった症状を生じる（**図1**）。大動脈解離以外の疼痛や麻痺などの症状がないか，血液ガス分析で乳酸値の上昇といった臓器灌流不全を示唆する所見がないかを確認する必要がある。また症状がなかったとしても，CTでこれらの分枝血管が解離腔により圧排されていないか一つずつ注意深く評価することも重要である。特に，**腸間膜動脈の虚血があると死亡率が2〜3倍と非常に高い一方で，約40％にmalperfusionがあるにもかかわらず腹部症状を呈さないことがある**ため，対応が遅れてしまわないよう，見落とさないようにしたい[2]。

②破裂・切迫破裂

　大動脈解離の破裂や切迫破裂は，大動脈解離のentryから偽腔内に入った血流が外膜側に破綻することで生じる。破裂の診断はCT画像で大動脈解離と大動脈周囲の血腫の存在により可能である。切迫破裂の診断は大動脈解離とその周囲への血性胸水の漏れがあるかどうかで行う。**大動脈径が50mmを超えている場合や発症後2週間以内における5mm以上の急速な大動脈径拡大も切迫破裂と同様**に扱い，手術や血管内治療を検討する必要がある。

　CTでは手術適応を的確に判断するために，大動脈内の解離だけではなく，周囲に血腫を形成していないかといった大動脈周囲もしっかり観察する必要がある（**図2**）。

　これらの合併症があることに気が付く方法は何か？　それは画像をしっかり評価することはもちろんだが，その他に**治療抵抗性の高血圧**があるかどうか，**持続性または再発性の疼痛**があるかどうか，といったバイタルや症状も大事である。というのも治療抵抗性の高血圧は，解離による血管抵抗の増大や腎動脈狭窄の結果生じている可能性があること，持続性や再発性の疼痛も，解離の進展をみていることがあるためである。

図1 大動脈解離の病態（文献3より作成）

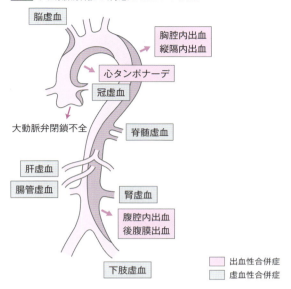

図2 大動脈解離と胸腔内穿破による血腫

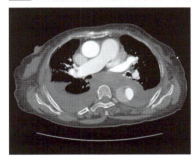

Point❷ 大動脈解離は進行することがある

　　　　大動脈解離は診断でき，一度治療方針が決まったらそこで終わりではない。大動脈解離の怖いところは診断がついた後に再解離を生じたり，大動脈瘤が経時的に拡大したりして病状が変化することがある点にある。
　　初期評価の段階で手術が必要でないと判断して内科的に初期治療を開始した後に，解離が進行して経過中に手術が必要な状態になることがある。その場合には侵襲的治療に踏み切るべきか判断に苦慮する例，発見の遅れが致命的となる例も少なくない。そのため，外来で診断がついた後もバイ

タルや症状に変化がないか，注意する必要がある．

　例えば，疼痛などの症状が進行または増悪している場合や，血行動態が安定しているように見えても乳酸値が経時的に上昇している場合には，病状の悪化が予想され，手術が必要となる可能性があるため紹介したほうがよいだろう．逆にmalperfusionや破裂・切迫破裂を示唆する所見がなく，初期治療を開始して症状や血圧のコントロールが可能な場合には，病状の進行はなく，内科的治療で対応できる可能性が高いと判断するのが妥当と思われる．

 今日の診療の「plus one」

　Stanford B型大動脈解離は大動脈から分枝する血管が多いぶん，起こりうる合併症も多彩であり，また患者の状況により保存治療，血管内治療，手術治療と治療方針がさまざまであるため，診断後の治療方針決定が難しい場合がある．

　実際に「分枝灌流障害がある」＝「全例手術」なのかというと，そうとは限らず，臓器虚血の程度や部位次第で経過観察とすることもあるのが現実である．

　ただ繰り返しにはなるが，血管内治療や手術の一般的な適応は解離による「分枝灌流障害があるか」，「破裂・切迫破裂所見があるか」の2点が重要であり，どちらかの所見があれば治療適応の可能性があると判断して，心臓血管外科医のいる病院に即座に紹介するべきだと考えるのがよい．

　ただし判断に悩んだときには，その場に循環器内科医がいるならそちらに相談するのも一つの重要な手段であろう．

（佐橋秀一）

文献

1) Sayed A, et al. Curr Cardiol Rev 2021; 17: e230421186875. PMID: 33059568
2) Marco Di Eusanio, et al. J Thorc Cardiovasc Surg 2013; 145: 385–390. PMID 22341418
3) 日本循環器学会, ほか. 2020年改訂版 大動脈瘤・大動脈解離診療ガイドライン.
   https://www.j-circ.or.jp/cms/wp-content/uploads/2020/07/JCS2020_Ogino.pdf.（参照：2024/9/3）

#循環器 #胸痛 #呼吸困難

CQ 31 急性冠症候群を疑う患者では, 酸素飽和度を高く維持したほうがよいか？

Case Study

- 72歳男性。高血圧症と2型糖尿病の既往あり。急性発症の前胸部の圧迫感と冷汗が出現したために救急外来を受診した。
- SpO_2 93％，心電図でST上昇あり。急性心筋梗塞を疑った。
- オンコールの循環器内科医が来るまでの管理を行うこととなった。

🔍 セッティング別のポイント

☑ 急性冠症候群（ST上昇型急性心筋梗塞，ST-elevation myocardial infarction：STEMI）が鑑別診断となる症例である。【3】クリニック/診療所では緊急で転院搬送が必要で，【2】地方の2次病院では循環器科医がいなければ転院搬送，循環器科医がいる場合や【1】救急外来では循環器科医が来るまでの対応が求められる。酸素化の管理はその対応の一部である。

☑ プレホスピタルでは酸素化がよくなるようにと，酸素飽和度が低くなくとも酸素が投与されてくることが多いが，医師や看護師も酸素化は "the higher, the better" と考えていることが少なくない[1]。しかし，むしろ "the higher, the worse" かもしれない，という知見が出ている。

Point❶ SpO_2が正常であれば追加の酸素投与は不要！

急性心筋梗塞（acute myocardial infarction：AMI）の管理といえば，かつてはMONA（morphine, oxygen, nitroglycerin, aspirin）が標準とされていた。しかしモルヒネ（morphine）はメタアナリシスでも入院死亡を増やし心血管死を増やすとされており[2]，急性期管理は "NOA" となった。また，酸素投与に関しても，酸素化がよい場合に行っても予後が改善しないことがわかってきた[3]。今は無条件で "NOA" を適用することは避けたほうがよい。なお，SpO_2が正常であれば酸素を提供しても患者申告アウトカムは改善しなかったという報告もあるため[4]，「苦しそうだから」という理由だけで酸素を投与することには慎重になるべきである。普段の酸素飽和度にもよるが，基本的にはSpO_2は90％あればよい。

Point❷ 原則AMI疑い患者のSpO_2が正常なら酸素投与は不要

AVOID試験[5]は，救急車の心電図でSTEMIが疑われた$SpO_2 \geqq 94$％の患

者を対象に実施された。患者を酸素8L/分で投与した群（介入群）と室内気で管理した群（対照群）にランダム割付し，6カ月後に心臓MRI検査で梗塞の範囲を比較した研究である。なお，室内気で管理した群でも酸素飽和度が94％未満となった場合には酸素投与がされた。介入群でのSpO$_2$の中央値は100％で，対照群では98％だった。結果は，酸素投与を行うと梗塞範囲が広がるというものであった。

これを受けたDETO2X-AMI試験[3]ではSpO$_2$≧90％の患者をランダムに，酸素を投与した群（介入群：酸素6L/分を6〜12時間投与）と室内気で管理した群に割り付けて1年後の全死亡を比較したが，両群間に差はなかった。なお，SpO$_2$の中央値は介入群99％，対照群97％だった。**SpO$_2$≧90％であれば酸素投与を行う積極的なエビデンスはない**という結果で，この知見はわが国のガイドラインにも反映された[6]。

Point❸ それでも酸素投与を考慮する状況とは

DETO2X-AMI試験で利用されたデータベースからは派生研究が実施されている[7]。本研究の対象者をベースラインのSpO$_2$が90〜94％の患者とSpO$_2$が95〜100％の患者に分けてアウトカムを比較したところ，ベースラインのSpO$_2$が低い群では複合アウトカム（死亡・心筋梗塞の再発，心不全での再入院）が悪かった。また，SpO$_2$ 90〜91％の酸素投与を行わなかった群では1年以内の死亡率が100％だった。イベント発生率が低く有意差はなかったが，普段のSpO$_2$が90〜91％と低い患者では，酸素投与を考慮する。

今日の診療の「plus one」

酸素飽和度が正常な場合，急性冠症候群を疑う患者であってもルーチンの酸素投与は不要である。SpO$_2$ 90〜94％の場合は，呼吸困難などの症状や，基礎疾患（慢性閉塞性肺疾患など）がある場合は，普段のSpO$_2$が参考になるであろう。

（鈴木智晴）

文献
1) Burls A, et al. Emerg Med J 2010; 27: 283-286. PMID: 20385680
2) Duarte GS, et al. BMJ Open 2019; 9: e025232. PMID: 30878985
3) DETO2X-SWEDEHEART Investigators, et al. N Engl J Med 2017; 377: 1240-1249. PMID: 28844200
4) Hofmann R, et al. Front Cardiovasc Med 2021; 8: 638829. PMID: 33791349
5) Stub D, et al. Circulation 2015; 131: 2143-2150. PMID: 26002889
6) Kimura K, et al. Circ J 2019 Apr 25; 83: 1085-1196. PMID: 30930428
7) James SK, et al. JACC Cardiovasc Interv 2020; 13: 502-513. PMID: 31838113

#呼吸器 #胸痛

CQ 32 バイタルが安定した発症数日後の気胸，すぐに紹介するべきか？

Case Study

- 間質性肺炎が既往にある52歳男性。2日前，立ち上がった際に右胸の痛みが出現した。
- 胸の痛みが続くため，近医の2次病院を受診した。バイタルサインは呼吸数16回，SpO_2 96%（室内気）であった。
- 胸部X線検査で右気胸の疑いがあり，胸部CTで右気胸と確定診断した。

🔍 セッティング別のポイント

☑ 【1】救急外来，【2】地方の2次病院であれば入院環境が整っており，院内に胸腔ドレナージチューブが常備されている場合が多いため，適応によってその場で手技を実施し，入院管理とすることが可能だと思われる。

☑ しかし，【3】クリニック/診療所では入院環境が整っておらず，胸腔ドレナージチューブが常備されていない場合が多い。また，穿刺を行わない場合でも，入院で経過観察を行う必要があるため，特に無床診療所では，【1】救急外来や【2】地方の2次病院へ相談することになるだろう。

Point❶ 緊張性気胸として緊急の脱気が必要か

　　気胸のなかでもショック徴候を認めている症例では，緊張性気胸を考えなくてはならない。実際の臨床現場では，画像検査による診断確定を待つ時間的余裕はないため，ショック徴候に加え，患側の呼吸音減弱や打診上の鼓音等の身体所見に基づく臨床診断となる。緊張性気胸を疑う場合には，緊急での胸腔穿刺に続き，胸腔ドレナージが必要となる。冒頭の**Case Study**ではバイタルが安定しているため，緊張性気胸を積極的には疑わないが，仮に上記の状況であれば緊急で胸腔穿刺を（設備が整っていれば胸腔ドレナージも）実施し，専門科へ紹介とするべきである。

　　なお注意すべき所見としては，①十分な鎮痛にもかかわらず症状が持続する場合，②胸痛や呼吸苦により体動困難な場合，③全身状態が不安定な場合（収縮期血圧<90mmHg，1分あたりの心拍数≧収縮期血圧，呼吸数>30回/分，SpO_2<90%［室内気］），④初診時と比較したフォローの胸部X線検査で気胸の拡大を認めた場合である[1]。

Point❷ 原発性自然気胸か，続発性自然気胸かを検討する

　　自然気胸は，ブラが原因で生じる原発性自然気胸（primary spontaneous pneumothorax：PSP）と，本**Case Study**のように間質性肺炎等の肺の基礎疾患がある患者で生じる続発性自然気胸（secondary spontaneous pneumothorax：SSP）とに分けられる。後述のように，それぞれ治療方針が異なるため分類することが重要となる[2]。

　　自然気胸の診断は画像検査で行う。診断のゴールドスタンダードはCTだが，それ以外の画像検査には単純X線や肺エコーがある。それぞれの気胸に対する感度・特異度は，胸部X線検査（感度47%・特異度97〜100%），肺エコー検査（感度91%・特異度99%）である[3]。

　　胸部X線検査は虚脱率の評価や穿刺吸引の適応を判断するのに使われるが，感度が低いため，胸部X線検査だけで自然気胸を除外することは難しい。そのため，病歴から疑って丹念に胸部X線画像を読むことが重要である。気胸らしい病歴なのに胸部X線で所見がない，といったように迷う場合は，撮像可能であれば低線量の胸部CT検査を行うのがよいだろう。なお，【3】クリニック/診療所のような胸部CT検査の撮像が難しい状況では肺エコー検査が診断において有用となるだろう。

Point❸ 穿刺・ドレナージの適応は虚脱率と距離で判断

　　気胸は，「虚脱率」と「壁側胸膜から肺辺縁までの距離（**図1**）」を用いて評価する。米国のガイドラインでは，肺尖部における壁側胸膜から肺辺縁までの距離を用いており，胸腔穿刺や胸腔ドレナージの際に肺損傷を合併するリスクの評価として重要である。この距離が＞2cmであれば穿刺を行い，＜1cmであれば穿刺を行わないとされる[4]。また，虚脱率＞20%の場合は胸腔穿刺・胸腔ドレナージが考慮されるが，虚脱率≧40%の場合は，単回の胸腔穿刺における治療失敗リスク因子となるため，この場合，胸腔穿刺は行わず胸腔ドレナージが第一選択となる。

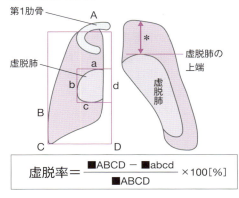

図1 気胸の評価

A：第1肋骨下縁
B：胸郭外側縁
C：肋横隔膜角端
D：胸郭下縁

a：虚脱肺上縁
b：虚脱肺外側縁
c：虚脱肺下縁
d：縦隔中線

$$虚脱率 = \frac{■ABCD - ■abcd}{■ABCD} \times 100\,[\%]$$

＊肺尖部における壁側胸膜から虚脱肺上端までの距離

　SSPでは，胸膜から肺辺縁までの距離が＞2cmの場合や，呼吸困難等の自覚症状がある場合は，胸腔ドレナージが適応となる．胸膜から肺辺縁までの距離が1～2cmの場合は胸腔穿刺を実施し，肺の拡張が認められ胸膜から肺辺縁までの距離が＜1cmとなれば経過観察入院とする．しかし達成できなければ胸腔ドレナージを行う．また，胸膜から肺辺縁までの距離が＜1cmの場合は，穿刺をせずに経過観察入院とし，仮に増悪した際には胸腔ドレナージを行う[5]．

　なおPSPでは，胸膜から肺辺縁までの距離＜2cmで自覚症状がなければ処置の必要はなく，安定していれば外来フォローも可能である．胸膜から肺辺縁までの距離＞2cmの場合や呼吸困難等の自覚症状がある場合は胸腔穿刺の適応となる．胸腔穿刺により肺が拡張し，胸膜から肺辺縁までの距離＜2cmとなり，かつ症状が改善すれば，追加の治療は行わず入院で経過観察する．上記が達成できなければ，再び胸腔穿刺または胸腔ドレナージを行う[5]．

　また，胸腔穿刺での1回の脱気量は，バイタルに問題なければ可能な範囲の最大量とするが，脱気量が2.5Lを超える場合には治療失敗リスク因子となるため，胸腔ドレナージが検討される[6]．

Point ❹ PSPもSSPも再発に注意

　冒頭の**Case Study**の場合では，既往に間質性肺炎があることからSSPと考えられる．胸部X線検査で胸膜から肺辺縁までの距離が5cmであったことから，上記より胸腔ドレナージの適応となる．そのため胸腔ドレナージチューブが常備されていない【3】クリニック/診療所では専門科へ紹介と

するのが望ましく，本Case Studyのような胸腔ドレナージチューブが常備されている総合病院の【1】救急外来，【2】地方の2次病院であれば，胸腔ドレナージを行い入院管理とするのが望ましいといえるだろう。

なおPSPもSSPも初回気胸後の再発率は3〜5割程度と高く[7]，再発性の気胸の再発率は62〜83%とさらに高くなるため，繰り返す気胸例では原則手術治療が勧められる[4]。また喫煙は再発リスク因子であり，再発防止の観点から禁煙指導が重要となる。なお1年以上再発がなければ再発リスクは低下するため，問題ないといわれる。

> **MEMO 外傷性血胸の経過観察**
>
> 外傷を契機に胸腔内に血液が貯留する外傷性血胸の場合，緊張性気胸を併存している症例では緊急での胸腔ドレナージが適応となる。外傷性血胸では虚脱率≧20%の場合に胸腔ドレナージが適応となるが，①初回1,000mL以上の血液排出，②1時間で1,500mL以上の血液排出，③2〜4時間で200mL/時以上の血液排出，④持続する輸血が必要な場合には，開胸術が適応となる。また血胸＞300mLの場合には経過観察で治療失敗となるリスク因子との報告もあるため，注意が必要である[8]。

> **今日の診療の「plus one」**
>
> 自然気胸では，PSPかSSPかによって治療方針が変わる。緊張性気胸の徴候やバイタルサインの異常がなければ，虚脱率または，胸膜から肺辺縁までの距離を指標として胸腔穿刺・胸腔ドレナージの適応を判断し，必要に応じて専門科へ紹介を考慮する。

（三澤 麦 リチャード）

文献

1) Brown SGA, et al. N Engl J Med 2020; 382: 405–415. PMID: 31995686
2) Sahn SA, et al. N Engl J Med 2000; 342: 868–874. PMID: 10727592
3) Chan KK, et al. Cochrane Database Syst Rev 2020; 7: CD013031. PMID: 32702777
4) MacDuff A, et al. Thorax 2010; 65: ii18–ii31. PMID: 20696690
5) Ayed AK, et al. Eur Respir J 2006; 27: 477–482. PMID: 16507846
6) Homma T, et al. J Thorac Dis 2022; 14: 321–332. PMID: 35280475
7) Walker SP, et al. Eur Respir J 2018; 52: 1800864. PMID: 30002105
8) Demetri L, et al. J Trauma Acute Care Surg 2018; 84: 454–458. PMID: 29298241

#消化器 #腹痛

CQ 33 急性虫垂炎, 手術のタイミングは？

Case Study

- 32歳女性。特記すべき既往はない。1日前からの腹痛を主訴に夜間救急外来を受診した。体温が高いほか，バイタルサインは安定している。
- 糞石を伴わない虫垂炎と診断した。
- 患者は抗菌薬治療を希望している。外科医は不在で，この病院では手術できない。どのタイミングで紹介するか？

セッティング別のポイント

☑ 糞石のない虫垂炎の Case Study である。【3】クリニック/診療所では虫垂炎を疑った場合は転院搬送し，診断の確定や除外を依頼するのがよいだろう。【2】地方の2次病院では診断まではできるが，夜間やほかの手術対応などで外科医の対応が難しい場合もある。こういった場合，妊娠中や，糞石の併存や穿孔（の疑い）があれば転院搬送を考慮する。【1】救急外来では急性虫垂炎らしい症状をきたす疾患を鑑別することになる。

☑ とにかく外科医につなぐことが重要となるが，相談までにどれほどの猶予があるのだろうか。

Point❶ 緊急性の判断：手術療法の絶対適応とタイミング

虫垂炎は日常診療においてよく遭遇するコモンディジーズである。急性虫垂炎の治療は外科的切除のみならず，近年は腸管安静・抗菌薬投与による保存的治療も選択肢の一つとなっている。また，夜間で虫垂炎患者が受診された場合には，緊急手術を行うべきか否かという点も臨床医を悩ませるポイントの一つだと思われる。

①緊急手術適応（夜間でも）

敗血症性ショック，腹腔内出血，汎発性腹膜炎，ほかに感染巣コントロールが迅速に必要な場合［全身性炎症反応症候群（systemic inflammatory response syndrome（SIRS）症例］である。

②待機的手術の場合

・非複雑性（カタル性，非穿孔性）

2014年のメタアナリシスによると，非穿孔性虫垂炎では入院後から24時間以内に手術をすれば穿孔や壊疽，膿瘍化とは関係なかったが，48時間以降の手術は創部感染の増加と関係したと報告されている[1]。また，2023年に行われた大規模ランダム化試験（PERFECT trial）では，非複雑性虫垂炎の手術において，24時間以内に行った場合と8時間以内に行った場合とで比較した際に，術後30日時点での穿孔を含む合併症のリスクに差はなかった[2]。

以上のことから，非穿孔性の虫垂炎では24時間以内の待機的な手術が可能であると考えられ，その間入院での補液，抗菌薬投与，腸管安静を保ちつつ，手術可能な施設に紹介するのが望ましい。

・複雑性（膿瘍形成，穿孔性，蜂窩織炎性）

蜂窩織炎や膿瘍形成を伴う穿孔性の場合でも，右下腹部に痛みが限局している場合（汎発性腹膜炎ではない場合）は保存的治療が可能である。2010年のメタアナリシスでは蜂窩織炎もしくは膿瘍形成を伴う穿孔性虫垂炎においての保存加療では，緊急手術と比較して，より少ない合併症で同様の入院と抗菌薬投与期間であったと報告されている[3]。症状改善が得られた場合は，その後に待機的な手術が考慮されるので，専門医紹介が望ましいだろう。

Point❷ 手術以外の選択肢：保存療法の実際

患者が高齢者などで手術耐容能が低い場合には抗菌薬加療を選択する場合もあるが，本当に抗菌薬だけで治るのだろうか？

CODA trialでは非複雑性虫垂炎に対して10日間の抗菌薬治療群と虫垂切除群（48時間後に増悪あれば手術へ移行）との間で症状改善に有意差は認められなかった。しかし，抗菌薬治療群では48時間で11%，30日時点で20%，で虫垂切除術を施行している[4]。

このように，内科治療を選択する場合には，一定数手術への移行リスクがあることを事前に説明しておくことが重要である。特に糞石併存例は抗菌薬治療に抵抗性であり，治療開始30日以内の手術施行リスクが非併存例の2倍程度になるとされている[4]。そのほかには虫垂腫大の程度（13mmを超える虫垂の拡張）や女性例などがリスク因子として報告されている[4, 5]。

非複雑性虫垂炎患者においては，CRP<6mg/dL，WBC<12,000/μL，年齢<60歳のすべてを満たす患者では，保存的治療の成功率は89%である

との報告もあり[6]，これらを加味したうえで慎重な患者選択を行うことが重要といえる。

また，治療成功例でも6カ月以内の再発率は10.7％，1年以内では12.6％，2年以内では13.8％と最初の1年間の再発率は高いことが知られており[7]，再発リスクに関しても十分な説明が必要である。

Point❸ 嫌気性菌とグラム陰性腸内細菌のカバーが重要

抗菌薬の選択として標準化された選択肢はないものの，原因菌となりうる嫌気性菌とグラム陰性腸内細菌をカバーすることが重要となる。

アンピシリン/スルバクタムやアモキシシリン/クラブラン酸も十分なスペクトラムを有しているが，耐性 *E.coli* が増加してきており，嫌気性菌カバー目的でメトロニダゾールを，グラム陰性腸内細菌カバーを目的にセフトリアキソンを投与する。その後，経口薬に切り替えてセファロスポリンもしくはフルオロキノロン系抗菌薬で計7〜10日間投与する[8]。論文中のセファロスポリン系抗菌薬は経口の第3世代セフェム系薬であった。経口第3世代セフェムはそのバイオアベイラビリティの低さから，通常は実臨床での有用性は高くない。しかし，本研究では，吸収されないために消化管濃度が高くなることを逆手にとった治療といえる。

今日の診療の「plus one」

急性虫垂炎は事前に慎重な患者選択を行うことで，外科的治療のみならず抗菌薬治療を主体とした保存療法も選択肢になりうる。保存療法を選択する際には，常に手術移行へのリスクを念頭に診療を行っていく必要がある。

（櫻井俊彰）

文献

1) Bhangu A, et al. Ann Surg 2014; 259: 894–903. PMID:24509193
2) Jalava K, et al. Lancet 2023; 402: 1552–1561. PMID: 37717589
3) Similis C, et al. Surgery 2010; 147: 818–829. PMID: 20149402
4) Monsell SE, et al. JAMA Surg 2022; 157: e216900. PMID: 35019975
5) Moris D, et al. JAMA 2021; 326: 2299–2311. PMID: 34905026
6) Di Saverio S, et al. World J Emerg Surg 2020; 15: 27. PMID: 32295644
7) Di Saverio S, et al. Ann Surg 2014; 260: 109–117. PMID: 24646528
8) Talan DA, et al. N Engl J Med 2021; 385: 1116–1123. PMID: 3452587

#消化器 #腹痛

CQ 34 S状結腸捻転の診断で，緊急に外科的介入が必要な状況は？

Case Study

- 72歳男性。もともと便秘がちであった。3時間前から腹痛が出現し，改善がないため夜間の救急外来を受診した。
- CT撮影し，S状結腸捻転の診断となった。
- 夜間に消化器内科医を呼んでの内視鏡的整復は可能であるが，緊急手術対応のできる外科医はいない。

🔍 セッティング別のポイント

☑ 【1】救急外来，【2】地方の2次病院，【3】クリニック / 診療所のどこであっても，X線は可能なことが多いと思われ，診断もしくはその疑いが強いことは判断がつくのではないか。ただし虚血の有無に関しては，CTや内視鏡所見も加味することになるため，【3】クリニック / 診療所では難しいことも多いだろう。

Point❶ 特徴的な画像所見を知って診断する

　　S状結腸捻転を疑った場合，一番簡便な検査は腹部X線の撮影である。特徴的な所見はcoffee bean signとよばれる腸管のガス拡張像である（**図1**）。それに加え，S状結腸捻転では5〜25％が大腸虚血，穿孔，腹膜炎，敗血症性ショックを呈しているとされるため，基本的にはCTも撮影することになる。
　　CTで特徴的なS状結腸捻転の所見としては，whirlpool signがある（**図2**）。これは腸間膜が渦巻き状に巻き込まれている所見で正中から左寄りに見つかることが多いとされる。CTの診断精度はほぼ100％とする文献もあり，感度は高い[1]。加えて，フリーエアや腹水，腸管の造影効果の有無で虚血や穿孔の有無を判断する。

Point❷ 虚血や穿孔があるかが治療の大きな分かれ目

　　S状結腸捻転の診断がついた場合，虚血や穿孔の関与があるかで治療方針が変わる。CTで虚血や穿孔が疑われない場合の治療の第一選択は，侵襲の少ない内視鏡的整復である。内視鏡的整復の成功率は60〜95％であるとされている[2, 3]。内視鏡的整復が困難な場合や，観察で腸管壁に虚血の所見があれば，その時点で内視鏡を止め，緊急手術を行うことになる。また内

図1 coffee bean sign

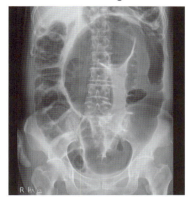

図2 whirlpool sign

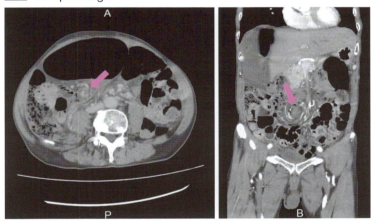

視鏡挿入に伴う合併症として穿孔を起こすこともある。そのため基本的には外科のバックアップのもとで内視鏡的整復を行うのが基本になる。一方CTで虚血や穿孔所見がある場合は，初めから緊急手術が選択される。

　ちなみに内視鏡的整復が成功したとしても，S状結腸捻転は再発率が43～75％と高いため，海外のガイドラインやUpToDate®では再発予防目的に整復後早期に結腸切除を行うことが推奨されている[3, 4]。わが国では，捻転初回から再発予防の結腸切除を行うことは実際には少ない。これは，内視鏡整復へのアクセスがよいことが起因しているのかもしれない。

Point ❸ 通常観察とS状結腸捻転での内視鏡挿入の違い

　外科のバックアップがある状況が望ましいのは，おそらく誰がみても明らかであるが，セッティングによってはそういった対応のできる病院に転送するハードルが高いこともあるだろう．外科のバックアップがなかったとしても，一度は内視鏡的整復を試してみてもいいのではないか，建前ではなくて実際はどうなのかが知りたいと思う読者もいるだろう．通常の内視鏡とS状結腸捻転整復の違いがわかると少し理解が深まると思われるので，ここで説明しておきたい．

　通常観察とS状結腸捻転解除では内視鏡の挿入方法が変わる．通常大腸を観察する場合，内視鏡医の多くは軸保持短縮法という方法で大腸に内視鏡を挿入する．これは大きくカーブを描くS状結腸を，内視鏡を襞に引っかけながら蛇腹を畳んでいく要領で直線化し，なるべくS状結腸で内視鏡をpushせず挿入を行う．これによって腸管壁に力をかけずに挿入することができ，患者の疼痛も少なくすむ．一方，S状結腸捻転を起こしているときは，腸管壁が拡張していてS状結腸では短縮操作を行えないため，腸管壁に沿ってpushしながら内視鏡を挿入し，脾彎曲あたりで内視鏡を引っかけて腸管短縮を行い，捻転整復することが多い．CTで明らかな腸管虚血がないにしても拡張した腸管は壁が薄くなるうえに，腸管内圧が上がって血流が低下するため脆い．そこに力をかけて挿入するため，穿孔のリスクは通常の内視鏡に比べて格段に高くなる．

今日の診療の「plus one」

　離島や医療過疎な地方であれば，患者が内視鏡に伴う穿孔リスクをよくよく理解したうえで，外科のバックアップのない状態での内視鏡整復も行われることは現実的にはあると思われる．しかし，基本的には可能であれば外科バックアップのもと整復は行うべきである．

（瀬川　翔）

文献
1) Atamanalp S, et al. Tech Coloproctol 2013; 17: 419–24. PMID: 23224856
2) Oren D, et al. Dis Colon Rectum 2007; 50: 489–97. PMID: 17205203
3) Tian B, et al. World J Emerg Surg 2023; 18: 34. PMC10186802
4) Johansson N, et al. Colorectal Dis 2018; 20: 529–535. PMID: 29178415

#消化器 #腹痛

CQ 35 憩室炎の在宅療法の適応は？

Case Study

- 45歳男性，特に既往はない。
- 左下腹部痛で受診し，憩室炎が疑われて当院に紹介された。
- CT検査では下行結腸憩室炎の診断となったが，幸いにも膿瘍形成の所見はない。
- 絶食点滴加療を説明したが，「仕事が休めないから入院はできない」と話している。
- 帰宅させて問題ないだろうか。

🔍 セッティング別のポイント

☑ **Case Study** は合併症のない若年男性の下行側憩室炎である。

☑ 【1】救急外来や【3】クリニック／診療所では，まず疑った際にはエコー検査での評価がよいと思われる。救急外来ではもしCT検査が撮影できるのであれば，診断とともに合併症の評価ができるため，その後の方針決定をより行いやすいと考える。自院でのフォローアップが可能なのか，外科的介入が必要で当日に院内・院外の紹介をすべきなのかを考えないといけない。

☑ 【2】地方の2次病院では，上記の初診受診のような状況のみでなく，紹介受診という受診経路が存在しうるが，当日に院内院外の紹介をすべきなのかを考えることは同様である。

☑ 抗菌薬の必要性と食事指導の内容を念頭に置いて介入を整理する。

Point❶ 憩室炎の疫学と診断は？

　　大腸憩室とは，多くが後天性であり，腸管張力圧の低下により解剖学的に脆弱な輪状筋を欠いた筋層のない部分で発症しやすい。大腸憩室は，米国のデータでは45歳以上で5〜10％，85歳以上の約80％に存在するとされているが，わが国では2001〜2010年にかけて大腸憩室の保有率が増加傾向であるという報告もある[1]。

　　このような大腸憩室に生じる急性炎症を憩室炎とよぶ。欧米においては左側結腸憩室炎が多いとされているが，わが国における大腸憩室炎は40〜60歳で右側（70.1％）が多く，高齢者では左側に多い（61.0％）という特徴がある。膿瘍形成や穿孔などの合併症は16.1％とされており，左側憩室炎

131

で生じやすいという報告もある[2]。結果として，左側憩室炎のほうが死亡率も高いとされている[2]。上行結腸および下行結腸は後腹膜に固定されているという特徴をもつが，S状結腸は固定されていないため，膀胱や子宮などの他臓器との瘻孔形成を生じやすいという点が推測されている。

憩室炎の診断方法としては，身体所見や採血検査だけでは十分ではないため，診断には画像診断が必要になる[3]。CT検査がスタンダードとはされていたが，最近では腹部エコーでの評価方法も確立されてきているため，救急外来の初療医に限らず，クリニックなどでも可能な低侵襲の検査として有効性は高いと思われる。腹部エコーの特徴的な所見としては，圧痛に一致した部位に認められる腸管外へ突出する袋状の低エコー像，憩室内の高エコー像，炎症を生じている憩室周囲の大腸壁のびまん性肥厚（**図1**）とされており，低侵襲でも評価できる[4]。

図1 憩室炎のエコー所見のシェーマ（文献4より転載，改変）

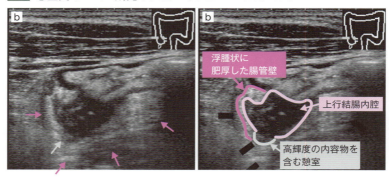

Point❷ 外来で治療可能か？ 入院したほうがよいのか？

ガイドラインを基に考えるのがよいと思われる。具体的には2017年12月に日本消化管学会から『大腸憩室症（憩室出血・憩室炎）ガイドライン』が発行されている[3]。これにそれ以後の報告を加えて考えるのがわかりやすい。

近年の複数の報告をみる限りは，膿瘍形成がなければ外来でも治療可能という文献報告が多く[5-7]，約95％は外来加療可能とする文献もある[8, 9]。さらにいえば，抗菌薬すら使用しなくてよいという報告も少なくない[5, 10-12]。日本人に限定したものや，部位ごとに正確に評価できていないものも多いが，可能な範囲で**図2**にまとめた。ポイントとしては，**S状結腸憩室炎および盲腸憩室炎の扱い，抗菌薬投与の有無**になる。現時点では左側結腸（下行結腸＋S状結腸）に関する抗菌薬加療の有無を検討した文献は存在するが，

S状結腸に限定した抗菌薬加療の有無に関する文献はないため，抗菌薬加療を行わない理由を現時点では説明できない[13]。同様に右側憩室炎のなかでも盲腸憩室炎に限局した文献もない。よって，穿孔や膿瘍形成のない盲腸を含む右側および下行結腸の憩室炎では，抗菌薬を投与せずに外来対応可能，S状結腸憩室炎では抗菌薬投与を行う対応が現状最もシンプルで整理しやすいと考える。

外来加療におけるフォローアップの方法についての文献はないが，外来加療の可否を検討した文献では，フォローアップ期間を4〜7日間としているものがあるため，この日数が一つの参考となるかもしれない[6]。また，外来診療を可能とする文献における除外条件となった所見に，そのヒントがあると考えられる。外来治療を可能とする文献の除外用件[14]を基に考えると，38℃以上の発熱やvisual analog scale（VAS）＞4点の腹痛が出現した際には，予定の外来を待たずに受診指示をするのがよいと考える。

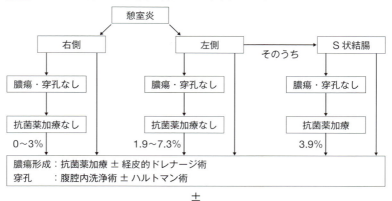

図2 憩室炎の部位と重症度に合わせたマネジメント

Point❸ Clear Liquid Dietを指導！

前述のように外来加療の方針とするとして，腸管安静/食事摂取はどう指導するべきなのであろうか。食事制限や腸管安静は大腸憩室炎治療に有効と推測はされているが，その効果を明確に示す臨床研究はされていない。特徴としては，およそ1,000kcal程度の熱量で，脂肪，乳製品，食物繊維を含まない流動食とされている。基本的には数日間でよいとされているので，外来加療であればまずは次のフォローアップまで続けてもらうのがよ

いと考える．具体的な食事のイメージは**表1**[15]を参照いただくとわかりやすい[15]．

なお，穿孔を認めると絶食期間を長期に設けたくなる心境になるが，被膜穿孔または膿瘍形成のある患者でも72時間以内に経口摂取開始しても問題ないとされている[16]．もし，入院で管理されていたとしても腹痛などの問題がない限り，早期の経口食事摂取を勧めたい．

表1 Clear Liquid Diet（文献15より作成）

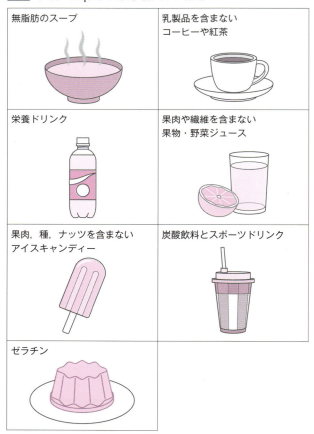

無脂肪のスープ	乳製品を含まないコーヒーや紅茶
栄養ドリンク	果肉や繊維を含まない果物・野菜ジュース
果肉，種，ナッツを含まないアイスキャンディー	炭酸飲料とスポーツドリンク
ゼラチン	

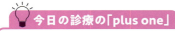

> 冒頭の**Case Study**は若年の合併症のない下行結腸憩室炎である。抗菌薬は使用せずに，Clear Liquid Dietの指導のみして帰宅とした。外来フォローアップの頻度に一定の見解はないので，5日後に再受診の指示としたが，もしもVAS＞4の腹痛または発熱＞38℃を呈した際には，予約を待たずに再受診をするように説明を加えた。

（宮川　峻）

文献

1) Yamamichi N, et al. PLoS One 2015; 10: e0123688. PMID: 25860671
2) Manabe N, et al. Dis Colon Rectum 2015; 58: 1174–1181. PMID: 26544815
3) 日本消化管学会 ガイドライン委員会, 編. 大腸憩室症（憩室出血・憩室炎）ガイドライン. 日本消化管学会, 2017.
4) 西田　睦. 臨床検査 2020; 64: 389–391.
5) Mohamedahmed AY, et al. Int J Colorectal Dis 2024; 39: 47. PMID: 38578433
6) van Dijk ST, et al. Int J Colorectal Dis 2018; 33: 505–512. PMID: 29532202
7) Jackson JD, et al. Int J Colorectal Dis 2014; 29: 775–781. PMID: 24859874
8) Etzioni DA, et al. Dis Colon Rectum 2010; 53: 861–865. PMID: 20484998
9) Moya P, et al. Tech Coloproctol 2012; 16: 301–307. PMID: 22706731
10) Mark H Hanna, et al. World J Gastroenterol 2021; 27: 760–781. PMID: 33727769
11) Jeong Yeon Kim, et al. Int J Colorectal Dis 2019; 34: 1413–1420. PMID: 31267222
12) Chabok A, et al. Br J Surg 2012; 99: 532–539. PMID: 22290281
13) Morris AM, et al. JAMA 2014; 311: 287–297. PMID: 24430321
14) Daniels L, et al. Br J surg 2017; 104: 52–61. PMID: 27686365
15) Cleveland Clinic. Clear Liquid Diet 2021.09.17.
　　https://my.clevelandclinic.org/health/treatments/21764-clear-liquid-diet（参照：2024/9/3）
16) Van Ooteghem G, et al. Acta Gastroenterol Belg 2013; 76: 235–240. PMID: 23898562

#消化器 #腹痛 #嘔吐

CQ 36 膵炎に対する輸液はどの程度行うべきか？

Case Study
- 60歳男性，大酒家。入院当日の朝発症の腹痛と嘔吐を主訴に救急外来を受診した。
- 心窩部に圧痛を認め，採血で膵酵素の上昇，造影CTで膵周囲の脂肪織濃度の上昇と腹水貯留が認められた。
- 膵炎の診断で緊急入院となった。

セッティング別のポイント

☑【1】救急外来，【2】地方の2次病院であれば入院加療が可能であるため，直ちに輸液加療を開始する。

☑【3】クリニック / 診療所では2次医療施設に紹介，または転院搬送する必要がある。

Point❶ 大量輸液の重要性を理解し，体液過剰に注意する

　　膵炎に対する加療として真っ先に思いつくのはまず大量輸液であろう。ではどの程度の輸液が適切なのだろうか。ガイドラインでは過剰輸液とならないようモニタリングを行うとされている[1]が具体的な推奨はない。

　　軽症膵炎において，積極的な輸液療法（20mL/kgを2時間投与後に3mL/kg/時）と中等度の輸液療法（10mL/kgを2時間投与後に1.5mL/kg/時）では，中等症～重症膵炎（改訂アトランタ分類：**表1**）への発症に有意差はなく，体液過剰による有害事象が有意に多いことが報告されている[2]。

　　【1】救急外来，【2】地方の2次病院での入院加療に先立ち，軽症膵炎に対しては1.5mL/kg/時のいわゆる中等量で輸液療法を行うことが推奨される。しかし，膵液中の蛋白分解酵素が全身を循環すると間もなく多臓器不全に至るため，**初期輸液を躊躇することで救命可能な症例の予後を悪化させてはならない**。そう考えると実臨床においてははっきりとした正答は得られていない。中等症・重症の場合はこの限りではなく，3mL/kg/時程度の輸液が必要と思われる。

　　【3】クリニック/診療所の施設では輸液療法が可能であれば上記用量で加療しつつ，重症化の可能性を考慮し迅速な転院搬送が必要である。

表1 改訂アトランタ分類

軽症	臓器不全なし
中等症	2日以内で消退する一過性の臓器不全
重症	2日以上持続する臓器不全

※臓器不全は下記Marshall Score2点以上と定義

Score	0	1	2	3	4
PaO$_2$/FiO$_2$	>400	301~400	201~300	101~200	<101
血清Cre (mg/dL)	<1.4	1.4~1.8	1.9~3.6	3.7~4.9	>4.9
sBP (mmHg)	>90	<90 輸液反応性＋	<90 輸液反応性−	<90 pH<7.3	<90 pH<7.2

（文献1より作成）

Point❷ 循環動態のモニタリングとしての指標

過剰輸液を回避するためのモニタリングのためのパラメータとして，ガイドラインには尿素窒素（urea nitrogen：BUN），ヘマトクリット，中心静脈圧，心拍数，血圧，尿量が記載されており，これらを複合的に使用して精度を高めるとある[1]。尿量は0.5mL/kg/時以上の確保を指標とし[3]，数時間後，12時間後，24時間後と経時的に評価する。尿量が少ないながらも体液過剰が疑われる場合，筆者は利尿薬を使用することがある。【1】救急外来，【2】地方の2次病院ではこれらを経時的に確認することは可能であろう。【3】クリニック/診療所の施設では評価するタイミングよりも先に転院搬送することが優先される。

Point❸ 輸液にはリンゲル液の使用が推奨される

輸液療法を行ううえで，リンゲル液と生理食塩水で優劣はあるのだろうか。膵炎に対する輸液療法において，リンゲル液は生理食塩水と比較してICUへの入院，また在院期間を改善する。ただし死亡率に差はない[4]。【1】救急外来，【2】地方の2次病院の施設では両者がストックされていると思われるので，ぜひリンゲル液の使用を推奨したい。【3】クリニック/診療所の施設ではリンゲル液のストックがない可能性も推測されるが，この場合は生理食塩水を使用して搬送が望ましい。

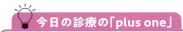

 膵炎の輸液療法について，その用量が近年見直されつつある．臓器障害を伴わない膵炎に対する積極的輸液療法は，むしろ体液過剰による有害事象を有意に発生させることが明らかになっている．尿量などを指標にこまめに循環動態をモニタリングしつつ，輸液量を調整することが重要である．

（玉野史也，長崎一哉）

文献

1) 急性膵炎診療ガイドライン2021改訂出版委員会, 編. 急性膵炎診療ガイドライン2021　第5版. 金原出版, 2021年.
2) de-Madaria E, et al. N Engl J Med 2022; 387: 989–1000. PMID: 36103415
3) Working Party of the British Society of Gastroenterology, et al. Gut 2005; 54(Suppl 3): iii1–9. PMID: 15831893
4) Sarr MG. Pol Arch Med Wewn 2013; 123: 118–24. PMID: 23396317

Memo

#消化器 #腹痛

CQ 37 急性腹症患者。明らかなフリーエアは認めない。緊急手術のために転院を要する患者は？

Case Study
- 65歳男性。3時間前からの強い腹痛と嘔吐がある。
- CT検査では小腸は拡張しているが，フリーエアはない。

🔍 セッティング別のポイント

☑ CTは【1】救急外来でも，【2】地方の2次病院でも撮影できるので同様の対応となり，絞扼性腸閉塞を疑った場合には，自施設または手術ができる病院の外科医に相談すればよい。

☑【3】クリニック/診療所ではCTが撮影できない施設が多いと思われるが，このCQで解説したポイントは病歴や症状についてなので，同様に適用できる。

Point❶ CTでフリーエアがなくても，緊急処置が必要な疾患は除外できていない

　　救急外来での腹痛診療においてCTが撮影されることが多い。急性腹症におけるCTの診断の感度は89％，特異度は77％と報告されている[1]。CTで得られる情報は多く有用な検査だが，急性腹症の診療にどのように役立てるかは注意が必要である。例えば，CTでフリーエアがあれば消化管穿孔を考えるが，ない場合でもほかの緊急介入や処置を要する疾患を除外できたとはいえない。特に，救急外来でよく遭遇する腸閉塞は，CT所見だけでは判断を誤る可能性が高い（後述）。CTで有意な所見がないと診断が難しいという状況によく遭遇するが，病歴聴取や身体診察は重要であるため，そのポイントを解説する。

Point❷ 腸閉塞のなかでも絞扼性腸閉塞を見逃さない

　　腸閉塞のなかで最も多い癒着性腸閉塞は，保存治療で軽快することが多い。しかし癒着性腸閉塞と診断され保存治療を開始したが症状が改善せず，「CTでclosed loopが見えない」「CTで腸管は造影されている」などの理由で経過観察され，重症化したときにはすでに腸管が壊死しているというhospital delayをよく経験する。癒着性腸閉塞と診断されたなかにも絞扼性腸閉塞は潜んでいるので，どのようなときに絞扼性腸閉塞を疑うかを知っておくことが重要である。次に列挙する。

139

①腹部手術歴がない

癒着性腸閉塞は腹部手術歴がないと起きない疾患なので，腹部手術歴のない腸閉塞をみたときには，癒着性腸閉塞ではないかもしれない，絞扼性腸閉塞の可能性があるかもしれないと考えたほうがよい。

②持続痛である

症状について重要なのは痛みの性状である。絞扼のない腸閉塞では，苦悶様だったのが数分空けると穏やかにしている，というように痛みの有無が誰でもわかるような間欠痛となる。一方で絞扼性腸閉塞は持続痛となる。はじめから持続痛だったり，発症すぐは間欠的な腹痛だったのが持続痛に変わってきた場合は，絞扼性腸閉塞を疑う。

③胃管減圧で改善しない腸閉塞

腸閉塞の初期治療として絶飲食，点滴で脱水と電解質の補正，胃管減圧を行うが，癒着性腸閉塞ならば減圧すればすぐに腹痛や嘔吐は改善するはずである。胃管を入れても症状が改善しない，繰り返し鎮痛薬を使用しているようなときには，絞扼性腸閉塞の可能性を考える。

これらはすべてCTがなくても判断でき，絞扼性腸閉塞を疑っているのならば速やかに外科にコンサルトまたは手術ができる施設に搬送する。腸閉塞において，絞扼に対するCTの感度，特異度はそれぞれ83％，92％[2]と高いが，CTで指摘されていなくても手術をしてみたら絞扼だった，という症例は存在する。CTレポートで絞扼性腸閉塞と読影されていなくても，それのみで判断することなく「腹部手術歴がない」「持続痛」「胃管減圧で改善しない」をキーワードに，腸閉塞を診療することが望ましい。

今日の診療の「plus one」

絞扼性腸閉塞などの腸管が虚血に至る病態では，腹部診察で腹膜炎の所見があったりCTで絞扼腸管が造影されていないときにはすでに腸管は壊死している。これらの所見が出てしまってからの治療介入では遅く，その前にピックアップできるようにしたい。

（小澤尚弥）

文献
1) Laméris W, et al. BMJ 2009 26; 338: b2431. PMID: 19561056
2) Mallo RD, et al. J Gastrointest Surg 2005; 9: 690–4. PMID: 15862265

#脳神経 #認知機能低下

CQ 38 慢性硬膜下血腫の紹介のタイミングは？

Case Study
- 79歳男性。2週間前から体がふらつくようになり，ここ2，3日で尿失禁もするようになり物忘れも増えた。
- なんとか日常生活は送っているが，心配になった家族が受診させた。転倒歴はない。
- 心房細動で抗凝固薬を内服している。診察室にはゆっくりと独歩で入室した。バイタルサインは正常である。動作が緩慢ではあるが，有意な神経学的異常は認めない。

🔍 セッティング別のポイント

- ☑ すべてのセッティングにおいて，急性〜亜急性経過の認知機能低下や行動異常の鑑別疾患として慢性硬膜下血腫を念頭に置く。
- ☑ 画像検査で慢性硬膜下血腫と診断した場合は，有症候性かどうかを判断する。
- ☑ 有症候性であれば，【1】救急外来では脳神経外科へコンサルト，【3】クリニック/診療所では近隣の脳神経外科へ紹介する。症状が軽微な場合は，翌朝まで待機することが可能なこともある。

Point❶ 先行する外傷歴がなければ疑わない？

　　　硬膜下血腫のうち発生から3日以内のものを急性，3週間以上経過したものを慢性と定義するが，臨床的には明確な発症時期がわからず頭部CT検査の結果と併せて分類されることもある。慢性硬膜下血腫の症状は多岐にわたり，特異的な症状はない。認知機能低下によるさまざまな症状（記憶障害，尿失禁，活動量低下）や軽度の意識障害のほか，言語障害・運動感覚障害や頭痛，痙攣もみられる。慢性硬膜下血腫のリスクとして，高齢，先行する頭部外傷，抗血栓薬内服や出血傾向を有する基礎疾患，脳神経外科手術歴，アルコール中毒が知られている[1]。ただし，先行する頭部外傷はおよそ30〜50%で聴取できない[2]とされ，診断がついた後に「そういえば……」と患者家族が思い出すことも経験される。先行する頭部外傷がなくとも慢性硬膜下血腫を安易に除外してはいけない。

Point❷ その慢性硬膜下血腫は症状の原因だろうか？

硬膜下血腫は硬膜とクモ膜の間に貯留した血腫であり，その内側にある脳実質を圧排してさまざまな症状を引き起こす．頭部CTまたはMRIで血腫とその内側の脳実質の圧排を確認することで診断する．

図1aのような片側性の血腫であれば診断は容易である．ただし，左右非対称の構造を探すことばかりに気を取られて**図1b**のような左右対称の両側慢性硬膜下血腫を見落とさないように注意する．脳実質の圧排は脳溝の描出に左右差がないかどうか，正中偏位がないかどうかで判断する．**図1a，b**はいずれも脳実質の圧排があり有症候性と判断できる．**図1c**では右側の脳溝はほぼ描出されないが，左側では描出されている．右側の血腫に対してドレナージが行われ，左側は無症候性であり保存的に加療された．具体的には厚さが1cmを超える血腫，または頭蓋骨厚以上の血腫や，5〜7mm以上の正中偏位がある場合は手術が必要である[3]とされており，参考にするとよい．

図1　慢性硬膜下血腫のCT画像
a：右慢性硬膜下血種，脳溝の圧排を伴う
b：両側慢性硬膜下血腫，両側とも脳溝の圧排を伴う
c：両側慢性硬膜下血腫，脳溝の描出に左右差あり

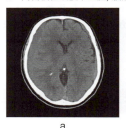
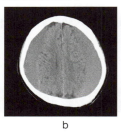
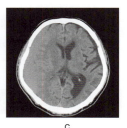

a　　　　　　　　　　b　　　　　　　　　　c

Point❸ 有症候性の慢性硬膜下血腫と診断したらどうする？

急性の認知機能低下や頭痛・痙攣・片麻痺などの中枢神経症状をきたす場合は，迅速に手術可能な脳神経外科へ紹介すべきである．**Point❷**で述べた脳実質を圧排する血腫を認める場合も同様に迅速に紹介すべきである．

では，夜間に診断された場合はどうだろうか？　前述のような急性のケースではなく，経過が長く認知機能低下が軽度である場合は，翌朝に紹介することを検討するかもしれない．手術がより早いほど予後がよいというわけではなく，慢性硬膜下血腫の診断から手術までの時間は1〜2日であったという報告[4,5]がある一方で，平均76時間を要していても手術までの時間と転帰に相関がなかったとする報告[6]もある．

経過が長く認知機能低下が軽度である場合や，また同居家族や支援者の十分なサポート体制が整っていて速やかな再診ができる場合には，2次病院で翌朝まで入院としてから紹介したり，一度帰宅して翌朝に受診してもらうことができるかもしれない．実際には症例ごとでの判断が必要であり，その指針となるように院内や地域でのおおまかな体制を事前に協議しておくことが望ましい．

今日の診療の「plus one」

　慢性硬膜下血腫と診断した場合，それが症状の原因となっているか判断する．血腫が大きい場合や急性の経過であれば速やかに脳神経外科へ紹介する．症状が軽微であれば，サポート体制を考慮して翌朝や翌日の紹介とすることも検討されるため，院内や地域での体制を事前に協議しておくことが望ましい．

（藤森大輔，坂本　壮）

文献
1) Sim YW, et al. J Korean Neurosurg Soc 2012; 52: 234–9. PMID: 23115667
2) Fomchenko EI, et al. Curr Treat Options Neurol. 2018; 20: 28. PMID: 29936548
3) Solou M, et al. Diagnostics（Basel）2022; 12: 2060. PMID: 36140462
4) Venturini S, et al. BMJ Surg Interv Health Technol 2019; 1: e000012. PMID: 35047776
5) Chang CL, et al. Front Neurol 2020; 11: 677. PMID: 32760342
6) Zolfaghari S, et al. Acta Neurochir（Wien）2018; 160: 1703–9. PMID: 30043090

Memo

(#脳神経) (#痙攣)

CQ 39 初発の痙攣で搬送された患者は，帰宅後に全例専門科を受診すべきか？

Case Study
● 20歳男性。毎晩徹夜で頑張った試験期間明けに友人と飲酒しながらゲームをしていたところ，全身性の痙攣を認めた。
● 2〜3分で頓挫し，救急隊が接触したときには痙攣は認めなかった。
● 救急外来へ搬送された際には意識はほぼ清明となっており，バイタルサインの異常や明らかな麻痺は認めない。

🔍 セッティング別のポイント

☑ 初めて痙攣をきたした患者に対するアプローチである。

☑ セッティングによらず，①不整脈による痙攣は必ず除外する，②誘発性発作の可能性を考慮してスクリーニングを行う，③非誘発性発作であれば再燃の有無や可能性を見積もる，というステップが必要である。①，②は初診時で完了しておきたい。

☑ 以上を踏まえると，【1】救急外来や【2】地方の2次病院であれば，専門科でなくても③は待機的に行う必要がある。【3】クリニック／診療所では，そもそも痙攣を起こして独歩受診することは少ないうえ検査も限られるため，原則病院へ紹介するのが望ましい。

Point❶ 痙攣＝てんかんではないことを知る

　　痙攣は具体的な症候であり，筋肉の不随意の収縮による運動症状を指す。一方，てんかんは脳細胞の異常興奮に起因する疾患の名称である。つまり，痙攣をきたさないてんかんもあるし，痙攣をきたしているからといって原因がてんかんとは限らない。これとは別に，発作は脳神経の異常興奮による症状の総称である。これら3つの言葉はいずれも異なる定義であり，厳密に区別すべきであるが，痙攣発作や症候性てんかんなどの（厳密には誤用となる）用語が一般的に用いられており，コンサルト時などに混乱を生じる原因となっている[1]。

　　厳密な用語の定義もさることながら，実践的なマネジメントを考えると臨床上痙攣をみたときに原因として必ず除外しなければならないのは不整脈によるものである。筆者は心室細動による痙攣を経験したことがあるが，眼前で同様の状況が起きた場合に，発作による痙攣と冷静に区別をつけて除細動を選択できるかは自信がない。そう考えると痙攣が頓挫して患者が

来院した場合，非医療者の語る痙攣様式を手がかりに不整脈による痙攣を正しく診断するのは困難であろう。そのため，心電図は欠かさず施行し，虚血性不整脈のサインがないかを確認したほうがよい。

Point❷ 神経所見の異常がない非誘発性発作と判断されれば，痙攣の患者は帰宅可能となる

「初発の痙攣は帰宅後に全例専門科を受診すべきか」という問いは，まず「初発の痙攣が全例帰宅できるのか」という問いに答える必要がある。不整脈による痙攣ではないようであれば，その痙攣が発作であるのか，そして発作であれば非誘発性発作であるのかどうかをはっきりさせる。

誘発性発作（器質的な誘引があり発作を起こすこと）であれば，その原因疾患の治療にあたらなければならない。低ナトリウム血症や脳卒中がそれに該当するため，頭部CTや採血による電解質異常の除外などは必須である。7本の論文を含むシステマティックレビューによると，CTで患者マネジメントを変更するような所見を発見するために必要な検査数は10〜19とされている。つまり，10〜19回の検査のうち1度はマネジメントを変える異常所見が見つかることとなり，CTをルーチン検査とするには十分な根拠があるといえるだろう[2]。

上記を考えると，痙攣をきたして【3】クリニック/診療所を受診することは考えにくいが，頭部CTや採血などが制限されている診療所では痙攣をきたした患者の迅速な評価は難しい。

初発の非誘発性発作と判断された場合は，神経所見が正常に戻っていれば多くの場合はいったん帰宅することが可能である。

Point❸ 再診では詳しい問診とMRI±脳波の施行を検討してもらう

【1】救急外来や【2】地方の2次病院を受診し，初診時に詳細な問診や評価が行えた場合には再診は不要かもしれないが，非誘発性発作が反復しないのか，治療介入が必要なのかについては決まった基準がなく，判断が難しい。一般的に30~50％が再発するとされており，現在初回の非誘発性発作が反復するリスクを同定する観察研究が進行中である[3]。さらに，忙しい時間外外来では多くの場合，問診が不十分になりがちである。若年の非誘発性発作であれば再発の可能性は低いとされているが，まれに頭蓋内の病変がMRIで同定されたり，脳波異常を検出できたりすることがあるため，安易に反復しないという説明はリスクを伴う。特に，若年は就業している

ことが多いため，車の運転や高所作業などに対するアドバイスなども考えると，そうした日常生活指導を含めて一度受診を促すのがよいだろう。

高齢者では，年齢だけではリスクではないとされているものの，虚血病変などが発見されやすく反復のリスクとなる。そのため，いずれにしても，帰宅時に一度はMRI±脳波の施行を検討することが望ましい。

専門科へのアクセスが極端に限られる僻地などでは，脳神経内科の診察が難しく一般内科の受診となってもMRIなどの施行を積極的に検討する必要がある。

 今日の診療の「plus one」

いずれのセッティングにおいても，まずは帰宅が可能かどうかを考慮した初期診療が重要となる。いったん帰宅が許容されても，脳神経内科へのアクセスが悪くても，最低限，外来でのMRIを施行し，可能であれば脳波などを追加するのがよい。

（舩越　拓）

文献
1) Auvin S, et al. Epilepsia 2024; 65: 283–286. PMID: 38105624
2) Williams C, et al. Emerg Med J 2024; 41: 571–573. PMID: 38839264
3) Beattie BC, et al. BMJ Open 2024; 14: e086153. PMID: 38582538

Memo

#感染症 #関節痛

CQ 40 抗菌薬が必要な関節炎は？

Case Study
- 70代男性。関節リウマチでかかりつけの患者。
- 2日前からの発熱と右膝関節痛を主訴に受診した。右膝関節に腫脹と疼痛があった。
- 関節穿刺で細胞数65,000/μL，グラム染色でグラム陽性球菌があり，化膿性関節炎として入院加療となった。

🔍 セッティング別のポイント

☑ 【2】地方の2次病院を受診する成人の単関節炎では全身状態，関節液の所見から化膿性関節炎を疑って抗菌薬治療を行う。

☑ 【1】救急外来，【3】クリニック/診療所では，診断目的に積極的に関節穿刺（特に比較的手技の簡単な膝関節，MEMO1）を行って化膿性関節炎の診断を行うことが重要であり，化膿性関節炎を疑えば速やかに整形外科へ入院治療を依頼する（本項では扱わないが，人工関節感染を疑う場合には手術を行った医療機関と適宜連携して治療を行う）。

☑ 【3】クリニック/診療所で関節穿刺が困難かつ化膿性関節炎が鑑別に上がる場合には速やかに対応可能な病院への紹介が望ましい。

Point❶ 「関節炎＋敗血症」は化膿性関節炎として治療する

　　　関節炎の鑑別としては，細菌性関節炎のほかに，結晶誘発性やウイルス性，細菌性感染後発症の反応性関節炎などがあるが，化膿性関節炎は予後不良な病態であり早期の介入が必要である[1]。致死率は11%とされ，多関節に及ぶ化膿性関節炎では50%といわれている[2]。化膿性関節炎は滑膜への血行性播種が原因と考えられており，滑膜に付着しやすい細菌（*Staphylococcus aureus*など）によって引き起こされやすい。易感染性となる免疫抑制薬使用などのほかに，関節リウマチなどの関節炎の既往がリスクとなる。

　　　イギリスの単施設記述研究では，235例の化膿性関節炎のうち，黄色ブドウ球菌と連鎖球菌で74%を占めており，35%の症例で先行する関節疾患（変形性膝関節症，関節リウマチなど）があった[3]。好発部位となる関節は，滑膜表面積が大きく，既存の関節炎が併存しやすい大関節で，膝関節が多いと報告されている。

147

発熱・悪寒戦慄などの全身症状やバイタルサインの異常，採血で多臓器不全を呈しているなどの敗血症所見を呈する場合の関節炎では，血液培養や関節液培養を提出後，化膿性関節炎として速やかに抗菌薬治療を開始する必要がある。急性発症の関節痛では原則穿刺を考慮し，穿刺困難な場合にはバイタルサインが切迫していない状況では対症療法を行い，対応可能な医療機関への紹介を検討する。ドレナージやデブリードマンを追加で行うことがあるため，追加の治療に関しては整形外科医と協議して行う。

Point❷ 関節液に結晶を認めても化膿性関節炎は否定できない

化膿性関節炎を疑う場合には，必ず関節液の性状を調べる必要がある。特に，結晶誘発性関節炎との鑑別が難しい。結晶誘発性関節炎の診断には偏光顕微鏡（**MEMO2**）を用いた結晶を直接確認することが有用であり，関節液検体は冷蔵保存すると人工的結晶ができるため，直ちに鏡検するか室温保存とする。しかしながら，結晶があったとしても化膿性関節炎を否定することはできない。アメリカの観察研究では，3次救急の外来で関節穿刺された265症例のうち，結晶を認めたが関節液培養陽性で化膿性関節炎と診断された症例が4例（1.5%）あった[4]。オーストラリアの観察研究では，化膿性関節炎と診断された104例のうち，31例（5.2%）で結晶が認められた[5]。

Point❸ 関節液では細胞数とグラム染色を評価する

化膿性関節炎を疑う関節液所見としては，細胞数とグラム染色が重要である。2007年の関節炎に関するシステマティックレビュー＆メタアナリシスでは，6,242例の関節炎のうち653例が化膿性関節炎と診断された。白血球数と陽性尤度比の関係はそれぞれ，**表1**のように報告されている[6]。

細胞数だけでなく，多核球分画が90%以上の場合には化膿性関節炎の診断に有用である[1]。また，グラム染色は成人症例の約50〜67%で陽性となる[1]。細胞数50,000/μL以上，多核球分画90%以上またはグラム染色陽性の場合には抗菌薬治療を行うべきである。

表1

関節液中の白血球数と化膿性関節炎罹患者の陽性尤度比との関連
（文献6より引用）

関節液中白血球数（個/μL）	陽性尤度比*
25,000未満	0.32（95%CI 0.23〜0.43）
25,000以上	2.9（95%CI 2.5〜3.4）
50,000以上	7.7（95%CI 5.7〜11.0）
100,000以上	28.0（95%CI 12.0〜66.0）

＊陽性尤度比：病気がある人が，ない人に比べて何倍検査陽性になるかという比。

MEMO　1　関節穿刺

関節穿刺の方法は詳細を割愛するが，右のWebページが参考になる。

Todd W Thomsen. "関節穿刺". Procedures Consult.

2　偏光顕微鏡

偏光とよばれる特定の方向のみに進む光を物質に照射し，入射した光が2つの屈折光に分かれる性質を利用して観察することのできる顕微鏡。尿酸結晶やピロリン酸カルシウム結晶を検出・鑑別することができる。

処方

- **メチシリン感受性黄色ブドウ球菌（MSSA）**

  セファゾリン（セファゾリンナトリウム®）2g×8時間ごと

- **メチシリン耐性黄色ブドウ球菌（MRSA）**

  バンコマイシン（バンコマイシン塩酸塩®）初回1g投与，その後は腎機能に合わせて調整する

- **緑膿菌ではないグラム陰性桿菌**

  セフトリアキソン（セフトリアキソンナトリウム®）2g×24時間ごと
  →グラム染色による形態評価だけではなく，患者背景，過去の培養歴などから緑膿菌やMRSAが起因菌となる可能性がある場合は，経験的治療を選択する。

- **緑膿菌**

  緑膿菌カバーの抗菌薬　セフェピム（セフェピム塩酸塩®）2g×8〜12時間ごと

今日の診療の「plus one」

関節穿刺を行い，細胞数50,000/μL以上，多核球分画90％以上またはグラム染色で菌体を認める場合には抗菌薬治療を行う。上記を満たさない場合でも，関節炎＋敗血症を疑う場合には抗菌薬治療を行うべきである。

（佐藤史和，鑪口清満）

文献

1) Nair R, et al. Infect Dis Clin North Am 2017; 31: 715–29. PMID: 29079156
2) Mathews CJ, et al. Lancet 2010; 375: 846–55. PMID: 20206778
3) Weston VC, et al. Ann Rheum Dis 1999; 58: 214–19. PMID: 10364899
4) Shah K, et al. J Emerg Med 2007; 32: 23–6. PMID: 17239729
5) Papanicolas LE, et al. J Rheumatol 2012; 39:157–60. PMID: 22133623
6) Margaretten ME, et al. JAMA 2007; 297: 1478–88. PMID: 17405973

#感染症

CQ 41 壊死性筋膜炎疑い，外科的介入が必要な患者は？ 転院の適応は？

Case Study

- 83歳女性。糖尿病で内服加療中もHbA1cは8.0％である。
- 来院当日昼からの右下腿前面痛で夕方に受診した。強い疼痛を訴えるものの，LRINECスコアは3点であり，蜂窩織炎の診断で入院となった。
- 翌朝食は全量摂取も，昼食前に意識レベル低下し，ショックバイタルの患者本人を病棟スタッフが発見した。
- 右下腿に緊満感のある浮腫を認め，エコーで前脛骨筋内に液体貯留が指摘されたため，壊死性筋膜炎として緊急切開排膿術およびデブリードマンを施行した。

🔍 セッティング別のポイント

☑ 蜂窩織炎を疑った患者の病勢が急速に進行しショックに至った **Case Study** である。

☑ いずれのセッティングでも，自施設また自身で何が行えるかが大事なポイントになる。①まず疑う，②疑った場合の追加検査（採血検査，画像検査など），③ finger test（MEMO1），④手術加療の可否が重要になる。

☑【1】救急外来では①②までは対応できることが多く，③は医師自身の判断による。対応できず強く疑う場合には，③および手術加療目的で紹介が必要になる。

☑【2】地方の2次病院では①②，そして外科手技に長けたスタッフにより③まで試行可能なことが多い。一方，時間外診療で①〜③のアクセスが不十分になる場合には，他施設へ目的を明確にした紹介を行う必要がある。

☑【3】クリニック／診療所では，②の採血検査が困難なことも多いが，エコー検査などは可能な施設が多い。**Point ❶** で挙げるエコー所見などを基に，自ら③を行うか，または③以降を紹介するかの判断は必要になる。自施設，自身でどこまで診療ができるのかを念頭に，壊死性筋膜炎「らしさ」を認める限りは，侵襲的ではあるものの③までを想定する必要がある。

☑ その際に必要になる『らしさ』の積み上げ方法を下記に記載していく。

　　壊死性筋膜炎は，壊死性軟部組織感染症のうち最深層の病変と考えられる。壊死性筋膜炎の有病率は，10万人当たり1〜4人の発症とされており，比較的頻度は少ない。一方で，急速に進行することもあり，死亡率は25〜50％と致死的な疾患である[1-3]。まれではあるが，致死的な疾患である「壊死性筋膜炎」を扱う。まず疑い，いかに「らしさ」を積み上げ，外科的な介入へつなげていくかを述べる。

MEMO 1　finger testについて

本項では便宜上，狭義かつ略語の「finger test」を採用したが，一般的に耳にする用語だからといって必ずしも内容が一致しているとは限らない。

本来，finger testには**Point❷**で提示する（→P.153）①壊死に伴う出血量が少ないことや②dish waterの評価は含まれない（指で触れて評価をしていないため）。①〜③を包括する単語としてはfinger probe testが適切な表現であり，成書ではfinger probe testで確認する必要があるため注意が必要である。

Point❶ まず疑え！

皮膚の感染症である蜂窩織炎と比べても，より深層の感染症になるため，一見すると所見が乏しいことが少なくない。その結果，初診時に診断できるのは15〜34％という報告もある[2]。局所の所見としては，早期は腫脹，疼痛，紅斑が上位3徴候とされている。しかし，これだけでは蜂窩織炎との鑑別には苦慮する。

さらなる特徴を加えるならば，「緊満感のある腫脹」「皮膚所見に不釣り合いな強い疼痛」が挙げられる。水疱形成を認めるようならば，表皮の壊死を考える必要があるため，壊死性筋膜炎を含めた血行障害を生じる病態が背景にあることが想定されるが，その時点ではやや進行した状態ともいえる。さらに進行すると，皮膚壊死やクレピタス（**MEMO2**）を認めるようになる（**表1**）。

糖尿病性末梢神経障害が背景に存在したり，非ステロイド性抗炎症薬（non-steroidal anti-inflammatory drugs：NSAIDs）などの鎮痛薬使用下では疼痛が弱いという報告もあったりするため[2]，疼痛が弱くとも否定はできないという難しさがある。

表1 壊死性筋膜炎の病期に伴う所見（文献4〜6をもとに作成）

早期（2〜3日以内）	上位3徴：腫脹（75〜80％），疼痛（72〜79％），紅斑（70〜72％） 皮膚所見に不釣り合いな強い疼痛
中期	水疱形成（38〜44.5％）
後期（4〜5日後）	皮膚壊死（23.5％），クレピタス（4.9％）

よって，「らしさ」を評価する1つの方法として，採血検査を基に評価するLRINECスコア（**表2**）が有名である。しかし，LRINECスコアは十分な文献的根拠に乏しく，低値であっても壊死性筋膜炎の除外に必ずしも有用ではない。また，小児患者ではLRINECスコアが低値になる傾向も報告され

ているので注意が必要である。

そこで，発熱・疼痛・頻脈などの症候を加えたmodified LRINECスコア（**表3**）の利用も検討されうる。ただし，やはり報告によって感度および特異度にはかなり差があるため，こちらも参考程度と考えていただきたい（**表4**）。

> **MEMO 2　クレピタスとは**
>
> クレピタスは握雪感と表現されることもあるが，正確には聴診器で患部を押した際に聴取される「プチプチ」とした音のことである。

表2 LRINECスコア
（文献7より作成）

CRP (mg/dL)	<15	0
	≧15	4
白血球数 (/μL)	<15000	0
	15000〜25000	1
	>25000	2
Hb (g/dL)	>13.5	0
	11.0–13.5	1
	<11.0	2
Na (mEq/L)	≧135	0
	<135	2
Cre (mg/dL)	≦1.59	0
	>1.59	2
Glu (mg/dL)	≦180	0
	>180	1

表3 modified LRINECスコア
（文献8より作成）

検査所見		
CRP (mg/dL)	<15	0
	≧15	4
白血球数 (/μL)	<15000	0
	15000〜25000	1
	>25000	2
RBC (/μL)	<400万	1
	≧400万	0
Hb (g/dL)	>13.5	0
	11.0–13.5	1
	<11.0	2
Cre (mg/dL)	≦1.59	0
	>1.59	2
Fibrinogen (mg/dL)	≦750	0
	>750	2

臨床所見		
疼痛	なし/軽度	0
	中等度	1
	高度	2
発熱（℃）	≦37.5	0
	37.6〜37.9	1
	≧38.0	2
頻脈 (回/分)	≦100	0
	>100	1
AKI	なし	0
	あり	1

表4 LRINECスコア・modified LRINECスコアの感度・特異度（文献1, 7〜13より作成）

文献	研究	報告年	症例数	カットオフ（点）	感度（%）	特異度（%）
LRINECスコア						
文献9	システマティックレビュー（観察研究 3本，症例報告16本，症例対照 2本）	2019	5,982例	≧6	68.3	84.8
				≧8	40.8	94.9
文献10	症例対象研究	2019	壊死性筋膜炎 20例重症蜂窩織炎 13例	≧6	85	92.3
文献1	症例対象研究	2014	壊死性筋膜炎 11例重症蜂窩織炎 110例	≧6	100	85.5
文献11	症例対象研究	2010	壊死性筋膜炎 233例重症蜂窩織炎 1,394例	≧6	59	84
文献12	症例対象研究	2010	壊死性筋膜炎 9例重症蜂窩織炎 35例	≧6	100	97
文献7	症例対象研究	2004	壊死性筋膜炎 145例重症蜂窩織炎 309例	≧6	92	96
modified LRINECスコア						
文献8	症例対照研究	2021	壊死性筋膜炎 59例非壊死性筋膜炎 118例	≧17	93.2	86.9
文献13	後ろ向きコホート	2021	壊死性筋膜炎 101例非壊死性筋膜炎 202例	≧12	91.8	88.4

以上をもとに，壊死性筋膜炎を強く疑うようならば，必要に応じて画像検査を加えることも選択肢になりうる。検査感度はMRIが93％，CTが80％とされているが[14, 15]，施設ごとに対応可能機材も異なり，医療経済的にも全例に検査を推奨するわけにはいかない。そこで，エコーによる評価を推奨する文献もあり，皮下肥厚・ガスの存在・筋膜液の存在・筋膜肥厚が特徴的とされている。2mmの筋膜液貯留で感度75％・特異度70.2％であり，4mmの筋膜液貯留および皮下肥厚で感度88.2％・特異度93.3％になるという報告がある[16]。文献上はCTにも引けを取らない評価ができるといえそうだ。

Point❷ 侵襲的評価「finger test」で診断へ！

ここまでの評価で壊死性筋膜炎が疑わしい場合には，finger testを行う。局所麻酔下に病巣と思われる領域（皮膚所見に限らず，疼痛部位も含む）の筋膜の深さまで2cm程度の切開を加えて，以下の所見を確認する。

① 出血量が少ない（局所塞栓/壊死に伴う）

② dish waterとよばれる白色調の液体

③ 指で容易に組織を剥がせる所見

3つのいずれかが存在すれば陽性と判断し，その感度は100％，特異度は80％とされる[17]。

Point❸ デブリードマンを中心とした外科的治療へ！

診断がなされたら，基本的にはデブリードマンを中心とした外科的介入が必要になる。来院後24時間以内に手術できないと死亡率が9.4倍になるという報告もあり[6]，特に6時間以内ではさらに予後がよい[5]。これらを踏まえると，可能ならば6時間以内に，遅くとも24時間以内には，デブリードマンや切断などの外科的介入ができる状況を準備する必要がある。よって，転院や搬送の判断は「6時間以内に，遅くとも24時間以内には介入ができるか」を念頭に置いて判断していただくのがよいと考える。

最後に，原因菌ごとの分類・患者背景・特徴・加療例を**表5**にまとめたので，参考にしていただきたい。

表5 壊死性筋膜炎の原因菌による分類（文献2, 4, 5をもとに作成）

	菌種	主要菌名	背景疾患	特徴	抗菌薬（例）
Ⅰ型	多微生物細菌性（好気性菌，嫌気性菌を含む）	嫌気性菌（*Bacteroides*属，*Peptostreptococcus*属）腸内細菌（*E.coli*，*Klebsiella*属，*Enterobacter*属, *Proteus*属）	高齢者，糖尿病，褥瘡，大腸/泌尿器/婦人科術後	―	広域抗菌薬加療
Ⅱ型	単微生物菌性	GASが最多，次いでMRSA，まれに*V.vulnificus*	GASでは基礎疾患のないあらゆる年齢で発症しうる	GASでは約50％に非貫通性外傷	GAS：ペニシリン系＋CLDM MRSA：VCM，LZD，DAPT *V.vulnificus*：DOXY＋CTRX/CTX
Ⅲ型	クロストリジウム属，エアロモナス属	*C.perfringens*が最多（80％），他に*C.septicum*，*C.novyi*など	免疫不全，糖尿病，肥満 *C.septicum*では非外傷性が多い	貫通性創が約70％を占める	*Clostridium*属：ペニシリン系＋CLDM *A.hydrophila*：DOXY＋CPFX/CTRX
Ⅳ型	真菌性	カンジダ属，ムコール属	好中球減少症	―	FLCZ

GAS：Group A *Streptococcus*，*V.vulnificus*：*Vibrio vulnificus*，C.：*Clostridium*属，A.：*Aeromonas*属
CLDM：クリンダマイシン，VCM：バンコマイシン，LZD：リネゾリド，DAPT：ダプトマイシン，DOXY：ドキシサイクリン，CTRX：セフトリアキソン，CTX：セフォタックス，CPFX：シプロフロキサシン，FLCZ：フルコナゾール

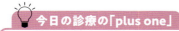

今日の診療の「plus one」

　緊満感のある浮腫や皮膚所見に不釣り合いな疼痛やバイタル異常をみたら，壊死性筋膜炎を疑う．疑えば，LRINECスコアや画像所見でさらに「らしさ」を確認する．診察と検査で壊死性筋膜炎を疑う場合には，致死率が高く早期介入が必要なことを念頭にfinger testで最終判断を行う．できるだけ6時間以内に，遅くとも24時間以内には手術介入を行うことが望ましいが，難しい場合には紹介搬送を進める．

（宮川　峻）

文献

1) 石井耕資, et al. 創傷 2014; 5: 22–26.
2) Salati SA, Pol Przegl Chir 2022; 95: 1–8. PMID: 36805313
3) Chen LL, et al. Nursing 2020; 50: 34–40. PMID: 32826674
4) Kiat HJ, et al. J Emerg Trauma Shock 2017; 10: 205–10. PMID: 29097860
5) Stevens DL, et al. N Engl J Med 2017; 377: 2253–65. PMID: 29211672
6) Roje Z, et al. World J Emerg Surg 2011; 6: 46. PMID: 22196774
7) Wong CH, et al. Crit Care Med 2004; 32: 1535–41. PMID: 15241098
8) Wu H, et al. Infect Drug Resist 2021; 14: 2105–12. PMID: 34113137
9) Fernando SM, et al. Ann Surg 2019; 269: 58–65. PMID: 29672405
10) 石川知慧, et al. 日本耳鼻咽喉科学会会報 2019; 122: 884–90.
11) Lieo CI Lee YK, et al. Tzu Chi Med J. 2012; 24: 73–6.
12) 豊田徳子, et al. 日本皮膚科学会雑誌 2010; 120: 2407–12.
13) Wu PH, et al. World J Emerg Surg. 2021; 16: 26. PMID: 34039397
14) Clark ML, et al. J Diagn Med Sonogr 2017; 33: 311–6.
15) Wysoki MG, et al. Radiology 1997; 203: 859–63. PMID: 9169717
16) Gan RK, et al. J Ultrasound 2023; 26: 343–53. PMID: 36694072
17) Livshits D, et al. J Emerg Med 2022; 63: 102–5. PMID: 35934649

#血液内科

CQ 42 血液内科へ即コンサルトが必要な患者は？

Case Study
- 55歳男性。10日くらい前から四肢に「青あざ」ができやすいことに気づいていた。
- 昨夜，仕事から帰宅後，右大腿にいつもより大きな「あざ」に気づいた。翌朝，右足に力が入らず歩行がやや困難になったため，内科初診外来へ受診した。
- 大腿上部から膝にかけて腫脹し圧痛あり，皮膚は赤紫色に変色し平坦である。
- 血算では，血小板25万/μLで正常値であった。
- PT 11.5秒，PT-INR 1.0，APTT 70秒であった。
- 既往歴，家族歴は特記なし。

PT：プロトロンビン時間（基準値：10〜12秒）
PT-INR：プロトロンビン時間 国際標準比（基準値：0.80〜1.20）
APTT：活性化部分トロンボプラスチン時間（基準値：28〜40秒）
※なお，上記基準値は試薬により異なる。

🔍 セッティング別のポイント

- ☑ 亜急性に発症した出血傾向である。血小板数は正常値であるが，APTT延長を認めることから，凝固異常が疑われる。右大腿の紫斑を伴う腫脹と筋力低下から筋肉内出血と判断できる。
- ☑ 出血の既往や家族歴のない成人で，突然発症した皮下出血，筋肉内出血では後天性血友病を疑う。
- ☑【1】救急外来，【2】地方の2次病院の一般内科初診外来であれば，院内で凝固検査は可能。【3】クリニック/診療所では，凝固検査は検査会社に外注になることが多いため，至急報告を依頼すべき。また，凝固検査の結果を過小評価せず，ただちに専門家へコンサルトする。

Point❶ 危険な紫斑を見逃さない！

　　　紫斑には，平坦で浸潤を伴わない「non-palpable purpura」と，浸潤・隆起を伴う「palpable purpura」がある。
　　　血算，凝固検査の異常を伴わないnon-palpableでは単純性紫斑，老人性紫斑，抗血小板薬など，緊急度の低いものが多いが，血小板減少，PT，

APTTの延長などを伴う場合には，致死的な疾患であることが少なくない。

Palpable purpuraでは，自己免疫性疾患に伴う血管炎，クリオグロブリン血症などパラプロテインによるものを考える。腎機能障害など臓器障害の出現に留意する。

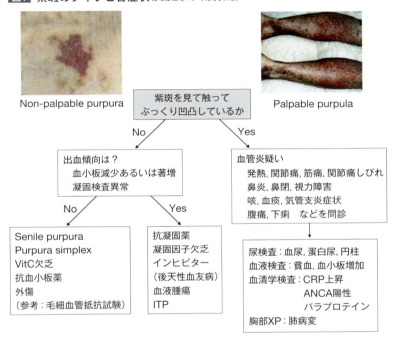

図1 紫斑のタイプと各症状（文献2より改変引用）

Point❷ 凝固検査の見方

冒頭のCase Studyでは，PTは正常であるがAPTTの延長を認める。内因系の凝固能が低下していることを示唆している。APTTのみが延長している場合は，第XII，XI，IX，VIII因子の欠乏あるいはインヒビターの出現などを考える。ヘパリン，DOACなどの薬剤性の可能性もある。また，抗リン脂質抗体症候群の鑑別が必要である。**表1**に凝固検査結果の解釈を示す。

表1 凝固検査結果の解釈

検査所見	状況/疾患
PT延長，APTT正常 （外因系の異常）	ビタミンK欠乏症 抗リン脂質抗体症候群 肝不全 第Ⅶ因子欠乏/インヒビター DOAC DIC
PT延長，APTT軽度延長 （外因系＋共通系の異常）	ビタミンK欠乏症 ワーファリン 肝不全 DIC DOAC
PT延長，APTT延長 （共通系の異常）	重症ビタミンK欠乏症 ワーファリン過量 肝不全 DIC（産科DICなど重症例） 抗リン脂質抗体症候群 第Ⅹ因子欠乏/インヒビター 第Ⅴ因子欠乏/インヒビター プロトロンビン欠乏 フィブリノゲン欠乏 ヘパリン過量 DOAC過量
APTT延長，PT正常 （内因系の異常）	ヘパリン投与 DOAC 抗リン脂質抗体 第Ⅻ因子欠乏症 第Ⅺ因子欠乏症（血友病C） 第Ⅸ因子欠乏症（血友病B） 第Ⅷ因子欠乏症（血友病A）あるいはインヒビター von Willebrand病 高分子キニノゲン欠乏，プレカリクレイン欠乏
APTT延長，PT軽度延長 （内因系＋共通系の異常）	ヘパリン投与 DOAC 抗リン脂質抗体
APTT延長，PT延長 （共通系の異常）	重症ビタミンK欠乏症 ワーファリン過量 肝不全 DIC（産科DICなど重症例） 抗リン脂質抗体症候群 第Ⅹ因子欠乏/インヒビター 第Ⅴ因子欠乏/インヒビター プロトロンビン欠乏 フィブリノゲン欠乏 ヘパリン過量 DOAC過量

DOAC：直接経口抗凝固薬，DIC：播種性血管内凝固症候群

Point❸ クロスミキシング試験でインヒビターの存在を確認する

　後天性血友病は，自己免疫疾患，悪性腫瘍，感染症，妊娠，薬剤などが基礎にあり，凝固因子に対するインヒビターが出現する疾患である．診断には，凝固因子活性，ループスアンチコアグラントの測定，インヒビター活性の測定などが必要であるが，比較的簡便にインヒビターの存在を確認できる検査が「クロスミキシング試験」である．

　患者血漿に正常血漿を混合し，37℃で2時間インキュベート，各比率でのAPTT時間を測定する．凝固因子の欠乏症では，正常血漿の添加により，容易に補正されるが，インヒビターが存在すると，容易には補正されない．【2】地方の2次病院では，可能であればクロスミキシングあるいは等量混合試験を行うとよい．中途半端な経過観察は厳禁である．

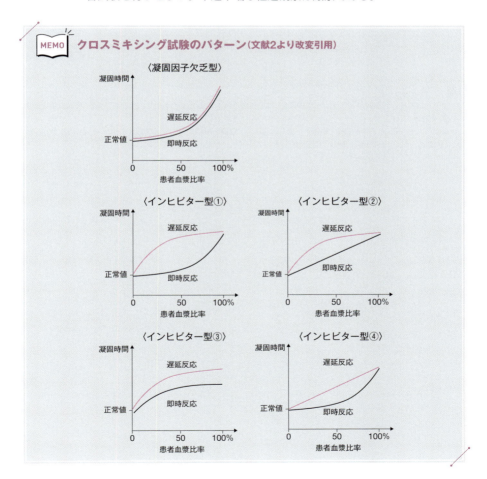

MEMO クロスミキシング試験のパターン（文献2より改変引用）

💡 今日の診療の「plus one」

　冒頭の**Case Study**では，クロスミキシング試験にて，上に凸の曲線を示し，インヒビターの存在が示唆された。第Ⅷ因子活性4%，第Ⅷ因子インヒビター50BU（ベセスダユニット）であった。以上より，後天性血友病Aと診断された。後天性血友病の発症率は年間100万人に1〜1.5名程度であり，ほとんどが50歳以上で発症する。第Ⅷ因子に対するインヒビターによる出血傾向をきたす疾患であり，出血による重篤な貧血や臓器出血に対しては，活性型第Ⅶ因子製剤，活性型プロトロンビン複合体製剤などを用いて止血を図る。近年，活性型第Ⅸ因子と第Ⅹ因子に対する二重抗体（エシミズマブ）が開発・上市され，出血傾向の抑制に適応を得ている。

　インヒビターの抑制には，プレドニゾロン1mg/kg±シクロフォスファミド50〜100mg/日を用いる。

（萩原將太郎）

文献

1) 後天性血友病A診療ガイドライン作成委員会. 後天性血友病A 診療ガイドライン2017年改訂版. 日本血栓止血学会, 2018.
2) 萩原將太郎, 編. イラスト図解で納得！　臨床力UP！　血算・凝固に強くなる実践レクチャー. 金芳堂, 2022年.
3) Tiede A, et al. Haematologica 2020; 105: 1791–1801. PMID: 32381574

細菌性肺炎で入院した患者。白血球30,000/μL，後骨髄球，骨髄球の検出あり。血液内科へ急遽相談が必要か？（類白血病反応/白血病）

回答としては，「必要ない」

細菌性肺炎のような感染症や炎症性疾患，悪性腫瘍などでは，幼若白血球の出現を伴う白血球増加がしばしばみられる。全身性炎症反応症候群（systemic inflammatory response syndrome：SIRS）の診断基準にもWBC＞12,000あるいは＜4,000，あるいは幼若血球＞10％とある。

さまざまな要因により，白血球の著明な増加や幼若血球の出現をみることがあり，これを「類白血病反応（leukemoid reaction）」とよぶ。

類白血病反応のメカニズムには，以下のようなものがある。
- 感染や炎症に伴うサイトカイン放出により，骨髄にプールされている白血球が末梢血へ動員される。その際，成熟血球だけでなく，未熟な血球も骨髄から末梢へ移行するため，骨髄球や後骨髄球など，通常は血液中にみられない血球が観察される。
- サイトカインによる造血幹細胞への分化・増殖シグナルにより，白血球産生が亢進する。
- 血管壁や脾臓などの末梢プールに接着している白血球，特に好中球は，炎症反応により，循環プールへ移行するため，末梢血中の白血球は急速に増加する。

炎症反応による幼若血球の出現は，通常，一過性であり，数日の経過で消失する。

一方で血液内科への相談が必要な状況とは？

①白血球増加に赤芽球の出現を伴っている場合（leukoerythroblastosis）：
この状況は，悪性腫瘍の骨髄転移や結核などの病原体の浸潤により造血組織の破壊を示唆している。

②白血球は増加しているが，Hbや血小板が減少している場合

③芽球の出現が持続する場合

④芽球が出現しているが，成熟好中球との間の分化段階（骨髄球や後骨髄球）がみられない場合（白血病裂孔）

（②〜④は，骨髄異形成症候群や急性白血病を疑う所見である）

⑤白血球増多が遷延する場合：
慢性骨髄性白血病，真性多血症，骨髄線維症などの骨髄増殖性疾患では，持続的な血球増多がみられる。また。肺癌や消化器癌など悪性腫瘍の一部では，顆粒球コロニー刺激因子（granulocyte colony-stimulating factor：G-CSF）や顆粒球/マクロファージコロニー刺激因子（granulocyte-macrophage colony-stimulating factor：GM-CSF）などのサイトカインを産生し，著明な白血球増加をきたすことがある。

〔萩原將太郎〕

CQ43 小児の上腕骨顆上骨折，適切なマネジメントは？

#整形外科

Case Study
- 4歳男児。2時間前に屋外転倒。母が見つけたときには左肘を下にして倒れていた。
- 左肘痛を主訴に救急外来を受診。PMSに異常を認めないが肘関節腫脹がある。
- 単純X線検査で上腕骨顆上骨折を疑った。

PMS：pulse, motor, sensory（脈，運動，知覚）

🔍 セッティング別のポイント

☑ 【1】救急外来，【2】地方の2次病院，【3】クリニック／診療所，いずれのセッティングでも共通で整形外科専門医へのアクセスがよければ疑った時点でコンサルトが望ましいだろう。よくない場合は重症度に応じて即日紹介か翌日紹介かを判断する。ただ診断が難しい場面も多く，結論を保留する勇気をもつ必要がある。

Point❶ 受傷機転の典型は「肘伸展位で後方に手をついた」

診断にあたり，最も重要なことは受傷機転の聴取である。上腕骨顆上骨折の最多受傷機転は「肘を伸ばしたまま，後ろに手をついた（**図1**）」である。もちろんそれ以外にも受傷は起こりうる。もし典型的な受傷機転でない場合は，**表1**を参考に病歴聴取してみてほしい。

図1 肘伸展位で後方に手をついたときのイメージ

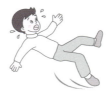

表1 受傷機転と疑うべき骨折

手を前についた	→橈骨遠位端骨折
肘からついた	→肘頭骨折
肘を伸ばして後方に手をついた	→上腕骨顆上骨折，橈骨頭骨折
手を引っ張った，寝返りで肘を動かさなくなった	→肘内障

（文献1を参考に作成）

同じ受傷機転で起こる骨折に橈骨頭骨折があるので，圧痛点で診断を絞り込んでいく（図2）。

図2 肘関節周囲の圧痛点の鑑別診断（著者作成）

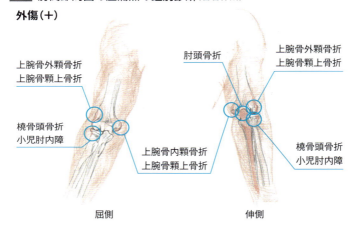

典型的な病歴がとれ，圧痛点が上腕骨内外側上顆にあれば，上腕骨顆上骨折の可能性が高まる。そうなれば次は単純X線検査で診断をつけにいく。

典型的な病歴ではない場合や，小児ゆえに病歴が不明確な場合も多い。その際は，擦過傷など，ほかの負傷部位や家族が見つけた状況から推測するしかない。その推測と疼痛部位が一致するかを検討する。例えば，手を前に出してついたという病歴（手首に負荷がかかるはず）なのに，肘伸側に擦過傷があり肘頭に圧痛がある（肘の骨折を疑う），といった具合である。

Point❷ 落ちてはいけないpitfall：肘内障と間違えない！ 典型的な肘内障以外は骨折を疑う

上腕骨顆上骨折には，よくGartland分類（図3）が用いられる。

図3 Gartland分類（文献2より作成）

a：Gartland Type 1：転位のない骨折
b：Gartland Type 2：後方へのヒンジ型骨折．後方皮質骨の連続性は保たれる
c：Gartland Type 3〜4：前方も後方も皮質骨の連続性が断たれる

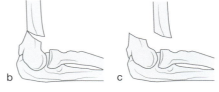

最も難しいのは，転位のない骨折を見分けることである。そのためには標準化された単純X線検査の読影が求められる。読影の基本は皮質骨の連続性を追うことだが，小児では骨端線もあり難しい。さらにfat pad sign（**図4**）とanterior humeral line（**図5**）に気をつけると見落としを防ぐことにつながる。その際，健側も撮影を行い左右を比較するとよい。

　ここで知っておいてほしいのは，MRI撮像を除いて初回評価ではどうやってもわからない骨折が存在するということである（**図6**）。

図4 fat pad sign

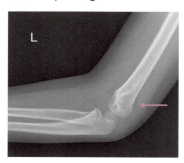

骨折部からの出血が関節包内の脂肪組織を押しやることで単純X線画像側面像で透過性が上がる。上腕骨顆上骨折に加え，外側上顆，内側上顆，橈骨頭骨折を疑う所見である。

図5 anterior humeral line（文献3より転載）

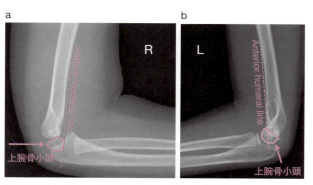

側面像において，a の上腕骨前縁のラインの延長線上には上腕骨小頭の中心がくる。b と比較するとわかりやすい。ラインより上腕骨小頭が後方にあれば Gartland Type2 の骨折を疑う。

図6 初診時単純X線検査で骨折を指摘できなかった4歳8カ月男児

疼痛が続いており固定を継続したところ，1カ月後に仮骨形成を認め，骨折だとわかった。

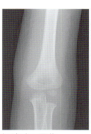
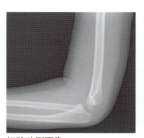
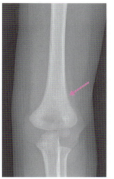

初診時正面像　　　初診時側面像　　　1カ月後正面像（→：仮骨）

Point❸ 初期対応の基本は固定：診断したとき，わからないときは固定して整形に紹介する！

　小児上腕骨顆上骨折を診断したり疑ったら，整形外科に紹介するということに疑問の余地はないが，問題は「いつ」紹介するかということである。紹介された後を考えてみる。

　米国整形外科学会（American Academy of Orthopaedic Surgeons：AAOS）からは**表2**のような推奨が出ている。それはtype1ではギプスシーネなどによる固定を，type2以上では手術を検討するというものだ。ただ，いずれも強い推奨ではない。

表2 AAOSの推奨

Gartland type1：固定→翌日紹介
Gartland type2以上：手術（pin fixation）→固定のうえ，なるべく即日紹介

　それを踏まえたうえで，dispositionの考え方は以下が基本となる。
　Type2以上と一括りにいっても重症度はさまざまであり，すべてが外科的治療となるわけではない。また重症度が上がれば，即日紹介のほうが望ましい。ほかに一般論として受傷部位以遠の血流不全（5〜12％）や神経損傷（5〜19％）は処置が早いほうがよいと思われるが，質の高いエビデンスは存在しない[3]。また，手術は早期実施に越したことはない。読者の地域にアクティビティの高い整形外科があれば，夜であっても一報入れて，すぐ転送するべきか相談するとよい。

最後に，初期治療で重要なのは固定と鎮痛である．固定の基本は2関節固定と良肢位である．肘は90°，母指が胸を向くように固定する（**図7**）．このとき，「指は怪我していないからよく動かしておいてね」と手指の拘縮予防のアドバイスができるとなおよい．鎮痛はアセトアミノフェンを用いる．

図7 2関節固定・良肢位

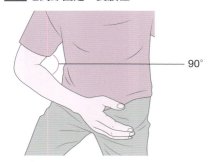

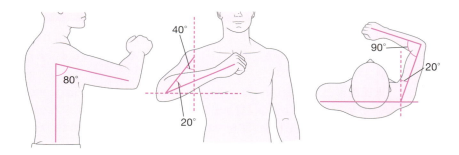

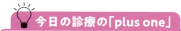

💡 **今日の診療の「plus one」**

　受傷機転のよくわからない小児の肘痛がきたら，骨折を除外することは困難である．肘関節腫脹や圧痛点を丁寧に同定し，たとえ単純X線検査で皮質骨の非連続性を指摘できなくても，上腕骨顆上骨折を疑うことが重要である．

（藤井達也）

文献

1） Saeed W, et al. Elbow Fractures Overview. StatPearls Publishing, 2024. PMID: 28723005
2） Alton TB, et al. Clin Orthop Relat Res 2015; 473: 738–41. PMID: 25361847
3） Black WS, et al. Am Fam Physician 2009; 80: 1096–102. PMID: 19904894
4） Iyer RS, et al. AJR Am J Roentgenol 2012; 198: 1053–68. PMID: 22528894

#整形外科 #骨折 #脱臼

CQ 44 整形外科医不在。骨折を伴う脱臼は整復してよいか？

Case Study

- 40歳男性。柔術の練習中に受け身をとろうと右手を地面についた際，右肩が外れる感覚があり動かせなくなった。
- 痛みが強いが，なんとか自力歩行は可能だったため，友人に連れられ最寄りの診療所を受診した。
- 受診時，三角巾で固定された状態で入室した。バイタルサインに異常はない。

セッティング別のポイント

- ☑ いずれの関節であっても脱臼は速やかな整復が望ましい。疼痛緩和だけでなく，合併症を減らし関節機能を維持するためにも，早急な対応が必要となる緊急性の高い病態といえる。
- ☑ 今回は特に非専門医が初期対応する機会の多い肩関節前方脱臼を中心に述べる。肘関節，膝関節，足関節，股関節脱臼は早々に専門医に対応を委ねるのがよいだろう。
- ☑【1】救急外来，【2】地方の2次病院においては当該施設での整形外科常勤医の有無，バックアップ体制が敷かれているかどうかが分かれ目となる。【3】クリニック/診療所はおそらく整形外科を標榜していなければそういった体制はなく，高次医療機関へのアクセスと連携が肝要であろう。

Point❶ 画像検査で骨折の評価を行う

肩章サイン（**図1**），関節可動域制限など診察で肩関節脱臼を疑う身体所見はあるが，合併しやすい大結節骨折や外科頸骨折については，診察で除外するのは難しい。応急的な整復処置前の骨折精査であればX線で十分であるが，整復困難時あるいは微小骨折の診断にはCTがよい。後方脱臼は鎮静もしくは全身麻酔下での操作が望ましく，専門医へ緊急処置目的に依頼する[1]。

図1 肩章サイン（左）

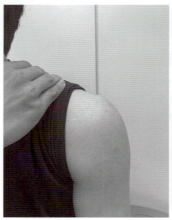
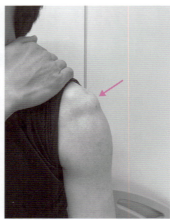

Point❷ 骨折が見つかったときにどうするのがよいか

●上腕骨外科頸骨折合併（図2）

　　骨折を伴った脱臼整復での問題点は，整復処置に伴う医原性骨折，神経血管損傷のリスクである。非観血的整復操作では骨頭を関節窩に戻すため上肢を操作する必要があり，骨頭との連続性が絶たれる上腕骨外科頸骨折合併例では非専門医は安易に整復処置を行うべきではない[1,2]。速やかに専門医へ紹介・転送を考慮する。

図2 外科頸骨折＋脱臼

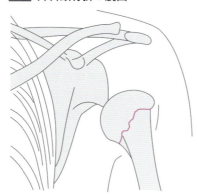

●上腕骨大結節骨折合併（図3）

　　上腕骨大結節骨折合併例では上腕骨と骨頭の連続性は保たれているため，状況によっては整復処置を試みてもよい。鎮静下での整復成功率は94％と高く，安全に行えると報告されている一方で，40歳以上の初回脱臼の救急外来での鎮静下整復では，医原性の外科頸骨折が5.4％に発生し，大結節骨折合併症例で特にリスクが高く，注意が必要ともいわれている[1, 3]。2021年のレビューでは，大結節骨折合併前方脱臼において，骨片が大きい［上腕骨頭の40％以上（**図4**）］場合は整形外科へ対応を委ね，骨片が小さくとも50歳以上，閉経後もしくは骨粗鬆症の既往のある女性では鎮静下での整復を推奨，若年で骨片が小さい場合では初期対応として非鎮静下での整復でも可能という報告もある[4]。

　　鎮静方法に決まったものはないが，循環と呼吸への影響および薬効の持続時間が短いことを鑑みて，ケタミン0.3～0.5mg/kg静注＋プロポフォール0.3～0.5mg/kg静注を併用する通称 'ketofol' を筆者は好んで用いている。もちろん，気道管理のバックアップを十分に行ったうえで鎮静に臨む。

図3　上腕骨大結節骨折

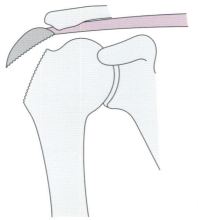

図4　大結節骨片の幅の測定方法
（文献4を参考に作成）

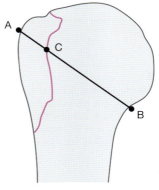

大結節の先端部分Aと，上腕骨頸部のカーブ中央B，骨折線との交差部をCとして，AC/ABの割合を数値化している。

Point ❸ 安全な整復方法とは？

　肩関節前方脱臼の非観血的整復方法は20以上も報告されている。整復方法は，①traction-countertraction法（TCT：Hippocratic，Chair，Spaso，Matsen，Stimson，Davosなど），②leverage法（Kocher，外旋法），③biomechanical整復法（肩甲骨回旋法，Milch，FARES，Cunningham）の大きく3つに分類される。それぞれを比較した場合，関節内注射や鎮静を行わない整復では，③が整復までの時間が短く合併症も少ないと報告された[5]。私見だが，FARES method，Cunningham technique，肩甲骨回旋法は行いやすく，腹臥位をとれる患者にはStimson techniqueがお勧めである。

今日の診療の「plus one」

　骨片の小さい大結節骨折合併のみで若年，骨粗鬆症リスクの低い患者に対しては，非整形外科医が整復処置を行うのは許容されてよいのではと考える。もちろん実際に行うかどうかは鎮静に伴う全身管理の対応能力，整復手技の習熟度合いにもより，バックアップ対応する専門医とコンセンサスを得たうえで処置に臨むのがよいだろう。

（東　秀律）

文献

1) Wronka KS, et al. Eur J Orthop Surg Traumatol 2017; 27: 335–340. PMID: 28050700
2) Green A, et al. J Shoulder Elbow Surg 2022; 31: 792–798. PMID: 34648967
3) Atoun E, et al. J Orthop Trauma 2013; 27: 190–193. PMID: 22810551
4) Effiom DN, et al. Br J Hosp Med（Lond）2022; 83: 1–8. PMID: 35506721
5) Baden DN, et al. Eur J Trauma Emerg Surg 2023; 49: 1383–1392. PMID: 36856781

#形成外科

CQ 45 眼窩壁骨折の形成外科コンサルトのタイミングは？

Case Study
- 70歳代男性。自宅内で転倒し顔面を打撲し、2次病院へ救急搬送された。
- 来院時バイタルサインの異常はなかった。嘔気を認め、身体所見では左頬部に腫脹・圧痛、上方視時に複視を認めた。
- 顔面CTでは左眼窩底骨折および骨折部に軟部組織の陥入を認めた（図1）。

図1 顔面CT：軟部条件、冠状断（文献1より転載）

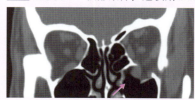

左眼窩底骨折、下直筋の変位

セッティング別のポイント

- ☑ 転倒後の顔面打撲にて眼窩壁骨折を認める患者は少なくない。
- ☑ 眼窩を構成する骨のなかで内側壁や眼窩底の骨は薄く、転倒などの外傷により骨折に至りやすい。眼窩壁骨折の診断のゴールドスタンダードはCTである。
- ☑ 【1】救急外来、【2】地方の2次病院であれば顔面CTを撮影できるため、診断可能だろう。
- ☑ しかし【3】クリニック／診療所では顔面CTを撮影できないことが多く、眼窩壁骨折が疑われた場合、CT可能な施設へ紹介が必要である。

Point❶ 眼窩壁骨折の外科的加療の適応を知る

眼窩壁骨折の治療として外科的加療と保存的加療がある。

外科的加療の目的は、複視の改善、整容的改善である。外科的加療の適応としては、①持続性複視、②眼球下垂（2mm以上）、③眼球の位置異常（後方・下方偏位）、④大きな眼窩底骨折（眼窩底の50％以上）、⑤眼球容積増大による眼球下垂が予測される場合、⑥顔面骨折による醜状・開口障害・咬合不全などの症状、⑦骨折に伴う機能障害を併発する場合である[1]。

Point❷ 外科的加療のタイミングを知る

　　　　眼窩壁骨折の診断後は形成外科へコンサルトが必要となるが，病院や時間帯によって不在なことが多く，診断時点での電話相談あるいは翌日以降での外来コンサルトを判断する必要がある．

　　　　緊急で外科的介入を考慮される場合は，外眼筋嵌頓を伴う場合である．外眼筋嵌頓の評価はMRIが有用であるが（**図2**），【1】救急外来，【2】地方の2次病院でも緊急MRIは施行できないことが多く，症状や身体所見で疑うことが重要となる．

　　　　外眼筋嵌頓を疑う症状・身体所見としては，嘔気嘔吐・徐脈など重篤な迷走神経反射，眼球運動制限，有鈎鑷子で角膜を把持・眼球運動の抵抗をみることで，外眼筋の牽引があるか評価する強制牽引試験が陽性となる場合であるが，受傷早期は眼窩の腫脹を認めることが多いため，強制牽引試験および眼球運動制限は評価困難である[1-3]．疫学的に発生率0.03％と報告されておりかなりまれではあるが，重度の迷走神経反射による血行動態不安定となる場合，緊急的な外科的加療が必要となるため，即時コンサルトを行う[4, 5]．

　　　　早期に外科的加療が考慮される場合は，複視や眼球運動制限を有する眼窩吹き抜け骨折を認める場合である．

　　　　システマティックレビューでは，複視あるいは眼球運動制限を有する眼窩吹き抜け骨折に対して，受傷14日を超えたタイミングでの外科的加療は複視が持続するリスクがあるとの報告があり，単施設後ろ向き観察研究では，早期であるほど複視の改善度は大きいとの報告がある[6, 7]．

　　　　18歳未満の眼球運動障害を有する眼窩吹き抜け骨折患者では，2日以内の外科的加療が複視や眼球運動障害を優位に改善したとの報告があり，特に小児の場合は翌日以内にMRI施行可能な形成外科へ受診を指示する必要がある[8, 9]．

図2 顔面MRI　DWI　冠状断（文献10より転載）

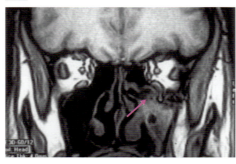

右眼窩底骨折，下直筋の変位

冒頭の**Case Study**は，来院後もバイタルサインは安定・嘔気症状も改善しており，嵌頓していないことが疑われ，帰宅後もご家族の見守り可能であり，翌日の形成外科外来へ受診する方針とした。

Point❸ 帰宅時の指示

　帰宅時には浮腫改善目的での頭部挙上やcooling指示を行う。また，眼窩コンパートメント症候群の予防のため，鼻かみをしないよう指示することが必要である。

　また迷走神経反射を疑う所見を認めた場合，再訪できるよう指示することが重要である[3]。

今日の診療の「plus one」

翌日形成外科に相談を

　眼窩壁骨折の緊急的な外科的加療が必要か判断するには，血行動態不安定な症例を除き，受傷早期は身体的な評価が難しく，今後の治療方針を決定するためには翌日以降の時間経過が重要と考える。特に小児の眼窩吹き抜け骨折など，早期に緊急的な外科的加療が必要になる可能性がある場合，形成外科が常在する，MRIが施行可能な病院へ紹介することが重要である。

（長池秀治，北井勇也）

文献

1) Grob S, et al. Orbital Fracture Repair. Semin Plast Surg 2017; 31: 31–9. PMID: 28255287
2) 日本形成外科学会，ほか．形成外科診療ガイドライン 2021年版　第2版 頭蓋顎顔面疾患（先天性・後天性）．金原出版，2021．
3) Kholaki O, et al. Atlas Oral Maxillofac Surg Clin North Am 2019; 27: 157–65. PMID: 31345491
4) Bernardo FB, et al. J Korean Assoc Oral Maxillofac Surg 2020 31; 46: 428–34. PMID: 33377469
5) Liao JC, et al. Ophthalmic Plast Reconstr Surg 2015; 31: 29–33. PMID: 24807805
6) Bansagi ZC, et al. Ophthalmology 2000; 107: 829–36. PMID: 10811070
7) Vasudev S, et al. J Maxillofac Oral Surg 2015; 14（Suppl 1）: 32–7. PMID: 25861181
8) Damgaard OE, et al. Otolaryngol Head Neck Surg 2016; 155: 387–90. PMID: 27165680
9) Jordan DR, et al. Ophthalmic Plast Reconstr Surg 1998; 14: 379–90. PMID: 9842557
10) Micheal F, et al. Eur Radiol 2002; 12: 1127–33. PMID: 11976857

#形成外科

CQ 46 動物咬傷，専門家へのコンサルトのタイミングは？

Case Study

- アルコール多飲，糖尿病のある62歳男性。前日に飼いネコに右手背を咬まれた。
- 右手背の腫脹・発赤・疼痛が悪化傾向のため受診した。
- 血圧は保たれているが38℃の発熱，頻脈，頻呼吸がある。

セッティング別のポイント

☑ 【1】救急外来，【2】地方の2次病院，【3】クリニック/診療所のいずれでも初療から専門医が診る頻度は少ないだろう。

☑ 軽症の場合で【3】クリニック/診療所を受診した際でも，特にネコ咬傷では傷口の大きさだけでは臨床経過を予測しづらいことに注意が必要である。

Point❶ 「傷が小さい＝軽症」とは限らない

　　国内で飼育されている犬猫は約1,500万頭おり，動物咬傷は遭遇頻度の高い外傷である。診療においては，創部感染と整容・機能面の問題に留意する。それぞれの動物により保有する微生物や創形成に特徴があるため紹介する。

・イヌ

　　加害動物として最も多い。歯が丸みを帯びていること，咬筋力が強く，咬むと首を振ることから，挫滅が激しく血管や神経，腱損傷を伴いやすい。特徴的な微生物は*Pasteurella canis*，*Capnocytophaga canimorsus*で，後者は脾摘後患者で重症化リスクがある。

・ネコ

　　イヌに次いで多い加害動物である。歯が小さく鋭利で深部（腱，骨，関節）にまで達しやすいことや，傷口が小さいために受診が遅くなる傾向にあることから，感染率はイヌの数倍高い。特徴的な微生物は*Pasteurella multocida*でネコ咬傷感染原因菌の75％を占め[1]，半日程度で感染徴候が現れ，なかには急速に重症化する症例もあるため注意を要する[2]。

・ヒト

　　喧嘩で顔面を殴った際に手に受傷する事例が多い。衝撃の強さによっては深部まで損傷が達する。*Eikenella corrodens*などの口腔内嫌気性菌や皮膚常在菌が感染の原因となる。

Point❷ 初期対応をマスターする

　まずABCの確認を行い，敗血症・多臓器不全徴候があればすぐに救急・集中治療科や高次医療機関への紹介をする。次に，単純X線検査で歯牙などの異物の有無を確認したうえで，必要に応じて局所麻酔をかけ創部を石鹸と大量の水道水で洗浄する。ネコ咬傷など深部まで創が及んでいる場合には，注射器を用いて圧洗浄を加える。20〜35mLシリンジに18〜20G針をつけて圧入すると適切な圧力がかかる[3]。修復困難な挫滅・壊死組織はデブリードマンを行う。

　嫌気環境で感染が起こりやすいため，浅く汚染が少ない場合を除いて原則1次縫合は行わずに開放創で管理する。

　挫滅が広範囲に及ぶ場合や，血管や神経，腱損傷を認める場合には初療の時点で専門医（形成外科，皮膚科，整形外科）に紹介をする。

Point❸ 感染予防

・抗菌薬

　予防投与の適応は糖尿病やステロイド使用などの患者背景や，加害動物，受傷部位，創部の深さ，挫滅の程度を踏まえて検討する。感染率が高いネコ咬傷や，手や顔の損傷，骨膜や関節包を貫通している可能性のある場合には積極的に考慮する[4]。判断に迷う場合には数日の経過観察を設けて判断する。創部感染はヒトの皮膚常在菌と加害動物の口腔内常在菌によるため，それらをカバーする抗菌薬として第一選択はアモキシシリン/クラブラン酸（amoxicillin/ clavulanic acid：AMPC/CVA）の3〜5日間投与が推奨されている[4]。

・破傷風（➡CQ19，P.73）

　破傷風トキソイドの接種歴，創部の汚染度から接種の要否，回数を決定する。情報が曖昧な場合には未接種として対応する。

・狂犬病

　現在日本国内で狂犬病は存在しないため，狂犬病ワクチンの投与は不要である。海外でイヌやコウモリに咬まれた場合にはWHOの推奨に応じて対応する[5]。

> **MEMO　化膿性腱鞘炎の基礎知識**
>
> 壊死性軟部組織感染症，化膿性腱鞘炎，化膿性関節炎，化膿性骨髄炎，リンパ管炎に至っている場合には専門医の評価・介入が必要である．動物咬傷では手の受傷が多いことから化膿性腱鞘炎の基礎知識は初療でも必要である．Kanavelの4徴（①腱鞘に沿った圧痛，②びまん性腫脹，③安静時軽度屈曲位，④他動伸展時の腱に沿った疼痛）が有名で，特異度は低い（51〜69％）ものの，感度は高い（91〜97％）[6]．④は最初に認めやすい症状とされているため必ず確認をする[7]．治療遅延により切断を要したり機能障害を生じたりすることがあるため，疑った時点で専門医への紹介を検討する．

今日の診療の「plus one」

ネコ咬傷後短時間で局所の感染が進行し，全身症状も出始めている．重症化リスクがある患者のため，*Pasteurella multocida*等による敗血症を想定した対応が必要である．創部培養と血液培養を提出，アンピシリン/スルバクタム（ampicillin/sulbactam：ABPC/SBT）の点滴投与後に，局所の専門的な治療と全身管理が可能な専門医・施設に紹介をすべきである．

（中村聡志，坂本　壮）

文献

1) Kravetz JD, et al. Arch Intern Med 2002; 162: 1945–52. PMID: 12230416
2) Weber DJ, et al. Medicine（Baltimore）1984; 63: 133–54. PMID: 6371440
3) Stefanopoulos PK, et al. Int J Oral Maxillofac Surg 2005; 34: 464–72. PMID: 16053863
4) Stevens DL, et al. Clin Infect Dis 2014; 59: 147–59. PMID: 24947530
5) World Health Organization. Vaccine 2018; 36: 5500–3. PMID: 30107991
6) Kennedy CD, et al. Hand（N Y）2017; 12: 585–90. PMID: 28720000
7) Pang HN, et al. J Bone Joint Surg Am 2007; 89: 1742–8. PMID: 17671013

#形成外科

CQ 47 縫合後再受診のタイミングは？

Case Study
- 生来健康な20歳女性，料理中に包丁で誤って左示指関節近傍を受傷した。創部は1cm程度で皮下組織に達していた。
- X線で骨折は認めず，腱損傷や血管損傷・神経損傷はなく，ナイロン糸で縫合し，wet dressingとした。自己処置を継続してもらい，10日後に抜糸目的で再診とした。

セッティング別のポイント

☑ 本 Case Study は，意識清明な若年患者で自己処置が可能であり，抜糸まで自己処置継続でよいと判断している。酩酊患者，知的障害のある患者・高齢者，小児，自己処置が困難な部位である場合は翌日に創部の経過フォローを行うことが必要である。

☑ 異物の残存や骨折，腱損傷，血管損傷・神経損傷の合併症を認めないこと，感染リスクが低い創であることが重要である。

☑ 【1】救急外来，【2】地方の2次病院，【3】クリニック／診療所のいずれのセッティングでも，骨折，腱損傷，血管損傷・神経損傷がない場合は縫合処置を行う。

Point❶ 初めが肝心，見逃してはいけない異物と骨折

　ついつい表面の傷に目が行きがちであるが，初期アセスメントを間違えるとその後，合併症や障害を引き起こすものがある。初期評価として重要なのは血管損傷・神経損傷，腱損傷，異物と骨折である[1]。

　また，拍動性出血がある場合は動脈性出血を疑う。動脈損傷には神経損傷を合併していることが多い[1]。動脈性出血は原則圧迫止血を行い，止血困難な場合は結紮もしくはアキュテンプ®（図1）やバイポーラなどで焼灼止血する必要性がある。処置が困難な場合は，緊急の診察・処置の必要性を患者に伝え，即日対応可能な施設へ紹介する。皮膚の色調や毛細血管再充満時間（capillary refilling time：CRT）を阻血評価として必ず行う。阻血の所見を認める場合は血行再建目的で緊急で整形外科に紹介する。自院で対応困難な場合は緊急で対応可能な施設へ紹介する。

　指の可動域制限がある場合は腱損傷を疑うが，腱損傷の場合は表皮を単縫合し，翌日整形外科受診を指示する。骨折の可能性がある場合やガラス片など異物の残存の可能性がある場合は，X線を2方向撮影して確認する。

177

X線透過性が高い木片などの異物に関しては写らない可能性があるため，エコーを用いて評価する（図2）[1]。異物は慎重に除去する。異物の除去が困難な場合や異物の残存の可能性がある場合は，翌日整形外科や形成外科の外来に紹介する。

骨折を合併した場合は開放骨折の可能性があり（→CQ22，P.84），自院に整形外科があれば整形外科医に即日コンサルトを，整形外科がない場合は他院整形外科へ紹介する。自身で処置が可能な場合は十分な洗浄と縫合処置を行い，アルフェンスシーネや隣接指とのバディ固定[2]で，抗菌薬処方のうえ，翌日の整形外科外来紹介とする。

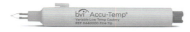

図1　アキュテンプ®

（ビーバービジテック社）

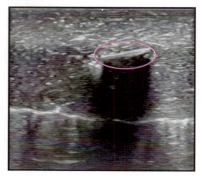

図2　木片のエコー像

自験例の1cmの大きさの木片のエコー画像。Acoustic shadowをひいた，高エコーの木片（赤丸）を認める。

Point❷ 初期の処置内容・洗浄と縫合，抗菌薬など

まずは局所麻酔を行う。局所麻酔として1%リドカイン（キシロカイン®）が頻用される。エピネフリン含有のものは末梢血管の収縮作用があるため，作用時間が延長されるが，血流障害が引き起こされる可能性がある。耳介・陰茎・指趾ではエピネフリン含有のないキシロカイン®で行うべきである。エピネフリン含有のキシロカイン®は添付文書上，陰茎には禁忌，耳介・指趾には慎重投与となっている[3]。1回投与の極量はキシロカイン®では3～5mg/kgであり，エピネフリン含有のキシロカイン®では7mg/kgまでである。

次に，洗浄を行う。水道水，生理食塩水では効果に差はないといわれている[4]。消毒薬は組織毒性があり健常組織を障害し，感染を引き起こす可能性があると考えられているため，感染予防を目的とした消毒は行わない[5]。

皮下組織に達している創は吸収糸で埋没縫合を行う。真皮までの創は非吸収糸で単縫合を行う。縫合部は白色ワセリン（プロペト軟膏®）やゲンタマイシン軟膏（ゲンタシン軟膏®）などでwet dressingをする。ステロイド含有軟膏は創傷治癒を遅延させるため使用を控える[1]。また，今回のケースでは単純な創であり，予防的抗菌薬は不要であると考える。

Point❸ 翌日以降のフォロー

　汚染のある創や腱・神経・骨折を伴う創傷以外では，予防的抗菌薬は不要である．創の部位（四肢末梢）や状態（汚染創）や合併症，基礎疾患に応じて予防的抗菌薬を考慮する[6]．創部は翌日から自身で洗浄，wet dressingを継続してもらい，7〜14日程度で抜糸目的での来院をしてもらう．酩酊患者，知的障害のある患者，高齢，小児，自己処置が困難な部位である場合，翌日必ず創部の経過フォローを行い，その後のフォロー方針を決定する．

1　wet dressing

　軟膏をつけ，ガーゼで被覆する．湿潤環境におくことで，傷を早く，きれいに治療できると考えられている．

2　バディ固定

　負傷した指を隣接した指とテーピングで固定する方法．

今日の診療の「plus one」

　縫合を要する創傷がある場合，受傷起点・患者背景から感染リスクが低いと考えられ，異物残存，骨折や腱損傷，血管損傷・神経損傷がない場合は局所麻酔，洗浄・縫合し抜糸目的で約7〜14日後に再診とする．

（八百佑樹，鱚口清満）

文献

1) 日本形成外科学会/日本創傷外科学会/日本頭蓋顎顔面外科学会. 形成外科診療ガイドライン 3 2021年版　第2版 創傷疾患.
2) How To Buddy Tape a Finger.　https://www.verywellhealth.com/how-to-buddy-tape-a-finger-1298212（参照：2024/9/3）
3) キシロカイン®添付文書. https://vet.cygni.co.jp/include_html/drug_pdf/sinkei/KS3045-03.pdf（参照：2024/9/3）
4) Beam JW. J Athl Train 2006; 41: 196–7. PMCID: PMC1472650
5) 日本皮膚科学会ガイドライン. 創傷・褥瘡・熱傷ガイドライン1 創傷一般 2023年度版.
6) Zehtabchi S, et al. Ann Emerg Med 2007; 49: 682–9, 689.e1. PMID: 17452265

#産婦人科 #下腹部痛

CQ 48 産婦人科がいない状況で骨盤内炎症性疾患（PID）にどう対応するか？

Case Study

- 30歳女性。腹痛で受診した。頻尿・排尿時痛などは認めず，左の下腹部痛を軽度に認める。
- 腹部エコー検査では明らかな異常を認めなかった。
- 尿検査は亜硝酸塩陰性，白血球は陽性であるが，膀胱炎でよいのだろうか。

セッティング別のポイント

☑ アメリカ疾病予防管理センター（Centers for Disease Control and Prevention：CDC）は，性的活動性のある患者における下腹部痛でほかの診断が確からしくない場合，子宮頸部の可動痛，子宮の圧痛，付属器の圧痛のいずれかが認められれば，骨盤内炎症性疾患（pelvic inflammatory disease：PID）としての経験的治療を開始してよいとしている。

☑ しかし，産婦人科でない場合は，子宮頸部の可動痛といった内診を必要とする診察が困難な場合が多い。そのため，【1】救急外来や【3】クリニック／診療所など，症状が強くなく早期に産婦人科受診が可能な場合は，産婦人科医による診察を待てばよい。一方，【2】地域の2次病院のように産婦人科へのアクセスが悪い場合は治療を開始することになるが，その際はできる限り代替の方法で検査を進め，検体採取をしておく。

Point❶ PID＝性感染症ではない

　　　以前は，PIDは性感染症の進行したものもしくはその後遺症と考えられ，淋菌（*Neisseria gonorrhoeae*）とクラミジア（*Chlamydia trachomatis*）の治療に重点を置いていた。しかし，近年は，PIDにおける性感染症（sexually transmitted infection：STI）の割合が20％程度であったという報告もあり，非STIの役割が注目されている。細菌性腟炎の原因菌となる腟内細菌叢，腸内細菌，さらにはさまざまなウイルスがPIDの病原体として認識されている。特に，嫌気性菌の関与が治療方法との関連で注目を集めている[1]。治療に関しては，メトロニダゾールで嫌気性菌のカバーを行ったほうが成績がよかったとする報告もあり，STIを治療すればよいというトレンドから少し変化があることは押さえておくべきであろう[2]。

Point ❷ PIDの診断は難しい。内診は必須なのか？

　産婦人科を受診しないPIDの患者は，腹痛，骨盤痛，排尿症状などが主訴になることが多い。非特異的な徴候や症状のみであるため，消化器，泌尿器などの感染症との鑑別が難しい。特異的な病歴や身体所見をもとに確定させることが難しいため，まずはほかの迅速な介入が必要となる疾患（異所性妊娠や虫垂炎）の除外が最も重要となる。一方で，嘔気や悪寒，発熱などの全身症状は少ないとされ，それらを呈する場合は卵管卵巣膿瘍（tuboovarian abscess：TOA）などを考慮する。ほかに，PIDの既往，性交渉のパートナーの数が多いことなどは，PIDのリスクを高める。

　身体所見では前述したCDCの定義でも内診が必須であるが，腟分泌物または下腹部痛を訴えた14〜20歳の女性患者288人を対象とした前向き観察研究では，病歴のみの感度は54.4％（95％CI：42.8〜65.5）で，特異度は59.8％（95％CI：52.8〜66.4）であった。一方，内診を加えた感度は48.1％（95％CI：36.8〜59.5）特異度は60.7％（95％CI：53.8〜67.3）という結果もあり，近年は内診が不要ではないかとする研究も多い[3]。内診のハードルが高い非産婦人科医には福音となるデータである一方，検体採取のないまま一定期間の抗菌薬投与が行われることにつながり不利益も多いのではないかなどの反論も多い[4]。

Point ❸ 頸管粘液の採取ができない場合に代替となる検査は？

　内診が困難で産婦人科へのアクセスも悪い場合，経験的な治療を開始するという選択肢もあるが，起炎菌の同定や再発のリスク評価を考えるとできる限り検体採取を行いたい。そうした場合，代替手段としては尿検査，もしくは患者本人による帯下の採取を検討したい。以前は，検査精度の懸念から尿や自己採取のスワブでの判断は難しいとされていた。しかし，最近の報告では，淋菌・クラミジアの核酸増幅法（nucleic acid amplification technique：NAAT）において，初回尿や自己採取の腟スワブが子宮頸管または腟スワブと同等の精度を示すと考えられている[5, 6]。

　STIが否定的でもPIDが疑われる場合は，腸内細菌などを考慮した抗菌薬治療を検討するべきなのは**Point❶**で述べたとおりである。

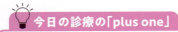 **今日の診療の「plus one」**

症状が軽度であれば対症療法のみで産婦人科受診を待つこともできるが，PIDの診断は難しく，他疾患の評価を並行して進めるのを忘れないようにする。また，産婦人科へのアクセスが悪い地域では，初回尿や自己採取のスワブで代替して淋菌・クラミジアを評価できる。しかし，それが陰性であったとしても，腸内細菌叢などの関与も多く，PIDの否定にはならないため，初期対応後の経過に応じて産婦人科への紹介を行う。

（舩越　拓）

文献
1) Burnett AM, et al. Am J Emerg Med 2012; 30: 1114–7. PMID: 22030186
2) Wiesenfeld HC, et al. Clin Infect Dis 2021; 72: 1181–89. PMID: 32052831
3) Farrukh S, et al. Ann Emerg Med 2018; 72: 703–12.e1. PMID: 30251627
4) Mealey K, et al. Ann Emerg Med 2019; 73: 424–425. PMID: 30902176
5) Cook RL, et al. Ann Intern Med 2005; 142: 914–25. PMID: 15941699
6) Chernesky M, et al. J Clin Microbiol 2014; 52: 2305–10. PMID: 24696024

Memo

#産婦人科

CQ 性暴力患者の診察で
49 知っておくべきことは？

Case Study
- 17歳女性。来院3時間前にネットで知り合った男性と会い，その際に同意のない性交が行われた。
- アフターピルを処方希望で，1人で夜間に救急外来を受診した。

🔍 セッティング別のポイント

☑ 同意のない性的な行為はすべて性暴力であり，刑法177条の不同意性交等罪に当てはまる犯罪である。

☑ 今後事案によっては，裁判で診療録が使用される場合，医師に証人出廷等が求められることもあり，それらを念頭に置いて慎重に診療を進めるべきである。

☑ 【1】救急外来であれば，診察前に産婦人科医に相談することもできるだろうが，【2】地方の2次病院，【3】クリニック・診療所であれば，非専門医が診療を迫られることもある。

☑ どのセッティングであれ，産婦人科医以外の非専門医であれば，まれな主訴であり，また性暴力被害がある場合の対応に長ける人は少なく，悩んでしまうだろう。

Point❶ 普段以上の診療準備を怠らない

　　同意のない性行為はすべて性暴力である。精神的ならびに身体的苦痛を受けた状況であり，診察を行う際に，言葉遣いや行動にはよりいっそうの注意が必要である。二次的な精神的苦痛を与えないためにも，必ず女性医師もしくは女性看護師に同席を依頼し，男性スタッフ単独での診療は行わないように気をつける。また同伴者がいる場合，開示されやすい環境の構築，ならびに安全確保のため，たとえ同性であったとしても同伴者には診察時に席を外してもらい診察を行う。

　　性暴力被害はPost Traumatic Stress Disorder（PTSD）の発症リスクが高いため[1]，診療の基本は傾聴を行い，患者の二次的精神的苦痛を与えうるような，決めつけや患者を責めるような態度は取らないようにする[1]。また，カーテンや扉などはできる限り閉め，患者の情報が漏洩しないような状況セッティングも重要である。

183

Point❷ 警察かワンストップ支援センターに関する情報を提示し，積極的に勧める

　繰り返しになるが，性暴力は犯罪であり，目の前の患者は犯罪被害者である。診察を始める前に，犯罪事案は基本的には警察がかかわらなければならない案件であることを説明する。警察への申告をためらわれている症例では，ワンストップ支援センターへの紹介を提案する。ワンストップ支援センターは，カウンセリング等による被害届提出の意思決定支援や警察等への同行支援にも対応している。平成30年にすべての都道府県でワンストップ支援センターが設置され，内閣府ホームページで一覧が公開されている[2]。

　性被害の直後の被害者は，今後加害者を刑事告訴するかなどの点には考えが及んでいないことが多い。しかし，この段階で警察およびワンストップ支援センターが介入することで，重要な証拠資料の採取，保管が可能となる。これらの資料は，被害者が後に検討したうえで加害者を告訴したり，被害届を出したりする際に大きく役に立つ。証拠資料は被害者の膣内や外陰部，皮膚から加害者の体液を回収するものであり，採取にあたっては適切な手順や保管が求められるため，上記団体の介入が望ましい。さらに，後述する緊急避妊薬の処方，性感染症検査，診察で発生する費用を公費で負担することが可能である。今後の被害者の精神的サポート（カウンセリング）なども受けられるだけでなく，このような診療の機会に不慣れな医療者に対しても，上記団体が介入することにより，過不足なくスムーズに診療を進められる。

　警察に被害届を提出するかどうか，未成年の場合親への情報共有は，あくまでも被害者の自己決定を尊重すべきであるものの[1]，ワンストップ支援センターが介入をすることは被害者にとってメリットがあること，プライバシーは厳重に保たれることを説明し，提案する。

Point❸ 診療はできるだけ詳細に，また性暴力だけでなく外傷の有無を忘れずに診察する

　診察に際して，診療録の開示を求められる場合がある。そのため，被害者の言葉は「カッコ」で括るなど，医学用語に置き換えずに，語られた言葉をそのまま記載する。途中から記憶が途切れている場合は，薬物の使用を念頭に置き，明白な記憶がある最後の時間や場所，状況，最後に口にした飲食物などを聞き取る。

　被害の性交においては，口腔性交や肛門性交があったかどうか，膣内や

口腔，肛門への異物の挿入があったかどうか，それらへの射精があったかを問診し，診療録に記載する。また，性暴力だけでなく，身体的暴力行為などに至っている可能性もあるため，全身の診察を行う[1,3]。

　診察を行う場合，まず「事件性があり，ほかの暴力行為などがないかを確認する必要があること」，「診察は基本的に女性スタッフが行うようにすること」を丁寧に説明し，同意を得てから行うようにする。性交を拒否するために抵抗したことの証拠となるような外傷がある場合，致傷罪が加重される可能性がある。押さえつけによる大腿内側・上腕内側の拇指頭大程度の圧迫痕，凶器や殴打を避けようとして受傷した前腕尺側の切創・裂傷や打撲傷，背部の擦過傷など，特徴的な外傷を認めることがあるため，観察しにくい場所も含めて全身を確認し，丁寧に診療録を記載する。

　診察の拒否があった場合は無理に診察を行おうとせず，診察の同意を得られなかった旨を診療録に記載しておく。性器の診察においては，診察の特殊性からやはり産婦人科医による診察が望ましいと思われ，院内に産婦人科医が勤務している場合には産婦人科コンサルトが望ましい。それが困難な状況であれば，出血や精液などの体液の漏出があれば保存して診療時に持ってきてもらう旨を説明し，早期に産婦人科受診を指示する。

MEMO 緊急避妊法を知る

　緊急避妊法とは，妊娠を望まない女性が，避妊せずに行われた性交または避妊したものの避妊手段が適切かつ十分でなかった性交(unprotected sexual intercourse：UPSI)の後に，緊急避難的に妊娠成立を阻止するものである。

　問診で，①最終月経の時期と持続日数，②通常の月経周期数から予測される排卵日，③UPSIがあった日時とその際に使用した避妊法，④UPSIがあった期日以前の性交があった日時とその際の避妊法などについて確認し診療録記載を行う必要がある。もし月経が予定より7日以上遅れる，あるいは通常とは異なる出血や腹痛がある場合には，妊娠の可能性について確認するため必ず医療機関を受診するように指導する。緊急避妊を行った場合でも約20%は妊娠する可能性があることを処方時に丁寧に説明する[1]。

処方例

レボノルゲストレル(ノルレボ®)　1.5mg 1錠72時間以内に1回服用

できるかぎり速やかに服用することが望ましい。服用後2〜3時間以内に嘔吐した場合は，再度内服するか内服以外の方法に変更する必要がある。なお，処方医師登録は不要である。

内服禁忌：①本剤の成分に過敏症の既往歴，②重篤な肝障害のある患者，③妊婦

 今日の診療の「plus one」

性暴力と判断した場合，診療および環境を事前に整える。診察では，ほかの外傷の有無の評価を行い，患者の話はそのまま診療録に残すようにする。72時間以内であれば，緊急避妊の適応であり，レボノルゲストレルの処方を行う。さらに，警察もしくはワンストップ支援センターにつなぐことが必要である。

（谷口敦基，松本愛世，鱚口清満）

文献
1) 日本産科婦人科学会／日本産婦人科医会. 産婦人科診療ガイドライン婦人科外来編2023.
2) 男女共同参画局　性犯罪・性暴力被害者のためのワンストップ支援センター.
https://www.gender.go.jp/policy/no_violence/seibouryoku/consult.html（参照：2024/9/3）
3) World Health Organization. Guidelines for medico-legal care for victims of sexual violence, Geneva: World Health Organization, 2003.
https://iris.who.int/bitstream/handle/10665/42788/924154628X.pdf（参照：2024/9/3）

#産婦人科

CQ アフターピルの使い方と
50 タイミングは？

Case Study
- 17歳女性。緊急避妊ピルの処方を希望して救急外来に受診した。
- 性交渉は本日0時頃であり，コンドームが破れてしまった。

セッティング別のポイント

☑ 【1】救急外来でも【2】地方の2次病院でも【3】クリニック／診療所でも，対応に変わりはない。

☑ ただ，病院にも門前薬局にも緊急避妊薬を置いていない，という場合には，ヤッペ法での代替を考慮する。ヤッペ法とは性交渉から72時間以内にプラノバール®2錠を内服，12時間後に再度2錠内服する方法である。緊急避妊薬内服より効果は劣り，悪心などの副反応発現率は高いが，値段は安い。

☑ 未成年者（18歳未満）や知的障害者などへの処方については，院内で取り決めをしておくのがよい。一般的に，現場の医療者が，本人に医療契約を締結する能力があると判断した場合は処方可能である。

Point❶ 性交渉の時間を確認。緊急避妊薬の禁忌はほぼない

緊急避妊は妊娠を心配する性交渉があった後で，その性交渉による妊娠のリスクを下げる処置のことをいう。緊急避妊には，内服と子宮内避妊具（intrauterine device：IUD）挿入の2種類がある。内服薬として国内で保険認可されているのはレボノルゲストレル錠で，性交渉後72時間以内の使用が勧められている。早ければ早いほど避妊効果が高い（**図1**）[1]。モーニングアフターピル，アフターピルなどともよばれている。一方，72時間を過ぎて120時間以内であれば，子宮内にIUDを入れることで緊急避妊が可能であるため，産婦人科に紹介する。120時間を過ぎている場合，緊急避妊はできない。

添付文書に記載されているレボノルゲストレル錠の禁忌は，①レボノルゲストレルに対する過敏症の既往，②重篤な肝障害，③妊婦の3点のみである。臨床では，①にも②にもほとんど出合わないだろう。ちなみに肝障害については，おそらく本剤が肝代謝薬のために添付文書には念のため記載しているものと考えられるが，重症度によらずレボノルゲストレルは使用可としている文献もある[2]。③に関しては，もし患者が過去の性交渉により妊娠が成立しているのにそれに気づいていないとしたら，妊娠初期で

187

ある可能性が高い．妊娠4〜7週は絶対過敏期であり，薬剤内服による胎児奇形を否定できない．患者が普段からの月経不順を訴える場合には，閾値を下げて尿での妊娠検査を行い，現在の妊娠がないことを確認してから内服してもらう．レボノルゲストレルは黄体ホルモン単独の製剤であり，低用量ピルのように，エストロゲン製剤を含んでいない．このため，血栓症のリスクを上げない．何歳でも服用可能である．副作用はほぼないため，本人が希望していれば内服を考慮してよい．

　未成年者（18歳未満）や知的障害者，精神障害者などへの緊急避妊薬の処方については，院内で取り決めをしておくのが望ましい．タイミングが薬効に影響するため，一般的には，薬剤使用に関する判断能力が本人にあると現場の医療者が判断した場合は処方可能である．

　一方で，未成年者などの法的に契約締結能力がないと判断される者に処方し，後から保護者などの法定代理人が医療契約を取り消しを求めた場合には，応じなければならない．つまり，支払われた医療費を返還する必要がある．しかし，このような場合にも，医師が処方行為そのものを法的に裁かれる心配はほとんどないと思ってよい．

ヤッペ法，レボノルゲストレル錠内服それぞれによる妊娠阻止率
（文献1より転載）

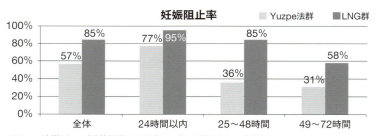

＊Yuzpe法群：ヤッペ法使用群，LNG群：レボノルゲストレル内服群

Point❷ 性交渉が同意であったかを確認する

　緊急避妊を行うすべての患者に，性交渉が同意であったかを確認する．不同意であったと本人が訴えた場合，各都道府県に1つ設置されている性暴力被害者ワンストップ支援センターにて，緊急避妊薬や性感染症検査を含む医療について金銭補助を含む支援が受けられる．性犯罪であるかどうかや警察への通報の有無などは問われないし，秘密も厳守される．共通ダイヤル＃8911にて，その地域の性暴力被害者ワンストップ支援センターにつながる．本人に相談の意思を確認し，本人の希望があれば一緒に電話することも有効である．

Point ❸ 今後の避妊と性感染症検査について話し合う

　レボノルゲストレル錠は排卵を遅らせることで，心配しているその性交渉による妊娠を回避する作用をもつ。このため，内服後に再度安全ではない性交渉をした場合，妊娠率を高めてしまうリスクがある。次回の月経は1週間程度遅れることが多いが，次回の月経がくるまでは性交渉を控えるのがよい。もし難しい場合には，レボノルゲストレル錠内服翌日からの低用量ピル開始を考慮する。レボノルゲストレル錠の妊娠回避効果は100%ではないため，内服後3週間月経がない場合には必ず妊娠検査をするよう説明する。

　また，妊娠を心配する性交渉があったということは，性感染症に感染するリスクもあったということである。相手の性感染症の有無がわかっていない場合には，性感染症検査も勧める。

　緊急避妊薬を自信をもって扱うために，問診票を公開している。薬局薬剤師のために作成したが，すべての医療従事者が利用可能である。患者とともに質問項目を確認することで，安全に抜けなく必要事項を説明できるため，ぜひご活用いただきたい。

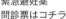 緊急避妊薬問診票はコチラ

今日の診療の「plus one」

　アフターピルは安全であり，誰が処方してもよく，早期内服が必要である。可能であれば，アフターピル内服の機会を支援の機会にするとよい。

　複数回のアフターピル内服者や同意ではない性交渉であった者，性交渉の経験があるのに性感染症の検査をしたことがない者などに気づいたら，その人がよりよい性的健康，性的成長を得るために，産婦人科や性暴力被害者支援センター，保健所などの選択肢の提示をするのも一つかもしれない。

（池田裕美枝）

文献
1) 日本産科婦人科学会，編. 緊急避妊法の適正使用に関する指針（平成28年度改訂版）. 平成28年.
2) Garriga M, et al. Clin Liver Dis（Hoboken）2024; 23: e0104. PMID: 38379765
3) World Health Organization. Emergency contraception. 2021.11.9.
https://www.who.int/news-room/fact-sheets/detail/emergency-contraception#:~:text=Emergency%20contraceptive%20pills%20prevent%20pregnancy,and%20egg%20before%20they%20meet
（参照：2024/9/3）

#精神科

CQ 51 薬物過量内服患者, 帰宅可能の条件は?

Case Study

● 28歳女性, 過去にも薬物過量内服で病院搬送歴あり。「薬をたくさん飲んだ」と夫にメールで連絡し, 駆けつけた夫に連れられ来院した。

● 来院時バイタルサインは安定しており, やや眠たそうな様子はあるが薬物過量内服の自覚症状はなく, 歩行も可能だった。

● 本人は睡眠薬を内服したというが, 商品名や量は覚えていないとのこと。夫の話では, まだ残っていたはずの総合感冒薬の空き瓶が近くに落ちていた。

セッティング別のポイント

☑ 【1】救急外来, 【2】地方の2次病院ではよく出合う薬物過量内服の **Case Study** である。【3】クリニック / 診療所に来院した場合, 追加検査 / 入院が必要になる可能性もあるため, 転院を考慮する。

☑ 過量内服では身体的に, あるいは精神的に帰宅可能かを判断せねばならない。特に非精神科医にとって精神的に帰宅可能かの判断は非常に難しい。

Point❶ まず身体的に帰宅可能かを判断する

　薬物過量内服では, 全身状態の安定化が治療の主軸であるが, 場合によっては除染(薬剤が吸収される前に除去する)や排泄促進(一度体内に吸収された薬剤を効率よく排泄する), さらに薬剤の種類によっては特異的治療が必要となる[1]。このため過量内服した薬剤の種類と量, 時間を知ることがきわめて重要である。患者から十分な情報が得られないときには, 家族や関係者, 救急隊からも可能な限り情報を収集する。本項では各々の薬物中毒に対する特異的な対応については割愛するが, 薬物過量内服ではまず身体的に入院が必要な中毒の可能性がないかの検討を十分に行う必要がある。

　原因薬の確定が困難であったとしても, 症状やバイタルサインの組み合わせによってどのような中毒かを推測し, 治療を開始できることがある。このような特徴的な中毒症候群をトキシドロームとよぶ。薬物過量内服ではトキシドロームを意識して, バイタルサインや身体診察をとることが重要であり, 合致するなんらかの症状があれば, 推測される薬物中毒の治療を行うために入院が必要である[2]。

　トキシドロームでは認識できない致死的中毒の代表として, アセトアミノフェンとサリチル酸中毒がある。アセトアミノフェンとサリチル酸は市販の多くの総合感冒薬に入っており, 薬物過量内服の原因となることが多

い。これらの過量内服では初期には症状が非特異的〜無症状であり，疑ってかからないと診断がつかないため注意する[3,4]。疑いがあれば血中濃度を提出し，結果が到着するまでは内服したものとして対応すべきである[1]。

Point❷ 過量内服が自殺企図かどうかを確認する

　身体的に入院の必要がないと判断した場合，次は精神的に帰宅可能かを判断する必要がある。最初のステップは，過量内服が故意か偶発的かを確認することである。偶発的であれば，詳細な病歴聴取により内服状況が了解可能なものかを判断する。過量内服の状況が明確で，次回以降予防可能と判断できれば帰宅は可能である。過量内服の状況が不明確な場合は注意が必要で，特に小児や高齢者では虐待の可能性も念頭に置かなくてはならない。

　故意であった場合には，内服理由を聴取し，今回の過量内服が自殺企図であったか，すなわち自ら死を意識して行動したかどうかを確認する。故意の過量内服であっても，強い治療効果を期待して過量内服した場合や他者から強要されたという場合もあるため注意する。自殺企図かどうかの判断には，以下の6つの項目を確認するとよい[5]。①自らの意思で行った行為であるか，②明確な自殺の意図があったか，③致死的な手段を用いたか，④致死性の予測があったか，⑤その行為とは別に自殺念慮が存在するか，⑥遺書などから客観的に確認されるか。これら6つの項目を確認し，②以降で1つでも当てはまれば自殺企図として対応する。

Point❸ 自殺企図では，再企図のリスクを評価する

　自殺企図による過量内服であった場合には，希死念慮（死にたいと願う心理）と自殺念慮（希死念慮が強まり自殺を意識する心理）がないかを確認する。これらの問診を進めるに当たって，患者は黙秘したり，十分な返答をしてくれないことが多々あるため，多職種で協力して話を聞く人を変えるなどの工夫も必要である。また答えたとしても，本当のことを答えているか，希死念慮が隠れていないか，ということを慎重に判断する必要がある。例えば「なかなか寝付けないため，睡眠薬を多めに内服した」と「ずっと眠っていたいため，大量に睡眠薬を内服した」では，同じ睡眠薬の過量内服であっても対応が異なってくる。前者は薬剤に対する知識の不足であり，過量内服の危険性を伝えることで再発が予防できる可能性がある。一方，後者の「ずっと眠っていたい」と言う訴えは死という言葉を用いていなくとも希死念慮である可能性を考慮し，患者心情に配慮しながらより詳細に問診を進めるべきである。

　希死念慮・自殺念慮がある場合，理想的には当日中に精神科の診察を受けることが望ましい。しかし夜間休日など即時コンサルトが困難である場

合や,そもそも精神科医が不在の施設で過量内服の診療を行わざるをえないこともある[6]。非精神科医が,精神科的入院が必要かどうかを判断するための明確なアルゴリズムはなく,希死念慮・自殺念慮の重症度を評価して適宜帰宅可能か判断する必要がある。重症度評価には,①具体的計画性,②出現時期・持続性,③強度,④客観的確認,⑤他害の可能性を確認する[5]。

- ①**具体的計画性**:時期・手段・場所を決めている,死を予告している,死後の準備をしているような場合に危険性が高い。
- ②**出現時期・持続性**:自殺念慮が急速に出現し消退しない,変動しコントロールが困難な場合に危険性が高い。
- ③**強度**:自殺を強く望んでおり,自制困難な場合に危険性が高い。また自殺念慮を抱いた動機や経緯などからも危険性を判断する。
- ④**客観的確認**:遺書の存在や周囲に死をほのめかす場合には危険性が高い。
- ⑤**他害の可能性**:「一緒に死ぬしかない」「殺したい」などと口にする場合には危険性が高い。

これらから,総合的に帰宅可能かを判断する。帰宅困難と考えられた際には精神科への転院を検討する。もし帰宅可能と判断した場合であっても,家族あるいは親しい関係者の協力が得られるかを確認しなくてはならない。原則として患者単独では帰宅させてはならず,家族などとともに帰宅させ,帰宅後も見守りを依頼する。紹介状作成のうえで当日,もしくは翌日に精神科医療機関を受診することを指示する。この際にも患者のみでは受診に至らない可能性を考慮し,必ず家族に同伴するように依頼すべきである[5]。

今日の診療の「plus one」

自殺企図の後に,それまで不安定だった精神状態が一見安定してみえることがあり,これをカタルシス効果とよぶ。これは自殺という行為により心理的葛藤が一時的に解消されただけであり,患者を取り巻く状況が変わらなければ早晩同様に自殺念慮が出現する。自殺企図の問診時には,患者にカタルシス効果がないかの検討も必要である。

(福山唯太)

文献
1) Vega IL, et al. Am Fam Physician 2024; 109: 143–53. PMID: 38393798
2) Holstege CP, et al. Crit Care Clin 2012; 28: 479–98. PMID: 22998986
3) Chiew AL, et al. Cochrane Database Syst Rev 2018; 2: CD003328. PMID: 29473717
4) Juurlink DN, et al. Ann Emerg Med 2015; 66: 165–81. PMID: 25986310
5) 日本臨床救急医学会, 総監修. PEECガイドブック 改訂第2版. へるす出版, 2018.
6) Hashimoto T, et al. Cureus 2022; 14: e32475. PMID: 36644086

#精神科 #全身痛 #MUS

CQ 52 精神疾患患者からの頻回の相談事例に対してどう対処するか？

Case Study
- 43歳女性。3年前から全身痛のため，仕事や家事ができないと困っている。
- 複数の病院を受診するも各種検査で異常なく，ドクターショッピングを繰り返している。
- 後輩医師が病状説明をするも納得しない。困った後輩医師から今後の対応を相談された。

セッティング別のポイント

☑ 慢性の全身痛で各種検査では異常なく，ADL 障害およびドクターショッピング歴を認めることから，身体症状症が鑑別になる。

☑ 【1】救急外来，【2】地方の2次病院，【3】クリニック / 診療所のいずれのセッティングでも遭遇しうる。

☑ 頻回受診は医師に陰性感情を抱かせやすく，医師のバーンアウトや誤診の原因となる[1]。共感的な診療が，良好な医師－患者関係の構築や治療に重要である[1]。

Point❶ 医学的に説明困難な身体症状（MUS）を知る

身体症状を主訴に受診する精神疾患患者の割合は，プライマリ・ケア外来の約30％を占める[2]。医学的に説明困難な身体症状（medically unexplained symptoms：MUS）の有病率は30〜50％にも上ると知られており[3,4]，そのうち約90％がDSM-Ⅳで定義される身体表現性障害，約45％がDSM-Ⅴで定義される身体症状症の診断基準を満たすといわれている[5]。これらの疾患とMUSには高い相関があり，かつ医療機関に頻回受診を求める代表的な疾患であるため[3]，**MUS/身体症状症への適切な対応が頻回受診を減らすことにつながる。**

『精神科救急医療ガイドライン』では，対応として「相談者の不安を軽減させるとともに緊急性を回避する。なお，単にその場の問題解決を支援することにとどまらず，相談者の問題対処能力を高めるように対応することが求められる」と記載されているが[6]，具体例について以降に述べる。

Point❷ MUS/身体症状症への対応と説明

　身体症状症は，器質疾患の併存の有無は問わないため，**身体症状症患者だからといって器質疾患の事後確率が下がるわけではない**。したがって，器質疾患を見逃さないために必要な検査は施行すべきだが，不必要な精査・治療を繰り返すと症状が固定化し障害度合いが強まるため，**不要な検査は施行しないことが重要**である[7]。検査をする場合は，検査前に結果が正常であった場合の意味を事前に話し合っておくことで，検査後の患者の安心感が高くなり，症状を訴える患者が減る[8]。病状説明は具体的に次のように行う。

> - 診察した結果，筋骨格や内臓などの問題では症状を説明できません。
> - 気のせいでも，身体にまったく異常がないというわけでもなく，〇〇さんが実際にお辛い症状を自覚しているのは確かです。
> - 原因は脳にあり，脳の誤作動で症状を辛く自覚してしまっている状態と考えられます。
> - 事故映像を見ると，自分が事故に遭ったわけではないのに，汗が出たり苦痛を感じることはありませんか？　このように心と体は密接に関連しており，感じる必要のない症状を脳が敏感に感じ取ってしまうことがあります。

　ただ，MUSを訴える患者の一部は身体症状に囚われているため，体に原因があるはずだという考えから，上記説明では納得しない場合もある。その場合は，以下のような説明をすると受け入れられやすい。抑うつや不安を合併しやすいことにも留意する。

> - 脳のセロトニンというホルモンが減少している場合があり，実際にSSRI（selective serotonin reuptake inhibitor：選択式セロトニン再取り込み阻害薬）などの，セロトニンを補うお薬（抗うつ薬）を使うことで症状が改善することがあります。
> - 抗うつ薬という名前ですが，うつ病以外にもセロトニンが減少する脳のホルモンの病気に対して有効です。

　また，薬物療法や精神科へ紹介する際の導入としては，次のように説明するとうまくいくことがある。

> - SSRIなどの抗うつ薬を専門的に処方し，上手に調整できるのが精神科の先生です。

　今後の予後や対処を共有することも重要である。症状が一方向性に増悪していない場合は，以下のような説明が不安を軽減することがある。

> - どんどん悪くなっている経過ではないので，命にかかわる悪い病気である可能性はきわめて低いです（少しでも症状が軽快していれば，そこを強調するとなおよい）。

また，多くのMUS/身体症状症患者は，活動すると症状や予後が悪くなると思い込んでいることが多く，症状のために仕事や家事をしないといった対応をとることがある。これは身体機能を低下させる悪循環につながるため，次のように説明する。

- 症状があるのは心配ですよね。ただ，動くことで症状が悪くなることはありません。
- 逆に動かなくなることで，原因が何であれ筋力が落ち，二次的に身体機能が低下してしまいます。そうすると，少し動いただけでもだるさを強く感じてしまう，という悪循環に陥ってしまいます。
- 今までやっていたことは，症状に無理のない範囲で維持するようにしてください。

Point ❸ BATHE法

認知行動療法などの非薬物療法も有効であり，**共感的な診療による良好な医師－患者関係の構築が重要**となる[1]。短時間で共感的な診療を可能とする医療面接技法として「BATHE法」があり，うまくいけばそれだけで症状が消失する場合もある[9]。具体的には，患者背景（Background）や，症状に対してどう感じているか（Affect），症状で困っていること（Trouble），対処行動（Handling）を尋ね，最後に患者の苦労や努力に共感（Empathy）するとよい。

今日の診療の「plus one」

「精神疾患患者の頻回受診」という情報だけで陰性感情を抱きやすく，誤診や，良好な医師－患者関係が築けない原因となる。それを回避するためには，冷静に状況を俯瞰的にみて，共感的な対応を心がけるとよい。

（田村弘樹）

文献
1) Tamura H, et al. J Gen Intern Med 2023; 38: 1843–7. PMID: 36385409
2) Smith RC, et al. J Gen Intern Med 2007; 22: 685–91. PMID: 17443380
3) Haller H, et al. Dtsch Arztebl Int 2015; 112: 279–87. PMID: 25939319
4) Vermeir P, et al. Int J Clin Pract 2021; 75: e14855. PMID: 34516726
5) Claassen-van Dessel N, et al. J Psychosom Res 2016; 82: 4–10. PMID: 26944392
6) 日本精神科救急学会. 精神科救急医療ガイドライン 2022年版. 日本精神科救急学会, 2022, p.72.
7) Löwe B, et al. Gen Hosp Psychiatry 2008; 30: 191–199. PMID: 18433651
8) Petrie KJ, et al. BMJ 2007; 334: 352. PMID: 17259186
9) 生坂政臣. 見逃し症例から学ぶ日常診療のピットフォール. 医学書院. 2003; p.114.

#精神科 #せん妄

CQ 53 入院患者のせん妄への治療選択はどうするか？

Case Study
- 76歳女性。咳嗽と呼吸苦を主訴として，息子とともに独歩受診した。
- 肺炎の診断にて一般病棟へ入院となり，抗菌薬による治療が開始された。
- 入院3日目の夜，病棟からオンコールがあった。直ちに駆け付けると，患者は裸足で部屋から出ようとしており，顕著な興奮状態を認めた。

🔍 セッティング別のポイント

☑ 急性に発症した，肺炎によるせん妄の Case Study である。

☑ せん妄は身体疾患や手術などが原因で起こり，また夜間に症状が現れることから，一般的に【3】クリニック / 診療所で問題となることは少ない。

☑ それに対して，【1】救急外来や【2】地方の2次病院では，身体疾患や手術などを契機としてせん妄を認めることがあり，急な対応を求められることも多い。

Point❶ せん妄治療の3本柱は，①原因除去，②非薬物療法，③薬物療法である

　　せん妄を治すためには，①原因除去，②非薬物療法，③薬物療法の3つが必要不可欠である。なかでも①は最も重要であり，冒頭の**Case Study**でも肺炎の治療がせん妄改善の鍵を握っている。ただし，残念ながら抗菌薬の効果が得られるまで日数が必要で，その間も強いせん妄が続くと，転倒や転落などの二次合併症につながりかねない。そこで，肺炎の治療（①）に並行して，患者が安心できるように療養環境を整え（②），対症療法としての薬物療法（③）を行うことになる。本**Case Study**のように，夜間に顕著な興奮を認めた際には速やかな薬物療法が必要となるが，決して①や②をおろそかにすることのないよう，十分注意しておきたい。

Point❷ ハロペリドールを用いる際には，いくつかの確認や工夫が必要である

　　夜間に顕著なせん妄を認めた場合，速やかな薬物療法が求められる。もし拒薬がみられた場合，注射薬を用いるのが一般的である。せん妄に用いる代表的な注射薬は，抗精神病薬のハロペリドール（セレネース®）である。

ハロペリドールには，禁忌となる病態が3つ（パーキンソン病，重症心不全，レビー小体型認知症）あるため，投与前の確認が必要となる。

　ハロペリドールは，強力な抗幻覚・妄想作用をもつが，鎮静作用は比較的弱い。また，安易な増量によって，錐体外路症状（パーキンソン症状など）を招くことがある。したがって，ハロペリドール単独で効果が不十分な場合，鎮静作用を有するヒドロキシジン（アタラックス®-P）やベンゾジアゼピン受容体作動薬などと併用することがある。

　ヒドロキシジンは抗ヒスタミン薬であり，抗コリン作用を有することから，せん妄の悪化につながる可能性が指摘されてきた。ただし，ウシの大脳皮質やヒトの尾状核におけるデータでは，ヒドロキシジンのアセチルコリン受容体への親和性は，他の抗ヒスタミン薬に比べきわめて低いことが示されている[1, 2]。また，ハロペリドールの投与で効果が不十分な場合，ハロペリドールを増量した群とヒドロキシジンを併用した群で比較すると，せん妄の持続期間やインシデントに有意差はなかったとの研究報告もあり[3]，ハロペリドールの増量による副作用を避けたいケースなどではヒドロキシジンの併用も検討に値する。

　なお，わが国の『がん患者におけるせん妄ガイドライン 2022年版』[4]では，興奮が顕著なせん妄で内服が困難・不可能な場合，ハロペリドールとベンゾジアゼピン受容体作動薬の併用が選択肢に挙げられている。ただし，ベンゾジアゼピン受容体作動薬には呼吸抑制のリスクがあることから，特に一般病棟で使用する際には十分注意が必要である。

Point❸ いま一度，せん妄への対策を見直してみる

　冒頭の**Case Study**の患者は76歳と高齢であり，令和2年度の診療報酬改定で新設された「せん妄ハイリスク患者ケア加算」において，せん妄対策を行うべき患者（せん妄ハイリスク患者）に該当する。適切な対策を行うことでせん妄の発症を防いだり，発症したとしてもその重症度を下げたりすることが可能となる。本**Case Study**では，あらかじめ適切な不眠時・不穏時指示が出ていたか，それらが効果的に用いられたかなどについて，いま一度見直してみることが大切である。

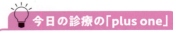

今日の診療の「plus one」

　入院患者に強いせん妄がみられた場合，症状を緩和するための薬物療法が必要となる。薬剤の内服を拒否する場合は注射薬を用いることになるが，ハロペリドールは鎮静作用が決して強くないことや，安易な増量による副作用に留意し，場合によってはヒドロキシジンなどの併用を検討する。

（井上真一郎）

文献
1) Cusack B, et al. Psychopharmacology（Berl）1994; 114: 559–565. PMID: 7855217
2) Kubo N, et al. Jpn J Pharmacol 1987; 43: 277–282. PMID: 2884340
3) Hirayama T, et al. Palliat Support Care 2024; 27: 1–8. PMID: 38409802
4) 日本サイコオンコロジー学会／日本がんサポーティブケア学会. がん患者におけるせん妄ガイドライン2022年版（第2版）. 金原出版, 2022.

Memo

#精神科

CQ 54 精神科医の「身体疾患を否定してください」はどこまで求めているか？

Case Study
- 45歳男性。3日前から「死神に殺される」と幻覚と妄想が出現し，精神科病院を受診した。
- これまで精神科受診歴はなく，今回が初めてのエピソードである。
- 精神科医より，「身体疾患が否定できないため精査加療をお願いします」と紹介され，総合病院に救急受診した。

セッティング別のポイント

☑ 精神科医による「身体疾患を否定してください」をより詳しく説明すると，「この精神症状は身体疾患によって出現しているかもしれず，もしそうであれば精神科病院で数カ月～数年かけて精神疾患の評価と治療を行うこと自体が患者への不利益となってしまいます。そのため，この精神症状を引き起こす原因となるような身体疾患を除外してほしいです」となる。

☑ 本項は【2】地方の2次病院のセッティングであるが，【1】救急外来や【3】クリニック/診療所でも基本的な対応は同様である。

Point❶ 急性の経過は身体疾患を疑う

　　基本的に，**精神疾患は慢性疾患**である。多くの精神疾患は完治せず，経過のなかで軽快と増悪を繰り返し，年単位でのコントロールを目指す慢性疾患である。そのため，急性の経過であった場合，精神疾患よりも身体疾患を疑ってアプローチする。特に，脳炎等の感染症，電解質異常，甲状腺クリーゼ等の緊急度の高い内分泌疾患など，精神症状を引き起こす緊急性の高い疾患を除外する。また，軽度であっても意識障害を伴う場合はせん妄の可能性を考え，せん妄であれば直接因子である身体疾患の検索・治療を要する。

　　米国のシステマティックレビュー[1]によると，精神科受診前にルーチンのスクリーニング検査は不要であるが，身体疾患の可能性が高い場合（**表1**）においては，有用性な可能性が示唆されている。

表1 身体疾患のリスクが高く各種検査が検討される患者群の目安
（文献1より改変引用）

・65歳以上
・新たに発症した精神症状
・免疫抑制状態
・併存疾患がある（糖尿病や高血圧等）

Point❷ 身体疾患の除外に関する救急医・精神科医の視点

　米国救急医師会（American College of Emergency Physicians：ACEP）は，救急医療リソースの最適化の観点と，スクリーニング検査がその後の救急部での管理や処置を変えないことから，「意識清明な成人患者が急性精神症状を呈して救急部に来院した場合に，非精神疾患を特定するためにルーチンの臨床検査を行わない」という臨床指針を2017年に出した[2]。

　しかし，救急部での管理や処置を変えないことは，精神科医が期待する身体疾患の除外とは意味合いが異なる。米国では上記の臨床指針が出された後も80％のケースで精神科入院前に身体疾患の除外目的で検査が行われた報告[3]があり，実際には精神科医の要請により，救急を受診した大多数でスクリーニング検査が行われていたことが示されている。

Point❸ 精神科医療の特徴

　以降は，エビデンスによらないエクスペリエンスによる記載である。

　精神科領域で当たり前のように使っている用語として，「身体科（精神科以外の診療科）」など，精神科以外の領域をすべてまとめる意味の単語がある。それ以上の思考を停止しているかのような業界用語が存在していることからも，いかに精神科医が身体の対応を苦手としているかが窺える。

　精神科医療では，精神症状と上手に付き合っていけるよう，時間をかけて患者とともに疾患と向き合っていく。しかし，もし身体疾患によって症状が出現している場合，精神科医が年単位の診察を続けていくことは症状の軽快に役に立たないばかりか，本来必要な身体治療を受ける機会を逸し，患者にとって大きな不利益になる。

　本CQの回答をする。救急で通常扱うような緊急性が高い身体疾患はもちろんのこと，内分泌疾患や変性疾患，自己免疫疾患などの亜急性〜慢性の疾患も含めて「身体科」医師に身体疾患を除外してほしい，というのが多くの精神科医の希望だと思われる。

> 💡 **今日の診療の「plus one」**
>
> 精神科医の「身体科」医師への期待と救急医療における診療範囲には乖離がある可能性が高い。そのため，精神科医に診療情報を提供する際には，どのような診療を行い，どのような疾患は除外できるのか，具体的に情報を提供する必要がある。(例：「○○等の緊急性の高い疾患は否定的です」)。

(手塚幸雄)

文献
1) Chennapan K, et al. J Emerg Med 2018; 55: 799–812. PMID: 30316619
2) Nazarian DJ, et al. Ann Emerg Med 2017; 69: 480–98. PMID: 28335913
3) Yun BJ, et al. Am J Emerg Med 2018; 36: 745–8. PMID: 28988848

Memo

#精神科 #興奮

CQ 55 暴れている患者の鎮静, その前にすべきことは?

Case Study
- 50代男性。自宅で発言が支離滅裂になり,妻に連れられ22時頃に受診した。
- 待合室でも興奮しており周囲に危害が及ぶ危険があり,バイタル測定や問診もできない状況である。

🔍 セッティング別のポイント

☑ 不穏の原因に器質的な疾患が隠れていることも少なくないが,不穏であるがゆえに診療に難渋する。

☑ どのセッティングにおいてもその患者だけを診ているわけではない。その患者以外の周囲の安全も担保しながら診療を進めることが前提となる。救急診療にかかわる医療者の7割以上が患者から暴力行為を年1回以上受けたことがあるという報告もあり[1],できる限り安全な対応方法を知る必要がある。

Point❶ 不穏・興奮状態の背景にある器質的な疾患を見逃さない

不穏は,「不適切な言語・発声・運動活動で,外部の観察者からは,個人の欲求や混乱から直接生じているとは判断されないもの」と定義される[1]。急性の精神症状を発症した患者において,原因として精神疾患だけでなく,器質的な疾患が隠れていることがあり,**表1**を参考に網羅的に鑑別する[1]。薬物的鎮静を要するほどの原因としては,精神疾患,覚醒剤使用やアルコール離脱などの薬物関連をよく経験するが,ショックや呼吸不全,中枢神経疾患,代謝内分泌疾患の表現型として不穏が目立つものもある。問診や診察だけでなくバイタルサインの測定すら困難な状況もあるが,後述の安全確保をし,同時並行で原因検索・治療介入を行うことが肝要である。

表1 急性の精神症状をみたときの鑑別診断(文献1より作成)

神経	脳血管障害, 脳腫瘍, 認知症, 頭部外傷, せん妄
呼吸・循環	低酸素血症, 循環不全
感染症	脳炎, 髄膜炎, 敗血症
代謝・内分泌	血糖異常, 体温異常, 甲状腺機能異常, 電解質異常, ビタミン欠乏
物質関連	アルコール, ステロイド, 覚醒剤, 大麻

Point❷ 最も重要なことは安全確保

医師法第19条の応招義務により，医師は正当な事由がない限り暴れる患者に対して診療を拒否することはできない[2)]。また，患者本人の安全はもちろん，他患者や医療スタッフの安全も担保する必要がある[1)]。

まず，患者との距離を十分に確保し，ペン，聴診器，ハサミなどの武器になる危険物は患者から遠ざける。また診察室においては逃げ道も確保し，状況に応じて診察場所や他患者の移動も検討する。

その後，まずは言語・コミュニケーションによる鎮静を試みるが，患者の言い分にも傾聴・共感しながら興奮を助長しない話し方を心がけ，必要に応じて付添者にも協力をお願いしつつ，かつ毅然とした態度で接することが重要である[3)]。それでも自傷他害の恐れがあれば身体的拘束が必要だが，重要なことは人員確保である。緊急事態では警察の出動要請も躊躇してはならない。最低5人は確保したうえで可動部位（四肢関節と頭部）を適切に抑えて安全確保する[1)]。それでも興奮が収まらなければ薬物的鎮静を考慮するが，具体的な適応や注意事項，処方例は後述する。

Point❸ 薬物的鎮静の実施は複数の医療者で協議し，過程のカルテ記載，患者モニタリングを確実に

救急医療現場における拘束に関する明確な法令は存在しない。過去には医師が不穏の患者に鎮静薬投与をして違法となった判例がある[4)]。自宅で暴れる患者に対し，家族から往診依頼を受け精神科医が病院へ搬送する目的で鎮静薬を注射したが，問診や状況確認が不十分で自傷他害の恐れがあったとは言い切れず，また患者が女性で現場に6人の成人男性がいたことから薬剤は使用しなくても搬送可能であったと，損害賠償の支払いを命じられた。

ガイドラインにおいて，鎮静の適応として，「診療に協力が得られず，静止を要する検査が必要」「補液以上の身体管理を要する」「興奮・攻撃性が著しい」「自傷・自殺の危険性が高い」などが挙げられている[5)]。判例やガイドラインから，自傷他害の恐れがあり診療に支障をきたすケースで，言語的な鎮静，身体抑制をしても制御困難と判断した場合に，初めて薬物的鎮静が可能となる。また，本当に適応か否かを複数の医療者で協議し，その過程を随時カルテ記載していくことが重要である。

処方

- ハロペリドール（セレネース®）1回5mg 筋注/静注
  ➡ QT延長に注意する。パーキンソン病には禁忌である。

- ジアゼパム（ホリゾン®）1回5～10mg静注
  ➡ 筋注は血行動態が不安定である。アルコール離脱では第一選択となる。
    呼吸抑制に注意する。

- ミダゾラム（ドルミカム®）2.5～5mg 筋注/静注
  ➡ ジアゼパム以上に呼吸抑制に注意する。

今日の診療の「plus one」

　不穏で暴れている患者には，患者と周囲の安全を確保したうえで器質的な原因疾患を評価する。自傷他害の恐れがあり診療に支障をきたす場合，鎮静薬は選択肢であるが，適応の是非に関して複数の医療者で協議し経過をカルテ記載する。

（玉村賢吾，鱶口清満）

文献

1) Deal N, et al. Emerg Med Clin North Am 2015; 33: 739–52. PMID: 26493520
2) 厚生労働省. 医師法（◆昭和23年07月30日法律第201号）.
   https://www.mhlw.go.jp/web/t_doc?dataId=80001000（参照：2024/9/7）
3) Richmond JS, et al. West J Emerg Med 2012; 13: 17–25. PMID: 22461917
4) 蒔田覚. 暴れる精神障害患者に鎮静剤投与は違法. 日経メディカル.
   https://medical.nikkeibp.co.jp/leaf/mem/pub/series/dispute/201209/526539.html（参照：2024/9/7）
5) 日本精神科救急学会. 精神科救急医療ガイドライン2022年版.

#精神科 #呼吸困難

CQ56 過換気症候群と診断するときに、気をつけたい鑑別疾患や病態は？

Case Study

- 30歳女性。仕事中に息が急に苦しくなり、手足がしびれてきたため、職場の上司に連れられて、職場近くの2次病院を受診した。
- 既往歴に特記事項はないが、25歳時に同様の症状で救急外来を受診したことがある。
- 来院時バイタルサインは血圧135/88mmHg、脈拍102回/分、呼吸数40回/分、SpO_2 100%（室内気）であった。両手のテタニーを認めた。

セッティング別のポイント

☑ 過換気症候群の患者は【1】救急外来、【2】地方の2次病院、【3】クリニック/診療所、それぞれにおいて救急車での搬送、またはwalk-inで受診する。

☑ 典型的な過換気症候群であれば、診断と治療は難しくないが、病歴やバイタルサインからほかの緊急疾患の可能性がある場合は、【3】クリニック/診療所では、高次医療機関への紹介が必要になるケースもある。

Point❶ 典型的な過換気症候群の特徴を知る

過換気症候群は正常な酸素化状態で呼吸性アルカローシスを伴う一過性の換気量増加を起こす間欠的なエピソードを特徴とする。20～30代の女性に認めることが多く（**図1**）、約30%は以前にも同様のエピソードを起こし、約50%で不安障害などの心因性疾患の既往歴があるとされている[1]。患者は不安が強く、呼吸困難や肺にうまく空気が入っていかないといった症状を訴えることが多い。また、しびれ、嘔気、腹痛、めまいの訴えや、手足のテタニーを認めることもある。

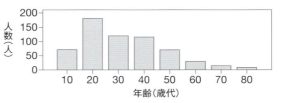

表1 過換気症候群の発症年齢分布（文献1より引用）

Point❷ 注意深く患者を診察・評価し除外診断を行う

過換気症候群の診断には、広く受け入れられている診断基準がないため、

注意深く観察し，別の可能性を評価したうえで除外診断が必要である（**表1**）。急性疾患（急性冠症候群，脳梗塞など）によって過換気症候群様の症状が誘発されることがある。過換気症候群と誤認されやすい疾患があり，ギランバレー症候群，肺血栓塞栓症，糖尿病性ケトアシドーシスなどが代表的である。病歴，身体診察，呼吸数とSpO_2とのバランス（通常の過換気症候群であれば，SpO_2は99〜100％になるはず）から慎重に見極める必要がある。

表1 気をつけたい鑑別疾患

呼吸器系	気胸，肺血栓塞栓症，喘息/COPDの急性増悪
循環器系	急性心不全，急性冠症候群/狭心症
代謝内分泌系	糖尿病性ケトアシドーシス，低血糖，低カリウム血症，甲状腺機能亢進症，褐色細胞腫
神経系	脳血管障害（脳出血，脳梗塞，くも膜下出血），ギランバレー症候群
その他	敗血症，妊娠

COPD：慢性閉塞性肺疾患

Point ❸ 過換気後に無呼吸を呈する患者がいる

一般的な過換気症候群の予後は良好であるが，過換気後の無呼吸により重篤な低酸素血症（post-hyperventilation apnea）に至ることがある[2]。解離性障害などの精神科的疾患との関与も示唆されている。慎重な経過観察と，緊急の呼吸補助を考慮する必要がある。

MEMO 過換気症候群の治療は？

過換気症候群の患者の初期対応は，患者を安心させ呼吸法について指導することである。腹式呼吸を意識してもらう，積極的に患者に話してもらう，などが効果的である。ペーパーバッグ法（紙袋を口に当てて呼吸する方法）は，低酸素血症をきたす可能性があるため推奨されていない[3]。

今日の診療の「plus one」

安易に過換気症候群と診断するとピットフォールに陥ることがある。「頻呼吸を伴うほかの原因はないか？」「なぜ過換気になったのか？」と慎重に考える必要がある。

（吉田英人）

文献
1) Pfortmueller CA, et al. PLos One 2015; 10: e0129562. PMID: 26110771
2) Munemoto Takao, et al. Biopsychosoc Med 2013; 7: 9. PMID: 23594702
3) Callaham M. Ann Emerg Med 1989; 18: 622–8. PMID: 2499228

#精神科 #不眠 #うつ

CQ 57 問診で希死念慮を聴取した患者を紹介する実際のタイミングは？

Case Study
- 67歳女性。不眠を訴え，睡眠薬の処方を希望して内科外来を受診した。
- 数日前から夜何度も目が覚めるようになり，朝も昼も気分は落ち込んでいるという。睡眠薬の過量服薬で死ぬことはあるのかとの質問もなされた。
- 不眠の原因を問うと，涙を流し，「夫がこの病院に脳出血で入院中で，数日前に予後不良であると担当医から説明されてから眠れない」と語り，「頼れるのは夫しかいない。夫が死んだら1人で生きていく自信がない」と訴えた。

🔍 セッティング別のポイント

- ☑ 【1】救急外来，【2】地方の2次病院，【3】クリニック/診療所のすべてにおいて，過量服薬，未遂でも縊頚など，具体的に自殺企図があって来院した場合は，迷わず精神科紹介を勧める。
- ☑ 切迫した状況であれば，閉鎖病棟・入院病床のある精神科病院を選択肢として考慮する。すでにかかりつけがあるならば，できるだけ早く受診させるべきである。
- ☑ 特に【2】，【3】における，消極的な希死念慮にとどまるケースは，切迫性に応じて受診すべき時期，推奨度合いを調節することになる。
- ☑ いずれも本人だけではなく家族やキーパーソンの意見も踏まえてアセスメントをして，病状説明，紹介を促す際には同席を促すべきである。

Point❶ リスクファクター・防御因子を評価して自殺ハイリスクなら紹介

　　自殺と関連する因子，止まらせる防御因子については疫学的な研究がなされており，これらがどれだけ当てはまるかを判断する。**表1**のように心理社会的な要素も重要であるが，通常の救急診療では意識しないと問診しないものについても尋ねる必要がある。

表1 自殺のリスクファクター

筆者の私見で，本当に時間がないときにリスク評価で最低限聞くべき情報に下線を引いた。

慢性（素因的）因子

・男性
・高齢（67歳以上）
・自殺企図の既往（今回の自殺は何度目か？）
・<u>精神疾患※1を有する</u>
・悪性腫瘍，慢性の身体疾患がある
・自殺の家族歴
・幼少期の虐待歴
・慢性疼痛

急性（促進的）因子

・<u>最近の喪失体験</u>
・<u>配偶者と死別，または離別している（未婚も含む）</u>
・持病（精神障害・身体疾患のどちらか）が悪化した
・衝動性
・<u>自殺の手段を具体的に考えている（致死性の高いもの※2であるとさらにリスク増）</u>
・<u>失職や経済的な問題</u>
・社会的孤立

防御因子

・結婚している
・信仰する宗教がある
・<u>家庭内に幼い子供がいる（女性のほうがより強い防御因子となる）</u>
・積極的な社会的なサポートがある

※1：うつ病だけではなく，双極性障害，統合失調症，依存症，パーソナリティ障害も自殺企図と関連がある。
※2：縊頸のための縄を用意した，飛び降りる場所を下見した，など。

　自殺は，冒頭の**Case Study**の女性のように，きっかけとなる出来事に端を発していても結果的に複合的な悩みが交絡しながら蓄積して起こるものである。**米国においては，教育を十分受けていない人，セクシャルマイノリティの人たちの自殺のリスク因子であることも知られている。**また，自殺企図の80％の背景に精神疾患があることは指摘されているが，うつ病だけでなく，依存症，双極性障害，統合失調症，境界性パーソナリティ障害なども自殺と関連することに留意されたい。

Point❷ 精神科紹介がてきめんに自殺リスクを減らすときと，そうとは限らないとき

　自殺企図が切迫したものではなく，消極的な希死念慮を語るのみの人を紹介するか否かは，診察医のメンタルヘルス診療の技量と，診療圏に標準

的な精神科治療ができる医療機関があるかどうかを勘案して検討することになる。

　ところで，精神医療は自殺期の診療の経験は他領域よりあるが，精神科に紹介しさえすれば自殺が防げるという保証はないことを，念のため申し添えておく。統合失調症や重症うつ病のような薬物療法や電気痙攣療法が効果的な病態であれば，希死念慮と精神症状の改善は見込めるため，紹介の意義はおおいにある。しかし，冒頭の**Case Study**のように，誰でも浮かぶ了解可能な悲嘆で，かつ身体治療が密接にかかわっているとき，**熟練の内科医・救急医の受容と傾聴が，精神科専門治療に劣るとは筆者は考えない**。また，希死念慮を訴えたから「たらい回し」ないし「厄介払い」で紹介されたと当事者に感じさせることは，さらに彼らを落胆させることにも留意したい。

Point ❸ カルテにしっかり記載する

　どのセッティングでも，自殺念慮について話されたときは，訴え，行ったマネジメントについて具体的に診療録に記録する必要がある。書かないことは何も行わなかったと取られかねない。

今日の診療の「plus one」

　自殺の切迫性・具体性・医師の技量・近隣の医療資源を考慮して紹介について判断をする。希死念慮を訴えた患者全例を精神科へ紹介するというのは現実的ではないのも事実である。

（今村弥生）

文献

1) Schneider RK, ほか著. 井出広幸, ほか監訳. ACP内科医のための「こころの診かた」―ここから始める！ あなたの心療. 丸善出版, 2009.
2) 今村弥生, ほか編. 生きると向き合う　わたしたちの自殺対策. 南山堂, 2017.

Column 自殺企図「もうしないって約束してください」って実際どこまで役立つの？

救急医療現場では，過量内服や刺切創，縊首など，さまざまな手段による自殺企図症例に対応する機会がある。患者に対し「治療行為」を行う立場である医療従事者は，その真逆ともいえる「自損行為」により救急医療を受療する患者に対して，複雑な感情を抱いてしまうこともある。自殺再企図が起こってほしくないと考えるのは当然のことであり，患者に対し「もうしないという約束」を求めたくなることも理解できる。

筆者は以前，大学病院の救命救急センターに搬送されてくる自殺企図症例への対応に従事し，さらに救命救急センターを退院した自殺企図症例のフォローアップを精神科外来で継続してきた。自殺企図歴を有する患者は，再度の自殺に至る危険性が高いことが明らかにされている。実際に，フォローアップ中の患者が希死念慮を訴える場面や，前回受診から今回の診療までの間に自殺再企図を実行してしまったと打ち明けられる場面も多く経験してきた。このような場合，「次回の診療日まで自殺することなく必ず来院すること」を約束することはあり，実際「その約束を思い出して自殺再企図を踏みとどまった」と次回の診療で話してくれる患者もいた。ただし，これは外来診療をある程度の期間継続するなかで，信頼関係が構築された状態であるからこそ有効であったのだろうと思われる。救急外来で，特に初めて診療を受けた医師から「自殺企図をしない約束」を求められたとしても，その有効性は高いとはいえないだろう。また，多くの自殺企図症例は，自殺に追い込まれたなんらかの理由を抱えており，それに耐えきれなくなった結果，自殺企図に追い込まれている。そのため，漠然と「死なない約束」をしても，「いつまでこのつらい状況に耐えればよいのか」と途方に暮れてしまう。

救急外来で実践できる代替案としては，「この先ずっと自殺企図をしないことを約束する」のではなく，具体的な目標を設定して（数日間や1週間など，短期間のほうが現実的），その日までは自殺をせずにやり過ごしてほしいと依頼することだろう。例えば，精神科かかりつけ医があれば，その受診日を明確にし，かかりつけ医を受診するまで，とする。あるいは，創処置などのために読者の外来を後日受診する予定があれば，その日まで，という形もよいだろう。そのうえで，「自殺をしない約束」をするよりは，「自殺をしたい考えが高まったときにどうやり過ごすか」について相談できるとよい。かかりつけ医から処方されている頓服を内服する（過量内服後の場合は，その管理方法に注意は必要であるが），周りの関係者に助けを求める，電話相談などの窓口を把握しておく，といった方法が一般的である。SOSを出せる場所を1つではなく，いくつか用意しておけるとよいだろう。

（日野耕介）

#耳鼻咽喉科 #咽頭痛

CQ 58 シチュエーション別に考える非耳鼻科医ができる扁桃周囲膿瘍のマネジメントとは？

Case Study
- 30代男性。強い咽頭痛を主訴に外来受診した。
- 水はなんとか飲めているが，食事は辛そうで，つばを飲み込むのも辛いと話す。
- 咽頭では口蓋垂が右に偏位しており，左の扁桃周囲膿瘍が強く疑われる所見である。

🔍 セッティング別のポイント

☑ 扁桃周囲膿瘍の診療初期において重要なことは，①適切な気道の評価・マネジメントをすること，②膿瘍腔の容量を減じるための穿刺もしくは切開をすること，の2点である。そのため，これらのマネジメントができる施設に患者を搬送する必要がある。

☑ 【3】クリニック/診療所では必然的に早期の搬送を考慮することになるだろう。【1】救急外来や【2】地方の2次病院では，①は可能かもしれないが，②が施行できるかが転送の判断の鍵となる。

Point❶ 扁桃周囲膿瘍の初期マネジメントは身体所見が重要，画像は補助的である

　扁桃周囲膿瘍はkiller sore throat（➡CQ88，89，P.326〜）の一つとされており，正確な診断が求められる。中枢気道の狭窄を示唆する吸気性喘鳴（stridor）が聴こえる，咽頭や声門周囲の腫脹を反映するtripod positionをとっている，臥位が困難である，といった病歴があれば，気道の緊急性が高くなっていると考えて介入を急ぐ必要がある（【3】クリニック/診療所では前述の所見があれば診断はこだわらずに搬送を検討したほうがよい）。咽頭所見は健側への口蓋垂の偏位を伴う口蓋弓の腫脹が特徴とされる。

　CTは診断の補助的な役割しか果たさないが，穿刺や切開を考える際に処置のポイントを計画するうえでは必須と考える。熟練した耳鼻咽喉科医は触診などで病変部位がわかるようであるが，筆者は画像下での介入を得意にしていることもあり，造影CTを必ず撮像するようにしている。重症の扁桃周囲膿瘍の患者では臥位になると息苦しくCTが撮像できないというケースもあるが，そういった場合は処置や検査よりも気道の安定化が優先される。

米国のERで行われた記述研究では，扁桃周囲膿瘍が疑われた80%近くの患者にCTが撮像されており，わが国での臨床感覚と変わらない印象がある[1]。

Point❷ 穿刺吸引と切開ドレナージはどちらでもよい（両方可能なら切開）

2016年に発表されたコクランの系統的レビューでは，質の低いエビデンスながらも穿刺吸引と切開ドレナージの成績は同等であった（わずかに穿刺吸引で再発が多いかもしれない）[2]。一方で，2019年の入院を要した15歳以上の扁桃周囲膿瘍182人を対象とした後ろ向き観察研究では，切開ドレナージのほうが入院期間が短く，手技の反復も少なかった[3]。ただし，本研究では入院（が必要な相対的に重症な）患者を対象に施行されていることに留意が必要である。90%の患者では単回穿刺で管理可能という報告もあり，重症度に応じて手技を選択する必要があるかもしれない[4]。

上記を踏まえると，両方ができる状況であれば切開ドレナージがよいが，難しければ穿刺吸引でも十分であろうが，どちらもできないのは避けたい。そのため，扁桃周囲膿瘍の穿刺は救急医が習得すべき手技の一つと考える。しかし，穿刺吸引のみでマネジメントした場合は，耳鼻咽喉科へ紹介して切開をしようとした際に切開のポイントがわかりづらくなるデメリットがあることにも配慮が必要である。エビデンスという面からは，必ずしも切開ドレナージでないといけないことはないが，フォローを依頼するカウンターパートの意見は重要であるため，治療方針に関して合意形成をしておくのがよい。

Point❸ 穿刺が成功したら一度帰宅は可能なのか

気道確保を要する程ではない（痛みや嚥下困難がメイン）扁桃周囲膿瘍は，穿刺吸引や切開ドレナージが成功すると疼痛はかなり軽減することが多い。この場合，多くの患者は外来管理可能，とされている[5]。

筆者の考える帰宅可能な条件は，①呼吸音などに異常がなく臥位がとれること，②CTが撮像されていれば喉頭蓋など下咽頭部の腫脹などが目立たないこと，③（食事は難しくても）少なくとも飲水可能で内服ができること，④病状を理解しフォローの通院や気道狭窄感などが出現した際に速やかに再診ができること，である。これらが満たされれば，抗菌薬と非ステロイド性抗炎症薬（non-steroidal antiinflammatory drugs：NSAIDs）を処方して帰宅させ，翌日に耳鼻咽喉科外来に紹介すればよい。ステロイドの投与

（デキサメタゾン10mgもしくはプレドニン1〜2mg/kgを単回投与）は改善を早めたとするシステマティックレビューもあるため，検討するとよいだろう[6]。一方で，紹介先の耳鼻咽喉科は「扁桃周囲膿瘍は入院管理」と考えている場合もあるため，地域での合意形成が必要である。少なくとも，悪化したときのことを考えて入院施設のある耳鼻咽喉科に紹介するのがよいだろう。

　「扁桃周囲膿瘍は入院」といわれることは少なくない。しかし，本当に正しいのかを考えさせられる興味深いデータがある。英国では，扁桃周囲膿瘍の患者を外来管理することがあまり一般的ではなかったが，新型コロナウイルス感染症の流行期は病床が切迫していたことから，扁桃周囲膿瘍で救急外来を受診した患者を帰宅させるマネジメントが増えた。その結果，有害事象の発生率はあまり変わらなかったというものである[7]。こうしたデータをみると，原則入院は固定観念に囚われすぎともいえるかもしれない。

今日の診療の「plus one」

　扁桃周囲膿瘍は気道の適切な評価と管理に加え，穿刺吸引ができれば耳鼻咽喉科へのアクセスが制限された地域病院においても初期対応が可能である。穿刺吸引で安定した患者は，一定の条件を満たせば外来管理も可能かもしれない。その際には抗菌薬や痛み止めに加え，ステロイドの処方を検討するとよい。

（舩越　拓）

文献
1) Ortega BK, et al. Cureus 2021; 13: e17545. PMID: 34646602
2) Chang BA, et al. Cochrane Database Syst Rev 2016; 12: CD006287. PMID: 28009937
3) Mansour C, et al. Eur Arch Otorhinolaryngol 2019; 276: 2595-601. PMID: 31300842
4) Shaul C, et al. Ann Otol Rhinol Laryngol 2015; 124: 299-304. PMID: 25404748
5) Powell J, et al. Clin Otolaryngol 2012; 37: 136-45. PMID: 22321140
6) Hur K, et al. Laryngoscope 2018; 128: 72-7. PMID: 28561258
7) INTEGRATE（The UK ENT Trainee Research Network）. Clin Otolaryngol 2021; 46: 363-72. PMID: 33269538

#耳鼻咽喉科 #麻痺

CQ 59 Bell麻痺の治療とその際の注意点は？

Case Study
- 65歳女性。起床後から言葉の話しづらさの自覚あり。家族から右顔面に麻痺があることを指摘され，脳梗塞を心配して救急要請をされた。
- バイタルサインは安定しており，顔面以外の麻痺はなく，立位・歩行も可能である。
- 額のしわ寄せができない所見があり，Bell麻痺と診断した。

🔍 セッティング別のポイント

☑ 末梢性が疑われる顔面神経麻痺の所見である。**【1】救急外来，【2】地方の2次病院**であれば悩ましい症例では画像検査も踏まえて判断する場面もあるかもしれない。**【3】クリニック / 診療所**の場合は画像検査ができる施設はまれであり，臨床的に診断を下して治療開始に踏み切ることもあるだろう。

☑ 治療の基本はステロイド投与となるが，治療を開始するにあたって注意しておくべきポイントがある。

Point ❶ 末梢性顔面神経麻痺（Bell麻痺）の特徴を知る

　　　　Bell麻痺は最もコモンな脳神経疾患であり，65〜70%が特発性である[1]。顔面神経麻痺で問題となるのは末梢性か中枢性かの判断である。脳卒中のリスクもなく，本**Case Study**のように顔面神経以外の神経学的異常所見を認めない場合には末梢性がより疑わしくなるが，**【3】クリニック/診療所**のように画像検査へのアクセスが制限されている環境では**末梢性に特徴的な所見を知っておくと，より自信をもって診断ができる**。画像検査可能な施設であっても，画像上，異常所見が出ていないからといって末梢性の特徴に合わない所見であれば慎重な判断が求められる。

　　　　末梢性に特徴的な所見としては，①額のしわ寄せができない"前頭筋麻痺"，②兎眼により閉眼の際に眼球上転し白目が見える"Bell現象"，③麻痺側の聴覚過敏，④麻痺側の舌前2/3の味覚障害[2]があり，これらの有無を確認することが重要である。

Point❷ 治療の中心は副腎皮質ステロイド薬の内服

　　Bell麻痺の基本的な治療は①副腎皮質ステロイド薬，②抗ウイルス薬，③眼の保護の3つである（**表1**）。Bell麻痺は未治療でも約70%が自然寛解するが，ステロイド薬の内服によって6カ月後の完全回復率が高まるため使用が推奨される[3]。House-Brackmann Ⅳ〜Ⅵ（**表2**），柳原スコア0〜14点（**表3**）に該当する重症例であれば，高用量のステロイド薬の使用が選択肢として考えられる。また，非重症例ではステロイド薬のみでも治癒率95〜97%と良好[1]であり，ステロイド薬単独使用と比較し抗ウイルス薬併用療法がよいとするエビデンスはない[4]が，Bell麻痺の原因として単純ヘルペスウイルスや帯状疱疹ウイルスの関与の有無を判断することは日常診療では困難であり，実臨床では使用されている場面も多いと推察される。抗ウイルス薬の単独使用はステロイド薬単独と比較して治療率が低いため推奨されない。

　　③眼の保護の対応も重要である。閉眼が困難となるため，角膜が常に乾燥し損傷を受ける。日中の活動時は人工涙液の点眼薬の使用や，眼鏡やゴーグルで外的な損傷から保護をする。就寝中はテープでしっかりと閉眼させ，その上にパッチを貼って保護するのがよいだろう。重症例ではステロイド薬，抗ウイルス薬ともに発症3日以内の治療開始が望ましいため，診断・治療を遅らせてはならない。

表1 Bell麻痺の標準治療（日本神経治療学会ガイドライン作成委員会，編．標準的神経治療：Bell麻痺（2019）．日本神経治療学会，2019．より転載）

副腎皮質ステロイド薬	重症度によらず，プレドニゾロン50mg/日　10日間 もしくは60mg/日　5日間投与しその後5日で漸減終了
	成人重症例ではプレドニゾロン120mg/日から開始し10日間で漸減終了
	発症3日以内，少なくとも1週間以内に開始
抗ウイルス薬	副腎皮質ステロイドと併用
	重症例では発症3日以内に以下のいずれかを開始 ①バラシクロビル　3,000mg/日　7日間 ②アシクロビル　4,000mg/日　7日間
眼の保護	閉眼が不完全な場合，点眼薬，眼帯を使用

表2 House-Brackmann

顔面全体の表情運動を概括的にとらえて6段階で評価(**表2-1，2-2**)。評価記載が簡便で検者間のバラツキも少なく，直ちに重症度が分かる利点があり，国際的には広く用いられている。

表2-1 6段階分類(簡易)

Grade I	正常
Grade II	軽度の麻痺(ほんのわずかに麻痺があるかどうかくらい)
GradeIII	中等度の麻痺(安静時は左右差がわからない程度，力を入れればなんとか閉眼できて左右差が軽度，軽度の病的共同運動がある)
GradeIV	やや強い麻痺(安静時はほぼ左右対称，動かすと明らかな麻痺で左右非対称だが，眼にも口にも動きは認められる，病的共同運動が高度)
Grade V	かなり強い麻痺(顔面が明らかに非対称で，閉眼はできない，ごくわずかな動きが見られるだけ)
GradeVI	完全麻痺(まったく動かない)

表2-2 評価項目

	grade	安静時	額のしわ寄せ	閉眼	口角の運動	共同運動	拘縮	痙攣	全体的印象
I	正常	正常	正常	正常	正常	—			正常
II	軽度麻痺	対称性 緊張 正常	軽度〜 正常	軽く閉眼可能，軽度非対称	力を入れれば動くが，軽度非対称	— (±)			注意してみないとわからない程度
III	中等度麻痺	対称性 緊張 ほぼ正常	軽度〜高度	力をいれれば閉眼可能，非対称明瞭	力を入れれば動くが，非対称明瞭	+ 中等度			明らかな麻痺だが，左右差は著明ではない
IV	やや高度麻痺	非対称性 緊張 ほぼ正常	不能	力を入れても閉眼不可	力を入れても非対称明瞭	++ 高度			明らかな麻痺，左右差も著明
V	高度麻痺	非対称性 口角下垂 鼻唇溝消失	不能	閉眼不可	力を入れてもほとんど動かず	—			わずかな動きを認める程度
VI	完全麻痺	非対称性 緊張なし	動かず	動かず	動かず	—			緊張の完全喪失

(文献5より引用)

表3 柳原スコア

安静時の非対称性と，顔面神経の各分枝を考慮した9種の表情運動の10項目について，1項目ずつ0点（動かない；完全麻痺）・2点（健側よりは動く；不全麻痺）・4点（動く；正常）の3段階で加点．その合計点で評価．

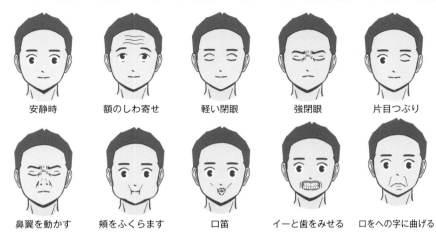

（文献5より引用）

Point❸ B型肝炎ウイルスのチェックを行う

　ステロイド治療を開始するにあたり，注意すべき点がB型肝炎ウイルスの再活性化である．通常はステロイドの長期投与で問題となってくるため，Bell麻痺の治療時に問題となるかははっきりしていないところもあるが，日本耳鼻咽喉科頭頸部外科学会から指針[6]が出されており，**図1**のようなフローに則った対応をする必要がある．いずれのセッティングであっても治療開始と同時にB型肝炎ウイルスの検査を行い，感染が疑われる場合には【1】救急外来，【2】地方の2次病院であれば自施設の消化器内科専門医に，【3】クリニック/診療所であればB型肝炎ウイルス陽性が判明した時点で専門医を有する医療機関へ紹介することが望ましい．

図1 ステロイド投与時のB型肝炎チェックのフロー
（日本耳鼻咽喉科頭頸部外科学会．突発性難聴，顔面神経麻痺等のステロイド治療におけるB型肝炎ウイルス再活性化防止に関する指針（第2版）．2020年より改変引用）

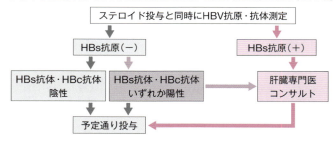

今日の診療の「plus one」

　Bell麻痺の治療はステロイド投与が基本となるが，抗ウイルス薬の併用を検討することと，ステロイド使用開始前にB型肝炎ウイルスの確認を行い陽性であれば肝臓専門医へつなぐ必要がある．

（北井勇也）

文献
1) Heckmann JG, et al. Dtsch Arztebl Int 2019; 116: 692–702. PMID: 31709978
2) 目崎高広, ほか. 神経治療 2019; 36: 620–34
3) Madhok VB, et al. Cochrane Database Syst Rev 2016; 7: CD001942. PMID: 27428352
4) Gagyor I, et al. Cochrane Database Syst Rev 2019; 9: CD001869. PMID: 31486071
5) 渡邊　毅. チョイ足し耳鼻咽喉科診療エッセンス. メジカルビュー社, 2023, p167–168.
6) 日本耳鼻咽喉科頭頸部外科学会. 突発性難聴，顔面神経麻痺等のステロイド治療におけるB型肝炎ウイルス再活性化防止に関する指針（第2版）．2020年．
https://www.jibika.or.jp/archive/members/information/info_nanchou_2.html（参照：2024/9/3）

#耳鼻咽喉科 #咽頭痛

CQ 60 画像検査が必要な咽頭異物は？

Case Study
- 62歳女性。秋刀魚を食べた後からのどの痛みと異物感が出現し，水や牛乳を飲んだり，物を食べたりしたが改善しないので受診した。
- 画像検査は必要か？

セッティング別のポイント

- ☑ 魚骨をはじめとした咽頭異物はわが国では多く存在する。主訴としては咽頭痛，咽頭部の違和感，嚥下時痛などが挙げられる。15mm以下の小さいものは中咽頭などに多く，それ以上の大きいもののケースは減るが，下咽頭に多くみられる[1]。状況として異物誤飲がはっきりしている場合とそうでない場合がある。
- ☑ 【1】救急外来，【2】地方の2次病院においてはCTが考慮できる。【3】クリニック/診療所では，目視可能であれば摘出すればよく，困難であれば近医バックアップの病院に依頼する。

Point ❶ まずは目視にて確認

開口してもらい，異物を肉眼的に目視できれば鈍的摘出でよい。舌圧子を用いても直接見えないことはあり，喉頭鏡を用いて開口し，マギール鉗子（図1）で直視下に除去することが可能である。耳鼻咽喉科外来など器具のアクセスがよい場合は，間接喉頭鏡を使用するのも一つの手である。しゃべることが可能，呼吸困難がない，吸気性喘鳴（stridor）を認めないなど，窒息を考慮するような病態でない場合は気道異物を否定できる可能性が高い。緊急での摘出は不要な可能性が高い[2]。また鼻咽頭ファイバーが使用可能であれば，声帯レベルの異物まで観察することができるため使用するとよい。

図1 マギール鉗子

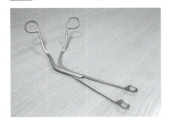

Point❷ X線，CTで魚骨は確認できるか？

　下咽頭，喉頭に引っかかるものは大きいことが多いためX線検査で確認できる可能性があるが，中咽頭レベルでは困難なことが多い。CTのほうが感度は高いが，同様である[3]。また，異物のうち64％がX線不透過性であることを考慮に入れておく必要がある[3]。

　魚骨そのものが小さい場合や細い場合は，軟部組織と重なって検出できないことがある。一般的なCT撮影に使用される5mmスライスでは見逃されることが多いため，1mmのthin sliceの画像構成を依頼することが必要である。最適なWLとWW（**MEMO1**）に設定したうえで撮影した画像と，スクリーニングとして通常の条件で撮影したCTを比較しても診断能の向上には繋がらなかったとされる[1]。しかし，CT撮影時の管電圧をわずかに下げ，管電流を上げることは（120→80kV/104→300mA）検出に寄与したと報告されている（**MEMO2**）[1]。また，食道の魚骨異物（**図2**）においてはCTの感度100％であったという報告がある[3]。鋭的で歪な形の魚骨は中咽頭レベルを越えにくいことが挙げられる[4]。

図2　矢印/食道内に魚骨と思われる高吸収域を認める（文献5より転載）

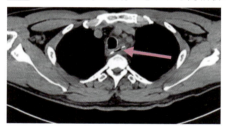

Point❸ 喉頭を越えた症例は安心できるか？

　葉らは，10年間で魚骨による消化管穿孔が271症例あったことを報告している[6]。単施設での報告でこれだけあり，うち229例は手術加療となっている。通過しうる各臓器において穿通やそれに伴う血腫，膿瘍形成などの合併症をきたしうることは理解しておくべきであり，そのうえで経時的なフォローアップが必要になることを患者に共有しておく必要がある。**表1**に起こりうる合併症を列挙した[7]。

　咽頭を越えた部位での穿孔などの合併症はそれほど多くはないが，腹痛や発熱，嘔吐などの穿孔や膿瘍形成を疑うような自覚症状が出現した場合は再診するように説明を行う。

　周囲が鋭利でない，かつX線非透過性であれば排便まで待ってもよい[8]。

表1 咽頭を越えた異物による合併症

食道	食道穿孔，血腫，膿瘍形成
胃十二指腸	穿孔，肝膿瘍
腸管	穿孔，膿瘍形成，腸閉塞

Point④ ボタン電池以外で内視鏡的摘出は必要か？

PTPシートや鋭利な異物は，食道は2〜6時間以内，胃，小腸は72時間以内であれば除去が推奨される[8]。5〜6cm以上の大きさや，小さくても鈍的な異物の場合は，部位にかかわらず24時間以内であれば除去が推奨される[8]。

1 WL（window level），WW（window width）

CTを見る際のCT値の中央値と幅のことである。

診療放射線技師があらかじめ設定してくれているが，自分の見たいものを見やすいように設定するのがよい。先述の研究ではWL50/WW350に設定している[1]。

例として下の画像を参照されたい。WL50/WW400に設定すると，50±200（WL±WW/2）の範囲をよく見えるように設定される。それより低いものは真っ黒に，それより高いものは真っ白に映るので，見たいものがちょうど適切な範囲内になるように設定するといい。

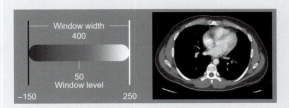

（文献9より転載）

2 画像のノイズはX線の光子数と強度に反比例する

スライス幅を薄くするとノイズが増えるため，必要に応じて光子数や強度を増やす必要がある。光子数は電流に比例し，強度は電圧の二乗と電流に比例するが，高電圧はCT値差の小さい対象物を見にくくするため，控えるほうがよい。

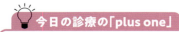

> まずは喉頭鏡などを用いて目視し，鈍的に把持，摘除する．目視できなかった場合は，CTによる画像検査を行う．摘出困難の場合は，咽頭を越えても生じうる合併症については説明を行い，その後のフォローアップを指示しておくことは必要である．

（大澤亮匡，鱚口清満）

文献

1) 井上なつき，ほか．CT検査にて検出困難な魚骨異物症例の検討．耳展 2017; 60: 189–95.
2) White JJ, et al. J Emerg Med 2023; 64: 145–55. PMID: 36806432
   →気道異物を疑った場合の検査の感度，特異度やマネジメントをまとめたレビュー
3) Seung W, et al. Laryngoscope 2015; 125: 2472–5. PMID: 25962971
4) Kenton A, et al. Emerg Med Clin North Am 2011; 29: 369–400. PMID: 21515184
5) Zhe Y et al. Front Surg. 2023;10: 1094160. PMID 36733890
6) 葉季久雄，ほか．日消外会誌 2001; 34: 1640–4.
7) Sandeep H, et al. Diagn Interv Radiol 2016; 22: 156–60. PMID: 26714257
8) Deprez PH, et al. Endoscopy 2022; 54: 412–29. PMID: 35180797
9) Abdominal CT: Windows advanced. https://litfl.com/abdominal-ct-windows-advanced/ （参照：2024/9/3）

Memo

Column 鼻中隔血腫は緊急か？

　まず結論から記載すると，鼻中隔血腫は比較的早期の緊急処置が必要な疾患である。ただし，外来診療で出合う確率はかなり低いと思われる。

　鼻中隔血腫は，鼻の左右の仕切りである鼻中隔の粘膜下に血が溜まってしまう状態を指す。最も多い原因は外傷であり，ほとんどの場合が外傷後に二次性に起こる疾患である[1]。ただし，鼻の外傷の0.8～1.6%に認めるとされており，比較的まれな続発症である。場合によって特発や鼻中隔の手術後に起こることがあるが，原因によらず，血腫除去の処置を行わないと膿瘍化や鼻中隔軟骨の壊死につながる。血腫形成後に時間がたち悪化すると，鞍鼻（あんび；英語ではsaddle nose）といって鼻中隔軟骨の壊死によって鼻背が凹んで落ちてしまう状態となり，外見上の問題となる。鼻中隔血腫の初期症状としては鼻閉感や痛みだが，外傷後ではよくある症状であり，鼻中隔血腫の特徴というわけではないため，診断が難しい。鼻内を観察すると，鼻中隔が両側性に腫脹しており鼻中隔血腫に特徴的な所見をみることができるが，鼻を見慣れている耳鼻咽喉科医がみると違いがわかるかどうか，という程度の所見かもしれない。そのため，一般的には外傷時に撮影するCT検査において，腫脹を確認する方法がよいと思われる。

　1つの論文を紹介する。アメリカのミネソタ州の小児3次救急病院の調査で，2003～2019年の16年間に鼻の外傷で小児病院を受診した2,762件のうち，18件に鼻中隔血腫を認めたとされる[2]。5例は詳細が追えず13症例分を解析すると，外傷によるものが11例であり，残り2例は原因不明であった。時間が経っている症例も存在していたが，13例中の8例で膿瘍化，3例で鞍鼻となっており，高い合併症率がうかがえる。また13例中，救急外来の初診で判別できた症例は2例しか存在しなかった。

　鼻中隔血腫は救急外来で遭遇する可能性があるものの，診断が難しくまれな病態でもある。もしCT画像を撮影した際に鼻中隔血腫が疑われる場合には，早期に耳鼻咽喉科医へ相談することが望ましい。ただし，耳鼻咽喉科医のなかでも広く知られている病態ではないために，相談した際に緊急対応を断られそうな場合には，「一定の確率で膿瘍化・鞍鼻になってしまう病態です」と伝えると応じてくれる，と思われる。

（飯沼智久）

文献

1）Sanyaolu LN, et al. Bmj 2014; 349: g6075. PMID: 25370844
2）Ali HM, et al. Int J Pediatr Otorhinolaryngol 2021; 145: 110734. PMID: 33930759

CQ 61 急性閉塞隅角緑内障発作はいつ眼科医にコンサルトすべきか？

#眼科 #頭痛 #嘔吐 #腹痛 #視野異常

Case Study
- 64歳女性。来院当日夜から徐々に増悪する頭痛と嘔吐，右眼の痛み，見えづらさを自覚し，救急外来を受診した。
- 受診時，右眼の散瞳，対光反射の消失，毛様充血を認めた。

セッティング別のポイント

☑ 急性発症の眼痛と嘔吐があり，身体所見からも急性閉塞隅角緑内障発作を想起する。
☑ 【1】救急外来ではトノペン®があり，眼圧測定が可能かもしれないが，【2】地方の2次病院，【3】クリニック/診療所では，測定できない状況も想定される。その場合，どのように治療介入を組み立てていくか悩むことだろう。

Point❶ 「散瞳＋対光反射消失」と「ペンライト法」を知っておく

　頭痛と嘔吐の鑑別診断として，くも膜下出血を含む頭蓋内出血や発熱と神経があれば髄膜炎などを考えるだろう。本**Case Study**のように，眼痛や視力障害の症状があれば緑内障を想起しやすいが，眼に関連した症状を訴えないこともある[1]。そのため，頭痛，嘔吐の鑑別には常に急性閉塞隅角緑内障（**図1**）を考慮する。

　急性閉塞隅角緑内障発作は失明に関連する疾患のなかで40.7％と第1位であり，見逃さないことが重要である[2]。急性閉塞隅角緑内障の診断基準は，**表1**の通りである。頭蓋内疾患を否定したうえで，症状＋前房所見を見逃さないことが診断につながる。救急外来に細隙灯顕微鏡を常備している施設では，角結膜評価や前房深度の確認が可能かもしれないが，そのような施設は日本国内には少ないと思われる。

図1
急性閉塞隅角緑内障

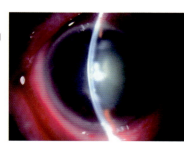

角膜浮腫，毛様充血，中等度散瞳を認める。

（三嶋弘一．一目でわかる眼疾患の見分け方 上巻　角結膜疾患，緑内障．メジカルビュー社，2016，p167より転載）

表1 急性閉塞隅角緑内障の診断基準（文献1より引用）

①次の症状のうち2つ以上を有する
眼痛，吐気もしくは嘔吐，光輪視を伴う霧視の前駆症状
②21mmHg以上の眼圧と次の所見のうち3つ以上を認める
結膜充血，角膜浮腫，中等度散瞳および対光反射消失，浅前房[3)]

　急性閉塞隅角緑内障をスクリーニングするための理学所見として，「散瞳＋対光反射消失」と「ペンライト法」の2つは確認したい[1, 4)]。急性閉塞隅角緑内障の場合，瞳孔所見が散瞳しかつ対光反射が消失する。また角膜浮腫を伴っている場合には，瞳孔に白みがかって見えることもあるため，同時に確認できるとよい。流涙を伴うことが多く，印象としては「目全体がむくんで，鬱滞している印象を受けるだろう。また，対光反射に関しては，後述する治療が奏功しているかどうかの判断にもよい指標なので，継時的に確認するとよい。

　ペンライト法は側方からペンライトを当てて逆側の虹彩に影ができれば陽性，影ができなければ陰性と評価する（**図2**）[5)]。浅前房を反映する所見であり，対光反射の有無を評価するとともに手軽に取れる，閉塞隅角検出は，感度76.3％，特異度80.7％とされており，非眼科医と眼科医で診断の一致率が高い診察方法とされているため，非専門医でも取るべき所見といえる[4)]。上記の所見＋眼痛，嘔気などの症状があれば，急性閉塞隅角緑内障を疑い，眼科への相談と治療介入を並行して行う。

図2 ペンライト法

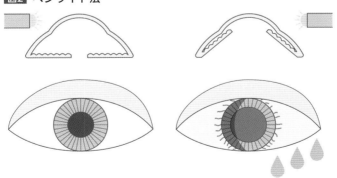

Point❷ 急性閉塞隅角緑内障発作の初期治療の3つの柱

　急性閉塞隅角緑内障は，隅角が狭くなることで，房水流出を司るシュレム管が閉塞し，房水が流出できなくなり眼圧が上昇する。高眼圧が持続することで，視力障害が不可逆となる。それを防ぐために，急性閉塞隅角緑内障に対して，早期の治療介入が必要となる。初期治療は，①高張浸透圧薬，②房水産生の抑制，③縮瞳薬である[1]。

①高張浸透圧薬

　高浸透圧作用により，特に硝子体の水分を減少させ眼圧下降を図る。即効性があり，眼圧下降効果も強いが，全身に一時的に細胞外液量の増加が起こり，心不全や肺うっ血などの患者には注意が必要である。

使用例

　D-マンニトール（20%D-マンニットール®）1〜3g/kgを30分〜1時間かけて点滴静脈内投与する。もしくは，グリセリン（グリセオール注®）300〜500mLを約1時間（45〜90分）で点滴静脈内投与する。

②房水産生の抑制

　特にアセタゾラミドは諸外国では第一選択薬の位置付けとなっているが，副作用に急性呼吸不全・肺水腫があり，心不全，腎不全の既往がある患者に投与する場合は，注意が必要である[6, 7]。

使用例

　アセタゾラミド（ダイアモックス注射用500mg®）10mg/kgの静脈内投与あるいはアセタゾラミド（ダイアモックス錠250mg®）の経口投与による房水産生抑制を行う。もしくは，β遮断薬：チモロールマレイン酸塩点眼（チモロール点眼液0.25%®），炭酸脱水素酵素阻害薬：ブリンゾラミド（ブリンゾラミド懸濁性点眼液®），β遮断薬・炭酸脱水酵素阻害薬配合剤：ドルゾラミド塩酸塩・チモロールマレイン酸塩点眼（ドルモロール配合点眼液®）を点眼1〜2回行う。

③縮瞳薬

　症状発現が早く，閉塞を解除しうるが，続発性隅角閉塞緑内障である血管新生緑内障や虹彩後癒着緑内障はかえって眼圧を上昇させることもあるため，虹彩の血管新生や膨隆所見があれば，投与には注意が必要である。

使用例

　ピロカルピン塩酸塩点眼液（サンピロ点眼液1%®）を20分おきに1〜2滴点眼する。

Point❷ 治療開始1時間後に評価する

　薬物治療を行うと1時間ほどで効果が出るため，治療開始1時間後に薬物治療の効果判定を行う[8]。治療効果判定は，縮瞳，対光反射の出現，浅前房の改善，症状（嘔気，頭痛）の消失を確認する。上記所見があれば，薬物治療に反応があると判断し治療を継続しながら，眼科の診療へつなぐ。治療反応がある場合も，閉塞隅角緑内障発作の症状が再燃することもあるため，頭痛，嘔気，眼痛，視力障害などの症状が再燃する可能性は常に考慮しておく。

 今日の診療の「plus one」

　急性閉塞隅角緑内障発作を見逃さないために，散瞳＋対光反射消失，ペンライト法の所見を取れるようになることが重要である。急性閉塞隅角緑内障を疑ったら治療を開始し，眼科医にコンサルトを行う。眼科受診のタイミングは，開始1時間後に治療効果判定を行い，その結果症状が改善しなければ眼科へ即紹介する。改善傾向にあれば，翌日の外来など具体的な対応を眼科医と協議して決定する。

（谷口敦基，鱶口清満）

文献
1) 公共財団法人 日本眼科学会. 緑内障診療ガイドライン第5版（2022）.
2) Matoba R, et al. Japanese Journal of Ophthalmology 2023; 67: 346–352.
3) https://youtu.be/cMwV6WyZlR4?si=1OsYdAemzOfVluk5（参照：2024/9/3）
4) Mingguang H, et al. Invest ophthalmol Vis Sci 2007; 48: 5459–63. PMID: 18055793
5) https://youtu.be/pbrPYe1SrXM?si=C9Bqz_LPDl0iA2I6（参照：2024/9/3）
6) Lusthaus J, et al. Med J Aust 2019; 210: 180–187. PMID: 30767238
7) 日本脳卒中学会・日本脳神経外科学会・日本神経学会・日本核医学会. アセタゾラミド（ダイアモックス注射用）適正使用指針（2015）.
8) Murray D, et al. Community Eye Health 2018; 31: 64. PMID: 30487684

#眼科 #眼痛 #視力障害 #眼外傷

CQ 62 前房出血はいつ眼科医にコンサルトすべきか？

Case Study

- 30歳男性。来院当日，飲酒後に転倒し，左眼を打撲した。疼痛なく飲酒を継続し帰宅したところ，妻に眼の出血があると言われ，救急外来へ受診した。
- 受診時，視力障害はなく，前房出血（右図）あり[1]。

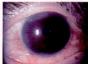

少量の血液が下方に貯留している。
（土屋俊輔．一目でわかる眼疾患の見分け方 上巻 角結膜疾患，緑内障．メジカルビュー社，2016，p204より転載）

🔍 セッティング別のポイント

- ☑ どのセッティングであれ，眼科診察に長ける非眼科医は多くはない。
- ☑ 本項では，眼外傷のマネジメントについて考察する。
- ☑ 眼圧測定と顔面CTが撮影可能であれば行い，前房出血以外の合併損傷の有無を把握することが重要である。また，前房出血に対して，どのようなマネジメントが妥当かを知っておくことが重要である。

Point ❶ 眼外傷では「眼球破裂」，「眼窩底骨折」を見逃さない

鈍的眼外傷の鑑別として，眼球破裂，眼窩底骨折，外傷性網膜剥離，前房出血などがあり，それぞれが合併することも多く，常に一つずつ除外していくことが重要である[2]。

①緊急性が特に高い「眼球破裂」（図1）

眼球破裂を疑う診察所見としては，眼球の内容物の露出，著明な結膜浮腫，視力障害，いびつな瞳孔（特に涙状），熱い涙が出て止まらない，などである。その他，眼圧の低下も眼球破裂を示唆する所見であるが，眼球破

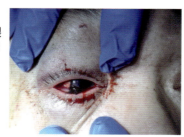

図1 眼球破裂（自験例）

裂が強く疑われる際の眼圧測定，眼球エコーは行うべきではない[2]。眼球破裂を疑った場合，眼球運動や対光反射などの所見がうまく取れないため，1mmスライスの眼窩部CTを撮影し，合併する骨折の有無などを評価する[3]。

　眼球破裂が疑われる場合，24時間以内の眼科処置が必要であり，即日眼科コンサルトが妥当である[3]。患者自身が眼を擦ったりすることで眼球に圧がかからないように眼帯やガーゼで眼球を保護することが大切である。また，眼球圧の上昇を防ぐため，患者はベッド上安静とし，必要時には積極的に鎮吐薬や鎮痛薬を用いるようにする。眼内炎の予防のため，ぶどう球菌，グラム陰性菌，緑膿菌，嫌気性菌をカバーする広域抗菌薬の予防投与（処方例：バンコマイシン＋セフタジジム点滴投与）や破傷風トキソイドの投与も行う。

② 次に見逃したくないもの：眼窩底骨折

　眼窩底骨折を疑う所見としては，外眼筋の嵌頓による眼球運動障害の有無，また，下眼窩裂，眼窩下溝に骨折が及ぶと，眼窩下神経が障害され，下眼瞼，鼻翼，頬部，上口唇，前歯唇側歯肉の知覚異常を生じるため，上記の知覚鈍麻がないか評価する。眼窩底骨折があり，迷走神経反射が改善しない場合，もしくは顕著な眼球運動障害をきたしている場合，緊急での手術加療が検討されるため，即日眼科コンサルトが必要となる。

　上記2つの緊急疾患の合併を見逃さないことが重要である。

Point❷ ペンライトを使いこなして，「スイングフラッシュライト」と「ライトプロジェクション」をチェック

　外傷性網膜剥離や外傷性視神経損傷を救急外来で判断するにはどのようにすればいいか。ペンライトは眼科診療においては簡便であり，かつ重要な所見を見つけることができる（→CQ61，P.225）。

　本項では「スイングフラッシュライト」と「ライトプロジェクション」を説明する。

①スイングフラッシュライト

　　　視神経障害や網膜の障害による瞳孔反応の求心路の異常によって生じるマーカスガン瞳孔の有無を確認する試験である[4]。マーカスガン瞳孔とは，対光反応が光を入れ続けているにもかかわらず，縮瞳が途中で終わり，また散瞳してくる現象のことを指し，相対的瞳孔求心路障害（relative afferent pupillary defect：RAPD）と表現される。

　　　方法は，ペンライトの光を1秒くらいの間隔で左右交互に当てると，健眼は常に縮・散瞳を繰り返すが，求心路の異常がある患眼は徐々に散瞳していくかどうかを確認する。例えば，右眼が視神経症で視力低下していて左眼が正常の場合，ペンライトを右眼から左へ動かすと左の瞳孔が縮瞳する。そこから右眼にライトを戻すとライトが来た瞬間には右眼は間接反応のため縮瞳しているが，ライトの明るさを右眼は感知できないため，ライトを照らしているにもかかわらず瞳孔がかえって開くという逆の反応がみられる。この場合，「右RAPD陽性」と表現し，右眼の視神経もしくは網膜の障害を示唆する所見となる。

スイングフラッシュライトの実際

②ライトプロジェクション

　　　網膜の障害をみる試験である[5]。方法としては，反対の目を手で隠し，暗室で強い光を上下左右の各方向から照らして，光が来た方向を答えてもらう。開眼しなくてもできる検査であり，網膜剥離の有無を把握するのには簡便な検査である。

ライトプロジェクションの実際

Point❷ 「前房の半分以上」と「眼圧上昇」は即コンサルト

　　　前房出血では，緊急手術適応の判断のため，出血量と眼圧を評価する。まず，前房出血を評価する際は座位で評価する[6]。仰臥位の場合，出血が眼底部に溜まってしまい，出血量を過小評価してしまう可能性があるため，必ず座位にして数分してから評価するようにする。出血量に関してはGradeで分類される（表1）[6]。

表1 出血量Grade（文献3より作成）

Grade I	前房1/3未満を占める
Grade II	前房1/3～1/2
Grade III	前房半分以上
Grade IV	前房すべて

Grade I　Grade II　Grade III　Grade IV

→前房出血のred flag signは「Grade III　前房の半分以上の出血」である

　Grade I，IIの場合13％，Grade IIIの場合27％，Grade IVの場合52％が眼圧上昇を起こし，Grad III以上の出血がある場合は眼圧上昇リスクが急激に上昇する。眼圧上昇が続けば，不可逆的な視力障害の原因となりうるため，早期の眼科介入が必要であり，即日の相談が望ましい。「前房の半分以上の出血」と「眼圧上昇」がなければ，翌日の眼科受診を指示する。

 今日の診療の「plus one」

> 　眼合併損傷のなかでも，まず眼球破裂，眼窩底骨折は見逃さないようにする。細隙灯がなくても，ペンライトを駆使して，網膜や視神経の異常をスクリーニングする。前房出血でのred flag signは「前房半分以上」と「眼圧上昇」であり，red flag signがあれば，即日眼科相談が妥当である。

（谷口敦基，鱲口清満）

文献
1) https://youtu.be/HrROQa5Jad4?si=1qiWMl1HQfKhTnKt　（参照：2024/9/3）
2) Messman AM, et al. Emerg Med Pract 2015; 17: 1–21. PMID: 26466300
3) Harlan Jr JB, et al. Ophthalmol Clin North Am 2002; 15: 153–61. PMID: 12229230
4) http://www.youtube.com/watch?v=IcrXmeCI08w　（参照：2024/9/3）
5) https://youtu.be/u2fexkGJ6zc?si=aQEiqZ5s4DFt-Ter　（参照：2024/9/3）
6) Brandt MT, et al. J Oral Maxillofac Surg 2001; 59: 1462–70. PMID: 11732035

#眼科

CQ 63 Lateral canthotomy（外眼角切開術）は日本で救急対応に必要な手技なのか？

Case Study
- 76歳男性。心房細動に対して直接作用型経口抗凝固薬を内服中。
- 同居する元プロボクサーの息子と口論になり，素手で顔面を殴られて拳が左眼窩に直撃した。
- 受傷直後には視力は保たれていたが，来院後から眼窩周囲の腫脹が急激に進み，「左眼が見えない」と訴え出した。
- 診察では眼窩周囲が著明に腫れ上がり，開瞼器を用いてなんとか瞼をこじ開け診察すると，左眼球の前方突出，視力の完全消失，さらに瞳孔の対光反射の異常を認めた。Seidel試験は陰性で，眼球破裂を疑う所見は認めなかった。

🔍 セッティング別のポイント

☑ 顔面外傷は高齢者の転倒や，家庭内もしくはスポーツ中の事故などでも起こり，頻繁に遭遇する。軽傷であれば【3】クリニック/診療所を受診することもあるだろうが，多くの場合は【1】救急外来や【2】地方の2次病院を受診することになると思われる。

☑ 「顔面外傷」といっても受傷部位や程度はさまざまである。本 Case Study のような眼窩周囲の顔面外傷では，眼科的診察が必須であること，もしくは眼科的診察や処置ができる医療機関への迅速な転院搬送が必要になる可能性もあることを考慮しながら，診察にあたる必要がある。

☑ 救急外来に重症頭部外傷などで搬送され意識状態が悪い場合，本人が訴えられないため，ついつい眼科的評価がおろそかになりがちである。重症頭部外傷や顔面を巻き込む外傷の場合には，眼科的診察を忘れないように心がけたい。

Point ❶ Lateral canthotomyとは何かを知る

Lateral canthotomyは，日本語では「外眼角切開術」とよばれる。また多くの場合，この外眼角切開に引き続いて，cantholysis（外眼角靱帯切離術）が行われる。このlateral canthotomyおよびcantholysisは，**なんらかの理由で眼窩コンパートメント症候群（orbital compartment syndrome：OCS）に陥った場合に，**

MSDマニュアル：
外眼角切開術

232

眼窩内圧の緊急減圧のために行われる処置であり，患者の視機能を守るために非眼科専門医でも行える重要な手技である。

　眼球は，前方を眼瞼や眼窩隔膜，内・外眼角靱帯，後方は眼窩骨で囲まれた閉鎖空間の中に存在している[1]。そのため，眼窩内での急性出血（球後出血）や腫瘍の急速な増大，眼窩蜂窩織炎や顔面熱傷，大量補液などなんらかの原因でこの閉鎖空間の圧が上昇すると，網膜の血流障害，視神経圧迫による視力障害や疼痛，眼球運動障害が生じる（**図1**）。この状態を**眼窩コンパートメント症候群**とよぶが，文献的には，無治療の場合は発症から60～100分ほどで不可逆的な視力障害を引き起こすともいわれている[1]。そのため，迅速に眼窩内圧を下げる必要があり，眼球外部からの物理的な圧迫による眼圧上昇の場合，lateral canthotomyおよびcantholysisが威力を発揮する。

　眼球に関連する外傷では，前房出血や網膜剥離など，眼球そのものやその内部の構造の損傷をきたすこともあるが，眼窩コンパートメント症候群は眼球そのものの異常というよりは，眼球がなんらかの理由で外部から圧迫されて眼窩内の圧が上昇することによって起こる。もちろん，発症機序によっては前房出血などと合併して生じる可能性もあるため，注意深い眼科的診察が求められる。

図1 眼窩内圧の上昇

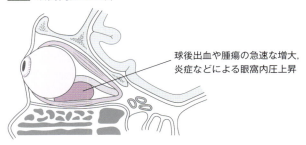

球後出血や腫瘍の急速な増大，炎症などによる眼窩内圧上昇

Point ❷ Lateral canthotomyの適応を知る

　本手技の適応はズバリ，「眼窩コンパートメント症候群（OCS）に対して」である。しかし，OCS自体が非常にまれな疾患であり，その頻度は文献的にも定かでないため[2,3]，判断に迷うことも多いと思われる。実際の診療現場では，1つの所見で診断を下すのではなく，**表1**に示すようなOCSの所見の有無をしっかりと評価し，総合的に判断することが必要である。それでも迷うようであれば，眼科専門医のいる施設と連絡をとり，助言を求めるのもよいだろう。

表1 OCSを疑う所見（文献4，5より作成）

・眼圧上昇（≧30mmHg）
・突然の視力低下や複視
・相対的瞳孔求心路障害（RAPD ➡MEMO），もしくは瞳孔散大
・眼球運動障害
・眼球浮腫および硬化
・眼瞼の緊満を伴う急激な眼球突出
・CT所見：眼球変形，眼球突出，眼窩後部の出血（球後出血），腫脹，腫瘍などを示唆する所見

> **MEMO** **RAPDとは？**
>
> 相対的瞳孔求心路障害（relative afferent pupillary defect：RAPD）。瞳孔反応の求心路の異常で生じ，視神経の視交叉の手前や網膜の障害を示唆する。検出方法として，スイングフラッシュライトテスト（交互対光反応検査）があり，RAPD陽性の場合，健側と患側にゆっくり交互に光を当てると，正常であれば光が当たった瞳孔は縮瞳するが，患眼では光が当たっているにもかかわらず散瞳する。

Point❸ Lateral canthotomyの方法を知る

Lateral canthotomyは，腫脹緊満した外眼角に切開を加えて上下の眼瞼を開放することで減圧を図る。cantholysisでは，眼瞼の瞼板と眼窩外壁（頬骨）を繋いでいる外眼角靭帯を切断することで眼瞼がより開き，眼球がより前方へ移動できるようになり，減圧効果が得られる[4, 5, 6]。

①外眼角を消毒，局所麻酔する
②眼科剪刀で外眼角を1cmほど切開する。切開前に，ペアンなどで切開部位の皮膚を1〜2分クランプしておくと，組織が潰れて切りやすくなるとともに，出血予防効果が得られる
③下眼瞼の外側を引っ張って下外眼角靭帯を露出させる
④下外眼角靭帯を同定し，眼科剪刀で切断する
⑤下外眼角靭帯の切断だけでは十分に減圧できない場合，同様に外眼角靭帯の上枝も切断する
※手技後，創部は自然治癒するので，特に処置は必要ない

表1 Lateral canthotomyおよびcantholysis

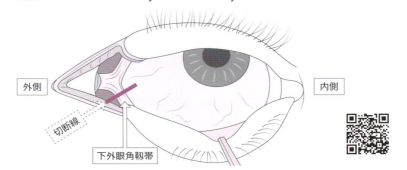

外側 / 切断線 / 下外眼角靱帯 / 内側

 今日の診療の「plus one」

> 米国では，救急医が必ず対応できなくてはならない緊急疾患（emergency conditions）を，"life-threatening, limb-threatening, **sight-threatening** conditions"（生命を脅かす病態，腕や脚を失う可能性のある病態，**失明の危険性がある病態**）と表現することがある．つまり，救急医の役割として，ただ生命を救えばよいというだけではなく，患者の長期的なQOLに直結する身体機能も救うことが期待されているということである．
>
> Lateral canthotomyおよびcantholysisは，眼科専門医不在の環境下でOCSに陥った患者の視力を救う唯一の手段となる可能性があり，日常的に外傷対応にあたる救急医が習得しておくべき手技である．

（山内素直）

文献
1) Rowh AD, et al. J Emerg Med 2015; 48: 325–30. PMID: 25524455
2) 粟田聖也, ほか. 日本救急医学会雑誌 2022; 33: 282–8.
3) Chen YA, et al. J Plast Reconstr Aesthet Surg 2012; 65:1325–30. PMID: 22717974
4) McCallum E, et al. Clin Ophthalmol 2019; 13: 2189–94. PMID: 31806931
5) 又吉貴也, ほか. 沖縄県医学会雑誌 61; 2023: 4–7.
6) Roberts JR, et al. Roberts and Hedges' Clinical Procedures in Emergency Medicine and Acute Care（7th ed）. ELSEVIER. 2017.

#眼科 #眼痛

CQ 64 鉄粉の角膜異物は翌日眼科でよいのか?

Case Study
- 20代男性。鉄材研磨作業中に眼痛が出現した。ゴーグルを着用していなかった。
- 当日の勤務終了後,持続する眼痛を主訴に近医2次病院の時間外外来を受診した。
- 症状は疼痛のみで,視力や視野異常の訴えはなく,流涙もみられない。

🔍 セッティング別のポイント

☑ 異物に伴う眼痛である。初期対応医には,①残存異物の確認,②損傷の部位/深達度の評価,③応急処置と必要に応じての眼科医への紹介,が期待される。

☑ 「顔面外傷」といっても受傷部位や程度はさまざまである。本 Case Study のような眼窩周囲の顔面外傷では,眼科的診察が必須であること,もしくは眼科的診察や処置ができる医療機関への迅速な転院搬送が必要になる可能性もあることを考慮しながら,診察にあたる必要がある。

☑ 【1】救急外来,【2】地方の2次病院,【3】クリニック/診療所,いずれのセッティングにおいても眼科医の常駐体制はまれである。眼科受診までの時間的猶予の判断が求められる。

Point❶ 眼内異物ではないか?

　　　角膜/強膜とそれ以深では,眼球の内外という点で扱いが大きく異なる。眼内異物は後遺症や感染のリスクが高い。治療として,手術による異物除去や修復を要する場合が多く,以下のような所見から眼内異物を疑った場合は,対応可能な施設へ直ちに紹介するべきである。眼内異物では,房水の漏出による「温かい涙」や,フルオレセイン染色が漏出した房水により暗く分断されるSeidel徴候がみられる。CTでは,眼球内に異物が確認できるほか,虚脱などの眼球形状変化を観察できることがある。

Point❷ 鉄粉が角膜に及ぼす障害を理解する

　　　鉄粉の角膜異物は,物理的な角膜損傷だけでなく,疼痛や腫脹などの二次的な炎症反応を惹起する。さらに,時間経過とともに鉄錆を形成し,鉄

錆性角膜炎を呈する場合があり，炎症の増悪や，角膜透明性の低下による視力障害の原因となりうる。24時間以上で鉄錆が発生するとの報告が散見される[1]が，なかには当日の受傷でありながら2～3日経過したと思われるほどの鉄錆浸潤に遭遇することもある[2]。また，鉄錆は酸化鉄を含有するため，角膜組織を腐食し進行性の損傷をきたす。そのうえ，異物として病原体の温床となるため，感染リスクを増大させる。眼科的なトレーニングを受けている場合は鉄粉の除去を試みてもよいが，そうでない場合は速やかな眼科紹介が望ましい。鉄錆のみの場合は徐々に吸収される場合も多く，2～3日後も改善しない場合，細隙灯顕微鏡に習熟した臨床医が鉄錆の除去を考慮する[3]。角膜穿孔や瘢痕化のリスクもあり，救急外来での異物除去の際に鉄錆まで除去する必要はなく，翌日の眼科受診を指示すればよい。

Point❸ 非専門医と眼科専門医，それぞれの対応

　非専門医の視点では，CTが有用であること，MRIは禁忌であることを念頭に置くべきである。眼エコー検査や眼圧測定は，眼内異物との鑑別に有用だが，圧迫から損傷を増悪させる可能性もあり注意を要する。

　角膜保護や感染予防として，ヒアレイン点眼薬や抗菌点眼薬（レボフロキサシン）を処方する場合が多い。軟膏は潤滑剤として機能し，残存上皮や新たに形成された上皮の破壊を軽減する可能性があり，理論的には点眼薬よりも優れている。抗菌薬軟膏（エリスロマイシン）を1日4回，3～5日間使用するのがよい。ステロイドを含む抗菌薬は，ヘルペス角膜炎や細菌性角膜炎の症状をマスクするため使用しない[3]。

　点眼麻酔薬（オキシブプロカインなど）での生理食塩水洗眼は専門性を問わず行われ，洗眼のみで異物が除去されることもある。点眼麻酔自体も自覚症状を緩和させ，比較的安全で有用な処置と考えられる。しかし，鉄粉の角膜異物の場合，点眼麻酔薬の処方（持ち帰り）は行わない。ACEP（American College of Emergency Physicians）のガイドラインにおいても「単純性の角膜擦過傷の場合に限り，短期の点眼麻酔薬使用は安全で効果的である」と記載されており，異物の場合は過剰使用や角膜毒性のリスクがあるため処方しない。鎮痛薬については非ステロイド性抗炎症薬（non-steroidal anti-inflammatory drugs：NSAIDs）の内服か点眼が使用される場合が多い[3, 4]。ただし，角膜擦過傷に対するNSAIDs外用液の使用は，用いられている疼痛尺度が一般的でなく，エビデンスは弱い[4]。

　パッチングは，小児や認知症患者など目を擦る可能性の高い患者に対して処方されることはあるが，治療を促進することはなく，痛みを軽減させる効果もない[3]。

眼科受診後は，細隙灯顕微鏡や眼底鏡などの検査，状態に応じて異物針による鉄粉除去や専用の電動ドリルによる鉄錆除去が行われる．短時間でも鉄錆が沈着し初回治療ですべてを除去できず，後日角膜再生後に鉄錆を除去し二期的に治療する症例も少なからず存在する．

今日の診療の「plus one」

　鉄粉の角膜異物を診察した際は，眼内異物と鑑別したうえで可及的速やかに眼科紹介とする．平日日中であれば当日中，夜間や休日であれば翌日日中での受診が許容されるケースもある．紹介先の眼科医と一度相談しておくとよい．

　眼科受診までに時間がかかる場合，点眼麻酔での洗眼を検討する．帰宅に際してはヒアレイン点眼薬や抗菌点眼薬・眼軟膏を処方し，角膜保護や感染予防に努めることが望ましい．また，外来で使用した点眼麻酔の効果は一時的であることを説明し，目を擦らないよう指導する．

（立道佳祐，竹内慎哉）

文献
1) 松原　稔, ほか. 臨床眼科 2003; 57: 1441–6.
2) 萱沢文男, ほか. 安全工学 1978; 17: 138–44.
3) Wipperman JL, et al. Am Fam Physician 2013; 87: 114–20. PMID: 23317075
4) Wakai A, et al. Cochrane Database Syst Rev 2017; 5: CD009781. PMID: 28516471

#皮膚科 #頭痛 #発疹

CQ 65 顔面帯状疱疹の適切なマネジメントは？

Case Study
- 67歳女性。頭痛を自覚し，その後に額の水疱に気づいた。
- 痛みが強く，walk-in受診した。
- 右前額部に水疱を認め，バイタルサインは問題なく，意識は清明，視力障害は特に認めていない。

🔍 セッティング別のポイント

☑ 顔面帯状疱疹の **Case Study** であり，眼部帯状疱疹や中枢神経の合併症を懸念するだろう。

☑ 総合病院の【1】救急外来であれば，髄膜炎を疑えば腰椎穿刺を実施し，眼部帯状疱疹のフォローアップを眼科へ依頼するだろう。

☑【2】地方の2次病院や【3】クリニック／診療所では，腰椎穿刺の施行へのハードルが高いことや，眼科医がいない場合に緊急の紹介が必要かどうか判断する必要がある。

Point❶ 皮疹がなくても帯状疱疹を想起する

　　帯状疱疹は，後根神経節や膝神経節に潜んでいた水痘・帯状疱疹ウイルス (*varicella zoster virus*：VZV) が加齢等による免疫力の低下により再活性化して生じる。皮膚分節に沿って紅斑性の丘疹から始まり，数日以内に小水疱，水疱が群発し，痛みを伴う。典型例は病歴，身体所見から診断できる。皮疹がなく痛みが先行する場合もあり，その場合は診断に難渋することもあるが，皮膚分節に沿った急性の神経痛を呈している場合は帯状疱疹を想起し，経過を説明しておくことが重要である。帯状疱疹は感染部位に応じて多彩な合併症を生じるので注意が必要であり，今回は顔面帯状疱疹にフォーカスして述べる。

Point❷ 注意すべき合併症は眼部帯状疱疹・中枢神経合併症

　　帯状疱疹と診断して72時間以内であれば，抗ウイルス薬で治療を開始する。72時間以降であっても免疫不全者や65歳以上の高齢者，新規の皮疹が出現している患者，三叉神経第1枝領域などで合併症が考慮される部位では治療を行う（レジメンは後述）。播種性帯状疱疹（**MEMO1**），免疫不全者，中枢神経合併症の場合は静注での治療が好ましい。ウイルス排出リスクの高い，播種性帯状疱疹や免疫不全者の帯状疱疹症例では隔離する必要がある[1]。

顔面帯状疱疹で特に注意しなければいけない合併症として，眼部帯状疱疹，耳介帯状疱疹（ラムゼイ・ハント症候群，**MEMO2**），中枢神経合併症（髄膜炎，脳炎，脳血管病変）がある。

　三叉神経第1枝領域の帯状疱疹では，眼部帯状疱疹を合併する可能性がある。眼部帯状疱疹では結膜炎，強膜炎，角膜炎，虹彩炎，網膜壊死などを引き起こす可能性があり最悪失明にも至る。

　視力障害や毛様充血のある患者では当日の眼科紹介を，眼症状がない三叉神経第1枝領域の帯状疱疹では翌日以降の眼科受診を検討すべきである。眼部帯状疱疹がある場合の抗ウイルス薬に関して，網膜壊死の可能性があっても経口バラシクロビルと静注アシクロビルとで同等の治療効果があるという報告もあるが，[2]直接比較したRCTはなく静注アシクロビルでの治療が無難である。[3]

Point❸ VZV髄膜炎では髄膜炎に典型的な症状をきたしにくい

　頭頸部領域の帯状疱疹では，約6%に髄膜炎を合併したという報告もある。その他の部位の帯状疱疹より中枢神経合併症のリスクが高いといわれており，顔面帯状疱疹では特に注意が必要である[4]。

　VZV髄膜炎はウイルス性髄膜炎の8%を占め[5]，皮疹がなくても生じることがある。髄膜炎の徴候としては発熱，頭痛，嘔吐，項部硬直，意識障害が一般的であるが，VZVによる髄膜炎では典型的症状を伴う頻度は多くなく，頭痛が頻度として一番多い[6, 7]。冒頭の**Case Study**のように皮疹に一致した痛みのみでは髄膜炎は積極的には疑わないが，意識が清明でも髄膜炎を否定はできない。皮疹に一致しない頭痛，嘔気嘔吐，意識障害，発熱のような帯状疱疹単独ではみられにくい，髄膜炎を疑う徴候が出現すれば閾値を下げて腰椎穿刺を検討すべきである。髄液検査でのVZV-DNA PCRは感度80〜95%，特異度95%以上と検出率が高く，陽性であれば診断できる[8]。

MEMO　**1　播種性帯状疱疹**

　隣り合う2分節以外にも病変を有する帯状疱疹（3分節以上の領域に広がった病変を有するもの）。皮疹は帯状とは限らず，孤発疹が散発することのほうが多い。

2　耳周囲の帯状疱疹に合併するラムゼイ・ハント症候群

　ラムゼイ・ハント症候群は，耳介の帯状疱疹に顔面神経麻痺や内耳神経症状を合併する症候群である。同側顔面神経麻痺，耳痛，耳介水疱を3徴とし，内耳神経症状（耳鳴やめまい）を起こすこともある。顔面神経麻痺を合併している場合は通常の抗ウイルス薬治療に加えてステロイド薬で治療を行い，耳鼻咽喉科への紹介が必要である。

処方

- **静注治療（播種性帯状疱疹，免疫不全者，中枢神経合併症の例）**

  アシクロビル（アシクロビル®）

CrCl：＞50（mL /分）	10mg/kg 8時間ごと
CrCl：20〜50（mL /分）	10mg/kg 12時間ごと
CrCl：10〜25（mL /分）	10mg/kg 24時間ごと
CrCl：＜10（mL /分）	5mg/kg 24時間ごと

- **内服治療**

  バラシクロビル（バルトレックス®）

CrCl：＞50（mL /分）	1回1,000mg 1日3回内服　7日間
CrCl：10〜50（mL /分）	1回1,000mg 1日2回内服　7日間
CrCl：＜10（mL /分）	1回500mg 1日1回内服　7日間

  アメナメビル（アメナリーフ®）　1回400mg 1日1回内服　7日間

  アセトアミノフェン（カロナール®）　500mg 1日3回　7日間

- **ラムゼイハント症候群を合併している場合**

  プレドニゾロン（プレドニン®）1mg/kg　1日1回内服　5日間

アシクロビル，バラシクロビルでは投与後24〜72時間程度でアシクロビル脳症を生じることがあるので注意が必要である。

今日の診療の「plus one」

皮疹がなくても神経支配領域に沿った急性の神経痛があれば，帯状疱疹を想起する。眼部帯状疱疹を疑う所見，三叉神経第1枝領域の帯状疱疹があれば前眼部の評価を行い眼科へ紹介する。VZV髄膜炎は意識障害などの症状を呈することが多くはないため，閾値を低く腰椎穿刺を検討することが重要である。

（小林正紘，鑢口清満）

文献

1) Centers for Disease Control and Prevention. Preventing Varicella-Zoster Virus（VZV）Transmission from Herpes Zoster in Healthcare Settings. https://www.cdc.gov/shingles/hcp/hc-settings.html（参照：2024/9/3）
2) Simon RT, et al. BMC Ophthalmol. 2012 Sep 5:12:48. PMID: 2947428
3) Sachin K, et al J Neuroophthalmol. 2019; 39: 220–31. PMID: 30188405
4) Kim SH, et al. Ann Dermatol 2017; 29: 283–7. PMID: 28566903
5) Kupila L, et al. Neurology 2006; 66: 75–80. PMID: 16401850
6) Kaewpoowat Q, et al. Infection 2016; 44: 337–45. PMID: 26680781
7) 野口 洋，ほか．日本ペインクリニック学会誌 2023; 30: 25–28.
8) Tunkel AR, et al. Clin Infect Dis 2008; 47: 303–27. PMID: 18582201

#泌尿器 #発熱 #腰痛

CQ 66 閉塞性腎盂腎炎に伴う敗血症患者。すぐに尿管ステントや腎瘻などの介入が可能な病院へ搬送するか?

Case Study

- 68歳女性。骨粗鬆症で近医通院中。
- 土曜日の朝から左腰痛と発熱があり経過をみていたが,同日の夜からは頻回の嘔吐も伴ったため救急搬送された。
- 到着時のバイタルサインは,意識清明,血圧:115/70mmHg,脈拍:120回/分,呼吸数:24回/分,SpO$_2$:96%(室内気),体温:38.9℃であった。
- 精査の結果,左尿管結石による閉塞性腎盂腎炎と,それに伴う敗血症と診断した。バイタルサインは精査中も上記から悪化することはなく経過した。

🔍 セッティング別のポイント

- ☑ **Case Study** は閉塞性腎盂腎炎に伴う敗血症である。抗菌薬の早期投与だけでなく,基本的には早期の外科的ドレナージの施行が望ましい。
- ☑ 泌尿器科医に24時間コールが可能な病院の【1】救急外来であれば,迅速な対応およびその後の厳密な全身管理が可能なことが多いだろう。
- ☑ しかし,泌尿器科医のマンパワーが不足していることの多い【2】地方の2次病院やそのような病院の救急外来においては,重症度を評価し,高次医療機関への搬送の必要性を判断しなければならない。
- ☑【3】クリニック/診療所においては,エコーがなければ閉塞の有無を評価すること自体が困難である。そのため,バイタルサインや身体所見,基礎疾患から総合的に判断する必要があるが,紹介の閾値は低めに設定したほうがよいだろう。

Point❶ 重症化をある程度予測する

　　　閉塞性腎盂腎炎の全体の死亡率は3%程度とされている[1]が,敗血症性ショックに至り,適切にドレナージがされない場合は13.6%程度まで上昇する[2]。このことも踏まえ,すでに敗血症性ショックをきたしている症例に対しては,緊急で尿管ステントや腎瘻造設の処置が必要となるため,当然ながら外科的対応が可能な医療機関へ迅速に搬送すべきである。

　　　判断が難しくなるのは,冒頭の**Case Study**に示したような「休日または夜間」かつ「全身状態とバイタルサインは比較的保たれている」という状況においてであろう。実際に抗菌薬治療のみで軽快する症例も臨床現場で

は経験されるため，なおさら頭を抱えることとなる。わが国のガイドライン[3, 4]においても，早期の外科的ドレナージを推奨しているのみで，具体的にどのような症例に対して有効かについては明示されていないため，やはり症例ごとに判断を下す必要がある。

閉塞性腎盂腎炎で敗血症性ショックに至った例を後方視的に検討した複数の報告では，おおむね「①糖尿病の既往，②CRP高値（10mg/dL以上），③血小板減少（12万/μL以下），④血液培養陽性，⑤外科的ドレナージ未施行」といった5項目が危険因子として挙げられている[1, 5, 6]。①②③を参考にしつつ，明らかな悪寒戦慄の病歴等から血液培養陽性を見積もる。ほかにも，0.52ng/mLをカットオフとしてプロカルシトニンを用いる報告[7]や，CRP上昇と血小板低下にperformance statusと血清クレアチニン上昇を加えた4項目でのスコアリング[8]も提唱されている。結石サイズと重症化の関連については今のところ報告されていない。もちろん重症化の予測はこれらの項目だけでクリアカットにできるような単純なものではないため，あくまでも判断の参考程度にしかならない。月並みな表現だが，結局は個別に判断せざるをえない。

Point❷ ドレナージは早いに越したことはない

外科的ドレナージのタイミングについても，「早急に」という文言があるのみで具体的な推奨はない[3, 4]。ただし，2日以上の遅延については，死亡率が最大29%上昇するという報告がある[1, 2]ため，介入が遅くなると予後が悪くなりやすいことは明らかだろう。わが国において，外科的ドレナージが12時間以内に行われた群と48時間以内に行われた群を比較した研究では，12時間以内の群において入院期間が有意に短縮されたものの，死亡率に有意差はなかった[9]（選択バイアスなどにより重症度などに偏りがあった可能性はある）。

これらのような，ドレナージの至適タイミングについての研究は，種々のバイアスなどの影響が排除しきれておらず，詳細に解析された研究がまだない。しかし，入院期間の短縮が見込めることに加え，ソースコントロールは感染症治療の重要な柱の一つで，尿路閉塞は抗菌薬の尿中濃度に影響を及ぼす[10]ともいわれており，やはりドレナージはすぐに行うことが望ましいといえる。そのため，休日や夜間であっても，オンコールでの相談が可能な環境であれば必ずできる限り早期（**緊急が困難な場合は翌朝など**）のドレナージを依頼すること，オンコールでの相談が不可能であれば，高次医療機関への搬送を手配することが重要である。

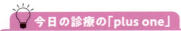

現時点で，閉塞性腎盂腎炎に対しての緊急ドレナージについて具体的なゴールデンタイムの推奨はないが，閉塞性腎盂腎炎は介入が遅れると重症化しやすい疾患である．泌尿器科医に常時相談ができない【2】地方の2次病院においては，症例ごとに重症度を見極めながら「外科的ドレナージ目的に他院へ緊急搬送すること」を基本姿勢とすることが望ましい．

（又吉貴也，佐藤直行）

文献

1) Kamei J, et al. World J Urol 2023; 41: 1365–71. PMID: 36947175
2) Haas CR, et al. J Urol 2020; 204: 1256–62. PMID: 32501124
3) 日本泌尿器科学会，ほか編，尿路結石症診療ガイドライン2023年版．医学図書出版，2023．
4) 日本集中治療医学会，日本救急医学会，日本版敗血症診療ガイドライン2024．
5) Kamei J, et al. Int Urol Nephrol 2014; 46: 493–7. PMID: 24006032
6) Yamamichi F, et al. J Infect Chemother 2018; 24: 902–6. PMID: 30174285
7) Ko YH, et al. Int Braz J Urol 2016; 42: 270–6. PMID: 27256181
8) Kentaro Imaizumi, et al. Nihon Hinyokika Gakkai Zasshi 2019; 110: 100–5. PMID: 32307376
9) Kayano S, et al. World J Urol 2024; 42: 147. PMID: 38478082
10) Dubbs SB, et al. Emerg Med Clin North Am 2019; 37: 707–23. PMID: 31563203

Memo

#口腔外科

CQ 67 歯牙損傷時の口腔外科にコンサルトするタイミングは？

Case Study
- 30歳男性。殴り合いの喧嘩を起こし，警察沙汰になった。
- 双方とも怪我をしていたため，それぞれ病院を受診することになった。
- 受診時に前歯が脱落していることがわかった。

セッティング別のポイント

☑ 顔面骨骨折の評価が必要であるため，CT撮影は積極的に行いたい。

☑ 【3】クリニック/診療所で撮影できる状況になければ，この時点で評価できる施設への紹介を検討する。

☑ 脱落歯の保存は緊急で行う処置で，どのセッティングでも用意できる生理食塩水で速やかに保存する。

Point❶ 歯牙損傷以外の問題はあるか？

　怪我なり喧嘩なり，歯牙損傷を起こすような状態となるとそれ以外の部分に問題があるか確認は必要だ。口腔外科にコンサルトするにあたっても，歯牙のみの問題なのか，それ以外を伴っているのかで対応が変わってくる。上顎歯の動揺や脱落は上顎骨骨折に対する特異度が97.2％，下顎歯の動揺や脱落は下顎骨骨折に対する特異度が94.5％という報告もあり[1]，顔面骨骨折の評価は必要である。上顎骨・下顎骨骨折を疑う身体所見としては，下顎骨の偏位・上顎骨の可動性がみられる・開口障害や開閉口時の疼痛などが挙げられる。上顎骨・下顎骨骨折の評価にはCT画像が有用なため[2]，上記の身体所見や訴えがみられる患者では口腔外科コンサルトの前にCT撮影を検討したい。

Point❷ 歯牙損傷を評価・説明できるか？

　コンサルトにあたって，どの歯がどのように損傷しているのかを伝える必要がある。国内の歯科では「Zsigmondy – Palmer方式」という記載方法がよく用いられている[3]（**図1**）。どの歯が損傷したのか「上顎/下顎　右/左の○番が損傷した」と伝えられるようにしたい。

　歯牙損傷は**図2**のように分類される[4]。完全脱臼の場合は再接着が検討

245

されるが，歯根破折の場合は再接着できない。評価は脱落歯で歯根部が残っているかどうか目視で確認するのが最も確実で，脱落歯が確認できない場合にはCTで評価する。

　完全脱臼を含めて歯牙損傷は日勤帯に歯科ないし口腔外科で治療を受けてもらう方針で構わない。いずれも整復・コーティングなどの歯科治療の対応となる。完全脱臼は脱落歯の状態がよければ24時間以内に再接着が可能とされている[5]。夜間帯にわざわざ緊急対応する必要はない。ただし，完全脱臼の場合には脱落歯をきちんと保存しておく必要がある。

図1 Zsigmondy – Palmer方式（文献3より作成）

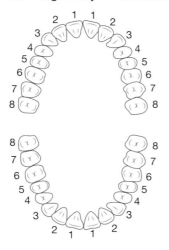

図2 歯牙損傷の分類（文献4より作成）

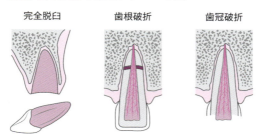

Point❸ 脱落歯の対応

　脱落歯が乾燥してしまうと再接着が難しくなる。そのため，脱落直後からできるだけ早く乾燥させないように保存することが最も緊急の対応として重要である。保存液としては生理食塩水，牛乳，唾液[6]が推奨されており，医療機関や救急車で用意しやすい生理食塩水が最も簡便に用意しやすい。コップに保存液を入れ，そのなかに脱落歯をそのまま入れておく。脱落歯の保存状態次第で再接着が可能かどうか分かれるので，最も緊急で行う処置は「脱落歯の保存」と覚えておきたい。

 今日の診療の「plus one」

　歯牙損傷の際にはそれに伴う骨折の評価を優先する。歯牙損傷そのものは歯科・口腔外科に依頼するものの，日勤帯のコンサルトで十分である。脱落歯の保存だけは緊急処置が必要で，生理食塩水のコップで速やかに保存する。

（深瀬　龍）

文献
1) Rozema R, et al. Injury 2021; 52: 2616–24. PMID: 34103150
2) 形成外科診療ガイドライン2 2021年版　第2版. 頭蓋顎顔面疾患（先天性・後天性）. 金原出版, 2021.
3) 玉川裕夫, ほか. 医療情報学 2014; 34: 183–95.
4) Keels MA. Pediatrics 2014; 133: e466–476. PMID: 24470646
5) 日本外傷歯学会, 編. 歯の外傷治療のガイドライン. 平成30年7月改訂.
　https://www.ja-dt.org/file/guidline.pdf　（参照：2024/9/3）
6) Hiremath G, et al. J Investig Clin Dent 2011; 2: 89–94. PMID: 25426601

3

クリニック / 診療所

#救急 #関節痛 #筋痛 #全身痛

CQ 68 高齢者が両肩など近位筋の痛みを主訴に来院。PMRを疑うとき，紹介するべきか？

Case Study
- 78歳女性。2週間ほど前から両肩と大腿部の疼痛があり，起床時に起き上がるのも難しくなった。
- 整形外科を受診しても原因がわからず，症状が改善しないため近医のクリニックを午後に受診した。
- 受診時は両肩付近の痛みがあり，普段よりゆっくりではあるがふらつきなく独歩可能である。

🔍 セッティング別のポイント

☑ 多発する筋痛の症例である。**ウイルス感染症のような self-limiting な疾患なのか，リウマチ性多発筋痛症**（polymyalgia rheumatica：PMR）**をはじめとしたリウマチ性疾患なのか，はたまたそのほかの PMR mimics**（感染症も重要な鑑別疾患）**なのかを初診時に鑑別することは難しい。**

☑ 【1】救急外来や【2】地方の2次病院で，リウマチ専門医（またはリウマチ膠原病診療が得意な医師）への相談が容易であれば，PMR および PMR mimics の illness script さえ把握しておけば，適切に相談できるし悩むことは少ないかもしれない。

☑ しかし【1】，【2】でもリウマチ専門医が在籍しない場合や，【3】クリニック / 診療所の場合は，大事な鑑別疾患をある程度は自分で評価する必要がある。本 Case Study のように，2週間ほど改善しない症状で複数の病院を受診している患者であれば「特に大きな問題はないですよ」とは到底いえない。

☑ PMR の頻度を考えると非専門医でも典型例の診断・治療までできるほうが望ましいため，そのアプローチは理解しておきたい。

Point❶ PMRの診断は臨床診断が主体だからこそ難しい

救急や外来診療に慣れていない（あるいは慣れてから少しした）ころ，かぜ症候群の診断が難しいと感じたことはないだろうか。かぜ症候群の診断が難しいのは，気道症状を呈するその他の疾患を除外することが必要であり，［インフルエンザウイルスや新型コロナウイルス感染症（COVID-19）などを除いて］特異的な検査がないことが理由の一つである。

PMRもそういった **"除外" が必要な疾患**であり，特異的な検査所見がないため，慣れないうちはどう診断してよいか困ることが多いだろう。リウマチ性疾患のなかでは関節リウマチ（rheumatoid arthritis：RA）の罹患率

が最も高いが（おおよそ100人に1人），**PMRはRAに次いで2番目に多い**とされており[1]，PMRは決して珍しくはない。慣れないうちは診断しにくいかもしれないが，誰しもが遭遇しうる疾患であり，PMRに気づくためにも，その全体像は理解しておいたほうがよい。疫学上は女性にやや多く，世界的には罹患率に地域差があるとされる（50歳以上の10万人あたり，欧米で50〜100人，南欧で10〜20人，韓国で2.1人）[2]。

表1に欧州リウマチ学会/米国リウマチ学会によるPMRの分類基準を示す[3]。要は，高齢者に両肩と股関節付近の疼痛，朝のこわばりがあり，リウマチ因子と抗CCP抗体が陰性で炎症反応があればPMRと分類できることになる。これにエコー所見を加えてもよく（MRIを使用することもある），エコーなしでは感度68%・特異度78%，エコーありでは感度66%・特異度81%とされる。

表1

PMRの
分類基準
（文献3より
作成）

前提条件：50歳以上，両肩関節痛，CRPまたはESR高値		
項目	点数 （エコーなし）	点数 （エコーあり）
45分以上の朝のこわばり	2	2
臀部痛または股関節の可動域制限	1	1
RF・ACPA陰性	2	2
肩関節・股関節以外の関節に圧痛がない	1	1
エコー所見 　1つ以上の肩関節に三角筋下滑液包炎 ± 上腕二頭筋腱鞘炎 ± 肩甲上腕関節滑膜炎がある 　かつ1つ以上の股関節に滑膜炎 ± 転子部滑液包炎がある	―	1
エコー所見 　両肩関節に三角筋下滑液包炎，上腕二頭筋腱鞘炎，肩甲上腕関節滑膜炎のいずれかがある	―	1
エコーなしの場合6点中4点以上，エコーありの場合8点中5点以上でPMRと分類		

RF：リウマチ因子，ACPA：抗CCP抗体

とはいえ，**これはあくまでも臨床研究を主目的とした分類基準であって診断基準ではない**ため，基準を満たしたからといって正しく診断できているわけではない[4]。組み込まれているエコー所見も，あくまでPMRと非リウマチ性疾患を区別するためのものであり，PMRに特異的というわけではないため，注意が必要である（PMRの重要な鑑別疾患となるRAでもみられるエコー所見である）。したがって，**PMRを診断するにあたっては，PMRと類似した症状を呈する疾患（PMR mimics）を適切に除外し，特異的検査のないなかで臨床診断していく**必要があり，このアプローチを理解しておかなければならない。

Point ❷ PMRの典型像と鑑別疾患：
感染症（特に感染性心内膜炎）に注意

●PMRの典型像

　　まずは意外と**年齢が重要**で，分類基準では50歳以上とされているが，基本的には60歳以上の発症が多いことに留意する（発症のピークは70〜75歳[5]）。症状としては，**表1**の前提条件にあるように肩の疼痛の頻度が高いが，90％ほどとされており全例ではない[6]。ほかに股関節・大腿の疼痛は約70％，頸部・上半身の疼痛は約50％にみられる[6]。**疼痛は左右対称性**である。通常，**純粋な筋力低下はみられず**，「腕が挙げられない」といった症状は疼痛のために起こるものである[7]。末梢性滑膜炎はRAを考えやすい所見ではあるが，PMRでも数割で起こりうるとされており，鑑別が難しいところである[7]。特徴的なのは発症の仕方で，**多くの患者で日単位での（あるいは「あの週」などと）発症タイミングを覚えていることが多い**。また，炎症性疾患の特徴でもある**朝（特に起床時）に症状が強い**ことも特徴で，「布団から起き上がるのが難しい」といった症状が目立つ。

●PMR様症状を呈する疾患

　　前述の典型的な症状があればPMRを想定することは難しくはないが，肝心なことは，**PMR様症状を呈する疾患が数多く存在する**ことである（**表2**）[7, 8]。発症後，間もなく受診した場合はウイルス感染症との鑑別が必要になることが多いが，そういった場合は，緊急を要することがある疾患（後述する細菌感染症や血管炎など）の可能性が低ければ経過をみることも選択肢の一つである（時間を味方につけることができるプライマリ・ケアの強みである）。ウイルス感染症であれば数日〜1，2週間以内には症状が軽快（少なくともピークアウト）していることが多いが，症状が遷延している場合には自己免疫性疾患などとの鑑別が重要になる。特にRAや結晶誘発性関節炎（特にピロリン酸カルシウム沈着症；いわゆる偽痛風が含まれる病態）がPMR様症状を呈した場合に，頻度の点から考えても鑑別が難しくなる。PMR以外の疾患に加えて，整形外科的疾患が重なっていると鑑別はさらに困難を極める。

　　PMRの診断・治療を考えるうえで最重要なことは，間違いなく「**感染症の除外**」である。表2の感染症のなかでも特に，**感染性心内膜炎（infective endocarditis：IE）はリウマチ様症状を呈する感染症の代表格**である。IEでは筋痛15.5％，関節痛10％，転子部滑液包炎1.8％，PMR様症状0.9％を認めたという報告もある[9]。**PMRを疑ったときは血液培養を積極的に採取する必要がある**（【3】クリニック/診療所では血液培養を提出できない施設が多いため，ここがハードルになるかもしれない）。

表2 PMR mimics（文献7，8より作成）

炎症性リウマチ性疾患
関節リウマチ，脊椎関節炎，結晶誘発性関節炎（アパタイト沈着症，ピロリン酸カルシウム沈着症），RS3PE症候群，血管炎（巨細胞性動脈炎，ANCA関連血管炎），炎症性筋疾患，SLE，強皮症，Sjögren症候群
非炎症性リウマチ性疾患
回旋腱板疾患，癒着性関節包炎（凍結肩），変形性関節症，変形性脊椎症，線維筋痛症，うつ病
感染症
ウイルス感染症，敗血症，感染性心内膜炎，化膿性関節炎，椎間板腔感染症，抗酸菌症（結核など）
悪性疾患
固形腫瘍（腎癌，胃癌，大腸癌，肺癌など），血液腫瘍（多発性骨髄腫，悪性リンパ腫，白血病）
その他
パーキンソン病，甲状腺疾患，副甲状腺疾患，ビタミンD欠乏症，薬剤誘発性ミオパチー（スタチンなど），アミロイドーシス

RS3PE：remitting seronegative symmetric synovitis with pitting edema，
SLE：全身性エリテマトーデス，ANCA：抗好中球細胞質抗体

Point❸ 専門医へ相談するタイミング： 非典型的な特徴がある場合やGCAを疑う場合

　典型像を呈し，除外診断ができれば，プライマリ・ケアの現場でPMRを診断・治療することは可能である（疾患頻度と専門医数から考えてもそれが求められるだろう）。ただし，「60歳未満」「2カ月以上の慢性発症」「肩の症状がない」「朝のこわばりがない」「全身症状・体重減少・夜間の疼痛・神経症状が顕著」「末梢関節炎が目立つ」「ほかのリウマチ性疾患の所見がある」「炎症反応が正常あるいは著明高値」「ステロイドへの反応性が乏しい」といった，**PMRとしては非典型的な特徴があれば診断には躊躇したほうがよく，専門医への紹介も検討する**[10, 11]。

　また，**巨細胞性動脈炎（giant cell arteritis：GCA）の合併にも注意が必要**である。PMRの0〜40％（おおむね20％）にGCAを合併し，GCAの40〜60％にPMR症状を合併するとされている[8, 12]。PMRを疑ったときは，顎跛行，複視，側頭動脈の圧痛や怒張，頭皮の圧痛といったGCAを疑う所見がないか確認し，**GCAが疑わしい場合は必要に応じて専門医へ紹介する**。

　PMRと臨床診断しても，ステロイドの反応をみるまでは「本当に診断は

合っているか」と不安なまま診療をすることになることが多い。もちろん，最初は反応性が良くても，その後にRAの病像になってきたりすることもあり，治療経過中も気が抜けない。「いつまで経っても難しい」というのがPMR診療だと感じるが，典型例だけでもプライマリ・ケアの守備範囲として診療できるようになっていただきたい。

MEMO PMRと悪性腫瘍

PMRが傍腫瘍症候群として発症するかどうかについては，以前からよく議論されている。PMRと診断後の1年以内が悪性腫瘍のリスクが高くなる可能性が指摘されてはいるが[13]，日本の疫学研究でもPMR患者に併存する悪性腫瘍が明らかに多いというデータはなく[6]，今のところPMRが純粋な傍腫瘍症候群であることを示すエビデンスはほとんどない[14]。現状では，日本人への推奨や米国予防医学専門委員会(United States Preventive Services Taskforce：USPSTF)などの推奨をもとに，年齢相応のがんスクリーニングをすることが望ましいだろう。

今日の診療の「plus one」

多発性の筋痛患者でPMRを疑ったら，PMR mimicsとGCAを除外してPMRと診断する。非典型例で診断が難しい場合や，PMRとしての治療・管理が難しい場合に専門医への紹介を検討する[12]。

（佐藤直行）

文献

1) Crowson CS, et al. Arthritis Rheum 2011; 63: 633–9. PMID: 21360492
2) Sharma A, et al. Semin Arthritis Rheum 2020; 50: 1040–8. PMID: 32911281
3) Dasgupta B, et al. Ann Rheum Dis 2012; 71: 484–92. PMID: 22388996
4) Aggarwal R, et al. Arthritis Care Res（Hoboken）2015; 67: 891–7. PMID: 25776731
5) Matteson EL, et al. Ann Intern Med 2017; 166: ITC65–ITC80. PMID: 28460395
6) Kimura M, et al. J Rheumatol 2012; 39: 148–53. PMID: 22174210
7) Kermani TA, et al. Lancet 2013; 381: 63–72. PMID: 23051717
8) González-Gay MA, et al. Lancet 2017; 390: 1700–12. PMID: 28774422
9) González-Juanatey C, et al. Medicine (Baltimore) 2001; 80: 9–19. PMID: 11204504
10) Dejaco C, et al. Ann Rheum Dis 2015; 74: 1799–807. PMID: 26359488
11) Dasgupta B, et al. Rheumatology (Oxford) 2010; 49: 186–90. PMID: 19910443
12) Espígol-Frigolé G, et al. Lancet 2023; 402: 1459–72. PMID: 37832573
13) Ungprasert P, et al. Semin Arthritis Rheum 2014; 44: 366–70. PMID: 25074657
14) Muller S, et al. Reumatismo 2018; 70: 23–34. PMID: 29589400

#循環器 #下腿浮腫

CQ 69 下腿浮腫を主訴に来院。DVTを疑っている。紹介するタイミングは？

Case Study

- 80歳女性，普段から座位で過ごすことが多く，3日前から左下腿浮腫と痛みが出現した。
- 発赤や熱感はないが，痛みが強くなってきたため近医のクリニックを受診した。
- 受診時は下腿に限局した浮腫を認めるものの，発赤や熱感は認めない。

🔍 セッティング別のポイント

☑ 急性経過で発症した片側性下腿浮腫の Case Study である。深部静脈血栓症（deep venous thrombosis：DVT）が疑わしいだろう。

☑【1】救急外来，【2】地方の2次病院であれば造影 CT で診断が可能である。また造影 CT で DVT だけでなく，肺血栓塞栓症（pulmonary embolism：PE）の合併の有無を同時に評価することも重要である。

☑ しかし【3】クリニック / 診療所では CT が撮像できず，診断に苦慮することがある。また診断できたとしても，本 Case Study のように下腿のみに限局する程度の浮腫であった場合に，即座に紹介すべきかどうかも判断に悩むであろう。

Point❶ DVTのリスクスコアとDダイマーの使い方を知る

下腿浮腫の患者をみたときに，まずは本当にこの患者はDVTなのかどうか？　とリスク評価することが肝要である。DVTの検査前確率の予測は，**Wellsスコア**（**表1**）で簡単な病態と診察所見から評価することが可能である。低リスクであれば，Dダイマーを確認して陰性であればDVTを除外することが可能である。DダイマーはDVTに対する感度＞95%，特異度40%程度であり，特に低リスク群でDダイマー陰性であれば陰性的中率が99%となる[1]。つまり，Dダイマーを使用する際，**感度は高いものの特異度は低いため，除外診断のみに使えると考える**。一方，中〜高リスクであれば下肢静脈エコーで深部静脈血栓がないかを確認をする（**Point❷**）。

DVTらしい身体所見がみられるものの，診療所などでエコーが使用できない場合には，**下肢浮腫の範囲から血栓の局在を推定する**。浮腫が下腿に限局する場合には主に下腿部，大腿部にあっても血栓量が軽度のことが多い。下腿〜大腿部まで浮腫がみられる場合には，大腿静脈中枢側や腸骨静

255

脈領域に血栓を認めることが多い[2]。また，大腿部まで広がって疼痛を伴う場合には，多量の血栓閉塞により下肢の静脈圧の上昇を反映していることがある。そのため，大腿部にまで浮腫がみられる場合には紹介を検討したほうがよいだろう。

表1 Wellsスコア

項目	点
活動性の悪性腫瘍（6カ月以内治療も含む）	1
下肢麻痺，最近のギプス装着による固定歴	1
臥床安静3日以上，12週以内の大手術歴	1
下肢深部静脈分布に沿った圧痛	1
下肢全体の腫脹	1
腓腹部（脛骨粗面の10cm下方）の左右差＞3cm	1
下肢の圧痕性浮腫	1
表在側副静脈の発達（静脈瘤ではない）	1
DVTの既往	1
DVTではないほかの疾患が考えられる	−2

スコアと検査前確率
高リスク（≧3点）　53%
中リスク（1〜2点）　17%
低リスク（0点）　　5%

　なお，Wellsスコアは古典的なDVTの予測リスクスコアだが，それ以外にもDVTのリスクとなる患者の内服薬にも注意する必要がある（**表2**）。代表的なのは経口避妊薬である。血栓症リスクを約2〜4倍高めるといわれ，特に内服開始3カ月以内の発症が多い。血栓症の発症リスクは世代により若干異なる。また，近年使用されている低用量ピルは含有エストロゲン量が少なく，その分発症リスクも通常の経口避妊薬よりも相対リスクで0.75倍（95%CI 0.67〜0.85）と低い[3]。ほかにも「ミニピル」というエストロゲンを含まないPOP（progestogen-only pill）は血栓症リスクがより低くなるので，どのような経口避妊薬を内服しているかにも注意が必要である[4]。

　ほかにも，高齢者では骨粗鬆症を合併し，骨粗鬆症治療薬の選択的エストロゲン受容体モジュレーター［selective estrogen receptor modulator：SERM（ラロキシフェン，バゼドキシフェン）］を内服していることがある。これはエストロゲン濃度の変動がDVT発症リスクを1.5倍高め，内服開始時期に発症率が高いといわれているが，内服薬の影響に加えて，高齢者がなんらかのきっかけで活動性が低下したときの長期臥床により，DVTをより発症しやすくなる[5]。

　以上からDVTを診断していく過程では，原因精査として患者の内服薬も確認するようにしたい。

表2 DVTのリスクとなる薬剤（文献3〜7を参考に作成）

- 経口避妊薬
- ホルモン補充療法（エストロゲン製剤）
- 抗精神病薬
- ステロイド

Point❷ 2点圧迫法で簡便に評価する

　Dダイマーは大抵の病院であれば血液検査が可能だが，【3】クリニック/診療所によっては即座に結果を確認できないこともある。そのような場合やDVTが中〜高リスクの場合に，DVTをスクリーニングする方法として下肢静脈エコーによる「2点圧迫法」がある。

　左右の鼠径部（大腿静脈）と膝窩部（膝窩静脈）をエコープローブで圧迫し，潰れない静脈や静脈内血栓があればDVTありと判断するという，簡便かつ迅速に施行可能な検査である。精度も非常に高く，感度100%・特異度99.4%とされている（**図1**）[8]。また，全下肢静脈エコーとも同等の診断能ともいわれており，2点圧迫法だけでDVTスクリーニングとしては十分な検査である。

図1 深部静脈血栓症のエコー所見

a：大腿静脈（圧迫法陰性）

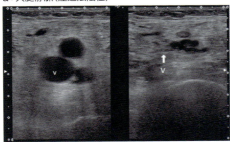

b：膝窩静脈（圧迫法陽性）

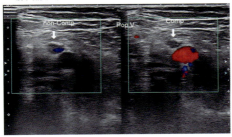

Point ❸ DVTの治療適応・入院適応を知る

　DVTの治療適応や入院適応を知ることにより，その患者を紹介するべきかどうかが理解しやすくなる．DVTは膝窩静脈よりも末梢側（膝下）に血栓が限局する「末梢型」，膝窩静脈よりも中枢側（膝上，すなわち大腿〜腸骨静脈）に血栓を伴う「中枢型」に分類される．末梢型では中枢型に移行するリスクが高い症例を除き，基本的には治療適応にならない．一方，中枢型の場合は血栓量が多く，PEを発症するリスクも高いため治療適応となる．基本的に抗凝固薬による治療となる．

　入院適応は施設にもよるが，中枢型DVTで血栓量が多い場合（血栓が飛んでPEを発症したときに急変リスクがある）やPEを合併している場合などが挙げられる．つまり，大腿部まで浮腫がみられる場合や2点圧迫法で大腿部に血栓がみられる場合には，血栓量が多いことが想定されるので紹介を検討したほうがよいだろう．またPEの合併がないかバイタル，呼吸症状や胸部症状，心電図，心エコー図検査などでの評価も可能な範囲で行い，疑わしい場合も同様に紹介が必要である．

 今日の診療の「plus one」

　DVTと診断したときに，PEの合併がなさそうなバイタルや呼吸状態であったとしても，実際にはPEを合併していたり，また今後発症したりするリスクを考慮する必要がある．特にDVTの血栓量が多い場合には，PEを発症した際にmassive PEとなり，急変リスクがあることに留意が必要である．そのため鼠径部のエコーで血栓を認めたら，大腿静脈〜腸骨静脈領域までの多量の血栓がある可能性も想定して精査目的に紹介したほうがよいだろう．

（佐橋秀一）

参考文献

1) Wells PS, et al. JAMA 2006; 295: 199–207. PMID: 16403932
2) D Kennedy, et al. Emer Med Clin North Am 2001; 19: 869–76. PMID 11762276
3) Alain Weill, et al. BMJ. 2016; 353: i2002. PMID 27164970
4) S Mantha, et al. BMJ. 2012; 345: e4944. PMID 22872710
5) Adomaityte J, et al. Thromb Haemost 2008; 99: 338–42. PMID: 18278183
6) DeLoughery EP, et al. Eur J Haematol 2024; 113: 257–9. PMID: 38644355
7) Johannesdottir SA, et al. JAMA Intern Med 2013; 173: 743–52. PMID: 23546607
8) Crisp JG, et al. Ann Emerg Med 2010; 56: 601–10. PMID: 20864215
9) 児玉貴光, ほか. 下肢静脈血栓の簡易スクリーニング―2点圧迫法. medicina 2018; 55: 2036–40.

#循環器 #胸痛

CQ 70　非心原性胸痛はどのように判断するか？

Case Study
- 68歳女性。以前から，ときおり胸痛を自覚していた。
- 最近，頻度が増えている気がするため独歩で受診した。
- 放散痛，冷汗はなし。
- 本日も朝に同様の症状を認めたが現在は症状消失している。前回の心電図（electrocardiogram：ECG）と比較して変化はなかった。

🔍 セッティング別のポイント

- ☑ ときどき生じている間欠的な胸痛の Case Study である。心原性胸痛，致死的な胸痛は必ず除外すべきである。
- ☑ 【1】救急外来，【2】地方の2次病院であれば，狭心症の疑いでとりあえず入院のうえ精査，という選択肢も取れる。一方，【3】クリニック/診療所で運動負荷試験，冠動脈CT，カテーテル検査が可能な施設はまれである。
- ☑ 結局のところ，ほぼ確実に筋骨格系，皮膚の痛み，神経痛，緊張性気胸以外の呼吸器の痛み，消化器の痛みであるといえる場合以外は紹介したほうが無難といえる。
- ☑ では，どうすれば非心原性「らしさ」を判断できるのだろうか？　また，非心原性かつ緊急性のある疾患も除外が必要なため，どのように判断すればよいだろうか？

Point ❶ 問診から聴取できる非心原性「らしさ」を知る

　プライマリ・ケアにおける心原性胸痛の有病率は14.5％といわれている（欧米での統計）[1]。わが国では異なるかもしれないが，上記を踏まえてリスク評価を総合的に行っていく必要がある。

　かかりつけの患者であれば，心血管疾患のおおよそのリスクは把握できていることが多い。参考までに，日本動脈硬化学会の提供しているアプリなどの計算機を用いて，久山町スコアでの10-year ASCVD* riskを算出するとよいかもしれない。

*ASCVD：atherosclerotic cardiovascular disease（動脈硬化性心血管疾患）

日本動脈硬化学会アプリ

259

そのうえで，**表1**の点に注意しながら問診を進めていく。すでに症状消失していることから不安定狭心症以外の緊急性を要する疾患は否定的である。

表1 非心原性と考えられる症状

・鋭い，刺すような痛み	
・痛みの部位を指で示すことができる	
・姿勢や呼吸で変化する痛み	
肺や胸壁，筋骨格系の痛みを示唆する	
・数秒～数分間持続する痛み	
・食事後の痛み	
消化器系の痛みを示唆する	
・制酸薬や食事で改善する痛み	
胃食道逆流症を示唆する	

Point❷ 身体所見から判断できる非心原性「らしさ」を知る

前述の通り，緊急性の高い疾患として不安定狭心症以外は否定的であるため，その他に**表2**にあげた所見がないか注意して診察を進める。

表2 主な身体所見と非心原性「らしさ」

・痛みの部位に圧痛を伴う	胸壁や筋骨格系の痛みを示唆する
・感覚障害	帯状疱疹が疑われる
・発疹	帯状疱疹が疑われる
・呼吸音	湿性ラ音を聴取すれば肺炎，胸膜摩擦音なら胸膜炎，呼吸音低下があれば気胸が疑われる

Point❸ 知っておくと便利なリスク評価の方法

Rouan Decision Rule for Myocardial infarction[2]（**表3**）Wells Model for Clinical Diagnosis of Pulmonary Embolism[3]（➡P.36）は知っておくと便利である。

念のために，上記のスコアリングを用いてさらなるリスク評価を行ってもよい。

表3 Rouan Decision Rule for Myocardial infarction（文献2より作成）

臨床特徴
・60歳以上
・発汗
・心筋梗塞または狭心症の既往
・男性
・圧迫感と表現される痛み
・腕，肩，首または顎への放散痛

スコア （左記該当項目数）	心筋梗塞のリスク
0	～0.6%
1	～3.4%
2	～4.8%
3	～12.0%
4	～26.0%

今日の診療の「plus one」

冒頭のCase Studyでは，以前からある胸痛が最近，頻回になったため心配しての相談である．胸痛の性状は，全胸部正中のチクチクするような痛みと表現していた．指でなぞりながら痛みの箇所を示しており，特に空腹時に多いということであった．バイタルサインも血圧，脈拍，呼吸数，SpO_2すべて正常範囲であった．身体所見も特記すべき所見は認めなかった．**表3**のRouan decision ruleでも1点のみで，心原性の可能性は低いと考えられる．肺血栓塞栓症を疑う所見，症状も全くなく，その他，緊急性を要するような疾患も否定的である．逆流性食道炎と考え，プロトンポンプ阻害薬を処方し帰宅とした．

（小坂文昭）

文献
1) Cayley WE Jr. Am Fam Physician 2005; 72: 2012–2021. PMID: 16342831
2) Rouan GW, et al. Am J Cardiol 1989; 64: 1087–1092. PMID: 2683709
3) van Belle A, et al. JAMA 2006; 295: 172–179. PMID: 16403929

Memo

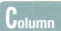
ACS疑いは救急搬送？　自家用車で行ってもらってもよい？

Case Study
- 50歳男性。糖尿病にてかかりつけ。2時間前からの胸痛を主訴に診療所を受診した。
- 受診月に数回，ランニング時に症状が出ていたが，本日は歩いただけで胸痛が出てきた。
- 受診時症状は改善しており，心電図上もST変化は認めないが……。

どの患者を救急搬送するか？

　診療所で急性冠症候群(acute coronary syndrome：ACS)疑いの患者を診たら，すぐにバイタルサインや身体所見，心電図の評価と初期治療を開始，否定が難しければ基本的には救急搬送が望ましい[1]。特にST上昇型心筋梗塞(ST-elevation myocardial infarction：STEMI)患者はdoor to balloon timeを短くしたいこと，致死性不整脈を起こすリスクが高いことから救急搬送は必須である。一方で非ST上昇型急性冠症候群(non-ST elevation acute coronary syndrome：NSTE-ACS)患者でもバイタルサインが不安定，胸痛が持続，致死的不整脈や心不全・機械的合併症(急性僧帽弁閉鎖不全症，心室中隔穿孔など)の合併が疑われる場合などは，高リスクで迅速な治療が必要とされるため[2]，同じく救急搬送が望ましい。

　その他の患者においては明確な答えはなく，個々の事情で自家用車を選択せざるをえない場面もあるだろう。それでも少なくともACSを積極的に疑わない，心電図変化がない，胸痛の持続がない，バイタルサインが安定しているなどの条件は必要と思われる。また紹介先でも適切なタイミングで対応してもらうことができるよう，事前に連絡し診療情報の共有，移動手段に関してもコンセンサスを得ておくことが望ましいだろう。

　冒頭のCase Studyのように，受診時に症状消失しており，心電図変化を認めなかったとしてもNSTE-ACSは否定はできず，疾患の予後を考えるとオーバートリアージも許容されると考える。

〈加藤秀隆，清水宏康〉

文献
1) 日本循環器学会, ほか. 急性冠症候群ガイドライン（2018年改訂版）. 2019.
   https://www.j-circ.or.jp/cms/wp-content/uploads/2018/11/JCS2018_kimura.pdf（参照：2024/9/3）
2) Byrne RA, et al. Eur Heart J. 2023; 44: 3720–826. PMID: 37622654

#脳神経 #くも膜下出血 #頭痛

CQ 71 突然発症の頭痛。紹介のタイミングは？

Case Study

- 48歳女性。仕事に出かけるために自宅の玄関で靴を履いている際に頭痛を自覚した。
- 痛みが強く近医のクリニックを息子とともに独歩受診した。
- 受診時には痛みは軽快していて特記バイタルサインの異常は認めない。

セッティング別のポイント

☑ 突然発症の頭痛の症例である。誰もが想起する疾患がくも膜下出血であろう。

☑【1】救急外来，【2】地方の2次病院であれば頭部CTを撮影することが基本的には可能なため，その後の対応に困ることは少ない。

☑ しかし，【3】クリニック/診療所では，CTを撮影できる施設はまれであり，頭部CTを撮影するか否かを緊急性とともに判断する必要がある。また，本Case Studyのように，来院時には痛みのピークを過ぎている場合には，さらに悩むことだろう。

Point ❶ Ottawa SAHルールを知る

　　くも膜下出血を積極的に疑えば頭部CTが撮影可能な施設への転院を打診することに異論はないだろう。それでは，どの様な症例でくも膜下出血を疑うべきなのだろうか。非外傷性のくも膜下出血の多くは動脈瘤の破裂によって引き起こされ，70%は突然発症である[1]。また，痛みはピークに達するまでに10分とかからない。突然発症，雷鳴頭痛に代表されるような急激に痛みがピークに達するような頭痛ではくも膜下出血を積極的に考える必要がある。

　　それでは，頭部CTを撮影することなくくも膜下出血を否定することはできるのだろうか。それを判断するためには，Ottawa SAHルール（**表1**）を把握しておく[2]。

　　Ottawa SAHルールは，急性発症の頭痛患者で，意識清明な患者に適応させるものだが，**表1**の6項目全て満たさなければくも膜下出血は否定的であり，頭部CTは不要と判断できるというものである。【3】クリニック/診療所を受診する患者は，意識清明，独歩可能な成人であることが多く，冒頭の**Case Study**のように発症間もない時間に受診する頻度が高く，使用しやすい指標であろう。新たな神経症状を認める場合，脳腫瘍や外傷を伴っ

ている場合，また脳動脈瘤やくも膜下出血の既往がある場合など除外項目もあることには注意が必要だが，少なくともこれらの6項目の評価は突然/急性発症の頭痛では忘れずに評価し，痛みが軽快しているから軽症，頭部CT不要などと安易にくも膜下出血を除外することは避けたい。ちなみに，Ottawa SAHルールはわが国の症例でも感度100％と有用であることが報告されている[3]。

くも膜下出血の来院パターンは頭痛以外に，意識障害，意識消失も把握しておく。意識障害を認める場合には多くは頭部CTを撮影するためエラーは少ないが，意識消失，特に失神を主訴に来院した場合にはエラーが起こりやすいため注意が必要である。

表1 Ottawa SAHルール：6項目＋発症6時間以内ならかなり有用な指標（文献2より改変引用）

①頭部痛や後頸部痛	感度 **100**％
②40歳以上	
③目撃のある意識消失	対象
④活動中の発症	・16歳以上
⑤雷鳴頭痛	・意識不明
⑥頸部の屈曲制限	・1時間以内に痛みが最強
	・頭痛発症から14日以内

Point❷ 「雷鳴頭痛＝くも膜下出血」ではない

雷鳴頭痛(thunder clap headache：TCH)と聞くと誰もがくも膜下出血を想起するが，その原因は必ずしもくも膜下出血とは限らない。雷鳴頭痛で来院し神経学的異常所見を認めない患者のうち，くも膜下出血であったのは10〜16％と報告され，その他，可逆性脳血管攣縮症候群(reversible cerebral vasoconstriction syndrome：RCVS)，下垂体卒中，静脈洞血栓症，さらには一次性の雷鳴頭痛も存在する[4](**MEMO**)。

くも膜下出血は致死的な疾患であり，初診時に拾い上げる必要があるため，雷鳴頭痛を認めた場合には，**表1**の1項目にも該当し，その時点で【3】クリニック/診療所から転院を打診するのが望ましい。【1】救急外来，【2】地方の2次病院で対応する場合には，たとえ頭部CTで異常を認めなくても，くも膜下出血以外の原因の精査，ならびに後述するくも膜下出血でも頭部CTが陰性であることも考慮しつつ対応する必要がある。

Point ❸ くも膜下出血であっても頭部CTで異常を見出せないこともある

【2】地方の2次病院，【3】クリニック/診療所で頭部CTを撮影したならば，くも膜下出血症例の多くはその時点で判断可能である。しかし，貧血を認める場合，出血から時間が経っている場合や警告出血（sentinel bleeding）など出血量が少量の場合には，必ずしも異常を見出せないこともある。読影時には，わずかな出血も見逃さないようにSylvius裂や脳室などを左右差を意識すること，そして異常を見出せなくても検査前確率が高い場合には，CT angiography，MRI&MRA，腰椎穿刺など先に進むことが重要である。

MEMO RCVSとは？

雷鳴頭痛の代表はくも膜下出血であるが，可逆性脳血管攣縮症候群（reversible cerebral vasoconstriction syndrome：RCVS）も忘れてはならない。RCVSは，短期間に繰り返し雷鳴頭痛を呈することが特徴であり，雷鳴頭痛の患者において，くも膜下出血が除外された患者のうち8～45％がRCVSという報告もあるようにまれな原因ではない。MRI&MRAやCTAで診断するが，単回の検査では異常を見出せないことも多く，症状に重きを置いて対応する必要がある。中年女性に多く，片頭痛の既往や妊娠，産褥がリスクとして知られているが，幅広い年齢に起こりうることには注意が必要である。入浴やシャワー，性行為などが誘因となり，さらには覚醒剤などの違法薬物，セロトニン作動薬などの血管作動性物質の使用後に起こるなどの特徴がある[5]。

今日の診療の「plus one」

突然発症の頭痛，雷鳴頭痛ではくも膜下出血を積極的に考える必要がある。たとえ頭部CTで異常を見出せなくてもRCVSなど精査が必要な頭痛が占める割合が高く，発症様式や痛みの程度を理由に紹介するべきである。

（坂本　壮）

引用文献
1) Macdonald RL, et al. Lancet 2017; 389: 655–66. PMID: 27637674
2) Perry JJ, et al. Stroke 2020; 51: 424–30. PMID: 31805846
3) Suzuki T, et al. Sci Rep 2021; 11: 16717. PMID: 34408235; PMCID: PMC8373882
4) Cadena R, et al. Emerg Med Pract 2022; 24: 1–54. PMID: 35234434
5) Spadaro A, et al. Am J Emerg Med 2021; 50: 765–72. PMID: 34879501

#脳神経 #頭痛

CQ 72 診療所で群発頭痛を疑った場合の紹介のタイミングは？

Case Study

● 48歳女性。夜中に頭痛で目が覚めた。鎮痛薬を飲んでも痛みがまったくよくならず，吐き気も伴っていたためかかりつけのクリニックを午前中に受診した。

● 受診時に右側の拍動性頭痛を認め，右眼の流涙と毛様充血があった。痛みが強く，じっとしていられない様子である。対光反射，片頭痛の既往がある。

🔍 セッティング別のポイント

☑ 夜間に急性発症した片側の頭痛と嘔気に加え，身体所見，病歴から片頭痛や群発頭痛をまず想起する。40歳代でも緑内障の有病率は約2%[1] であるため，急性緑内障発作（→CQ59）の可能性も視野に入れつつ病歴と診察を行う。

☑ 【3】クリニック/診療所では，まず群発頭痛と片頭痛の治療を行い，治療後も頭痛が持続するようであれば，二次性頭痛や急性緑内障発作の可能性を疑い紹介を行う。

Point❶ 群発頭痛の特徴を探す

　　群発頭痛は，頭痛の診療ガイドライン2021[2] では「三叉神経・自律神経性頭痛（trigeminal autonomic cephalalgias：TACs）」に分類されており，名前の通り三叉神経領域で自律神経症状の乱れが起きていることが診断の鍵になる。

　　代表的な症状として，眼症状（充血，流涙），鼻症状（鼻閉，鼻漏），眼瞼浮腫や下垂，縮瞳，顔面の発汗のいずれかを認めることが多いが，実は不穏のような興奮状態も症状に含まれていることにも注意して診てほしい。

Point❷ 群発頭痛は片頭痛と誤診しやすい

　　群発頭痛の「群発」とは字の通り，前述のような自律神経症状を伴う頭痛を繰り返していることである。群発頭痛の間欠期が長い場合，以前にみられた自律神経症状が副鼻腔炎や三叉神経痛と誤診されてしまい，片頭痛の発作と考えてしまうことが多い（**表1**）。

表1 群発頭痛と片頭痛の違い

	群発頭痛	片頭痛
遺伝的要因	家族内発症例が多い	家族内発症が多い
好発年齢	20〜40歳代	20〜40歳代
頭痛の部位	ほぼ片側（90％）	片側（60％），両側（40％）
有病率	0.1％[3]	8.40％
男女比（男：女）	男性に多い（約5：1）	女性に多い（約1：4）
持続時間	15〜180分	4〜72時間
発作時の様子	寝込んでしまう	興奮でじっとしていられない
増悪因子	・アルコール，天候 ・ヘビースモーカー ・間欠期は増悪しない	・ストレス，ストレスからの解放 ・アルコール，カフェイン，空腹 ・月経周期，天候，気温差睡眠障害（寝不足，過眠）
発症する時間帯	夜間，睡眠中	日中が多い

Point❸ 治療しても反応が悪ければ二次性頭痛を考えて紹介する

　群発頭痛を疑ったら行う2つの治療は**表2**の通りである。

　スマトリプタン皮下注を常時準備している診療所は少ないだろう。また，前述の通り，初回発作では群発頭痛と片頭痛の区別がつきにくいことがある。群発頭痛か悩むような場合は，片頭痛としても中等〜重度の発作と考えると，速やかに**表3**の片頭痛に対する治療を開始し，効果が乏しい場合には酸素吸入を同時に行うことで早期に頭痛の改善を目指すことが妥当と考える。

　それでも治療に反応しない場合は，下垂体腺腫や髄膜腫，海綿状血管腫，鼻腔内の腫瘍などによる二次性頭痛の可能性を考えて，頭部CTやMRIが撮影可能な医療機関へ紹介するべきである。

表2 群発頭痛を疑ったら行う2つの治療

1) スマトリプタン3mg皮下注（エビデンスA）保険適用 ゾルミトリプタン5mg経口投与（エビデンスB）保険適用外
2) 酸素吸入（マスク7L/分で15分間）（エビデンスA）

※リドカイン，ジヒドロエルゴタミン鼻腔内投与，非ステロイド性抗炎症薬（non-steroidal anti-inflammatory drugs：NSAIDs）の有用性については確立していない。

表3 片頭痛の急性期治療（中等～重度の場合）（有効性の順）

・トリプタン（経口でTmaxが1時間程度のもの：エレトリプタン，リザトリプタン）
・アセトアミノフェン（10mg/Kg 最大1,000mg/回）
・NSAIDs
・制吐薬（メトクロプラミド 5mg/回またはドンペリドン10mg/回）

　最後に，近年の研究[4]で女性の群発頭痛が片頭痛と誤診されている例が多いことが指摘されており，正確に診断すると群発頭痛の男女比が約2：1という報告もある。女性の群発頭痛患者の20.7％に片頭痛が共存していたことが確認されており，片頭痛が既往にあっても積極的に群発頭痛を疑う必要がある。

今日の診療の「plus one」

　片側の頭痛，嘔吐に加え，同側の充血を認めた場合，急性緑内障発作や群発頭痛を想起する方が多いのではないだろうか。急性緑内障発作ではないかと考えて高次病院への紹介したくなるが，まず片頭痛や群発頭痛に対する治療を的確に行い，その治療に対する反応を確認することが重要である。急性緑内障発作だったとしても，症状発現から24時間以内に治療を受けることができれば予後は良好であったという報告[5]もあるため，時間を念頭に置いて初期対応を行う必要がある。

（茂木恒俊）

文献

1) Suzuki Y, et al. Nippon Ganka Gakkai Zasshi 2008; 112: 1039–58. PMID: 19157025
2) 日本神経学会・日本頭痛学会・日本神経治療学会. 頭痛の診療ガイドライン2021.
   https://www.jhsnet.net/pdf/guideline_2021.pdf（参照：2024/9/3）
3) May A, et al. Nat Rev Dis Primers 2018; 4: 18006. PMID: 29493566
4) Lund N, et al. Neurology 2017; 88: 1069–76. PMID: 28202701
5) David R, et al. Br J Ophthalmol 1985; 69: 261–2. PMID: 3994941

#整形外科

CQ 73 足関節捻挫の患者。どのような所見があるときにX線を撮影すべき？

Case Study
- 特に既往のない10歳女児。
- バレーボールの試合中，アタックを打ち着地した瞬間に右足を挫いて転倒。右足首が腫れ，痛みも徐々に増強してきたため，近医クリニックを受診した。
- 同クリニックではX線検査は実施できない。

🔍 セッティング別のポイント

☑ 受傷機転の「挫いた」に関して詳細な病歴聴取が必要ではあるが，恐らく内返しに捻ったのではないかと想像され，まず「捻挫」が頭に浮かんだのではないだろうか。

☑ 徐々に疼痛が増悪し来院されることが多いため，【1】救急外来の walk-in や，【3】クリニック・診療所において遭遇する機会が多い。

☑ 【1】救急外来，【2】地方の2次病院であればX線検査やCT検査のアクセスがよいが，X線検査も実施できないセッティングの場合，いかに画像評価が必要かどうかを見極めるかがポイントとなる。

Point❶ 捻挫「らしさ」を知る

　足関節捻挫は，プライマリ・ケア外来で最も頻繁に扱われる整形疾患の一つであり，ほとんどの損傷はスポーツ活動中に発生する。誰にでも生じうるが，前向き疫学研究のメタアナリシスでは，足関節捻挫は成人女性のほうが男性より，また小児や青年のほうが成人よりも発生率が高いことが示されている[1]。運動中の一瞬の出来事で正確に覚えていない人も多いが，**受傷機転の問診は重要**で，急な方向転換やジャンプからの着地など，どういった動作中であったか，またどちらの方向に「捻った」「挫いた」かは聴取したい。

　次に足関節周囲の解剖を理解し，それを基に細かく圧痛部位などの身体診察を行うことが正確な診断のための鍵となる。足関節は解剖学的に内果が外果より近位に位置するため**内反ストレスを生じやすく**，最も損傷しやすいのが足関節外側靱帯の一つである**前距腓靱帯**とされる。筆者が整形外科研修を受けた西伊豆健育会病院の仲田和正先生からは「**特に外側の4つの場所に注目せよ**」とご教示いただいた（**図1**）。ぜひ著書[2]を一読されることをお勧めしたい。

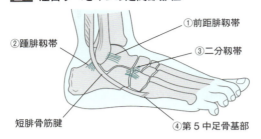

図1 注目すべき4つの足関節部位

① 前距腓靱帯
② 踵腓靱帯
③ 二分靱帯
④ 第5中足骨基部
短腓骨筋腱

Point ❷ 「Ottawa ankle rule(OAR)」を知る

　足関節の捻挫疑いの症例において骨折との鑑別が最重要ポイントとなるが，そこで参考になるのが，clinical decision ruleである「**Ottawa ankle rule (OAR)**」[3]である。OARは，急性の足関節の鈍的外傷で救急外来を受診した成人患者を対象に，**X線検査の必要性を評価する目的で開発**され，これまで複数のシステマティックレビューでその有用性が示されている。2022年に発表された診断精度に関するメタアナリシスでは，感度91％で骨折の可能性を正確に予測できるが，特異度25％は低く偽陽性が多いことが示された[4]。

　評価方法としては**荷重歩行の可否と圧痛部位の評価**からなり，**表1**に該当する項目が1つもなければ骨折の可能性が低いため，X線検査は不要であると判断できるルールである。

表1 OARの評価項目

荷重歩行の可否：
・補助なしで4歩以上歩行ができない
圧痛部位の評価：
・内果，外果の先端から6cm以内の後縁に圧痛がある ・舟状骨に圧痛がある ・第5中足骨基部に圧痛がある

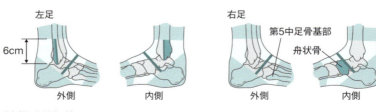

（文献3より作成）

第5中足骨基部の圧痛を確認するのは，そこに短腓骨筋腱が付着するためで，足関節が内反すると張力がかかり，剥離骨折を起こすことがあるためである（通称：ゲタ骨折）。また**舟状骨の圧痛**を確認するのは，三角靱帯という強力な靱帯が付着しているため，同部位を損傷しているということは，かなり強力な力が働き，骨折の可能性が予想されるためである。

Point❸ 「用心すべき落とし穴」を知る

OARは当初18歳未満が除外されていたが，その後5歳以上の小児においても信頼できるツールであることがメタアナリシスで示されている[5]。

しかしながら小児では靱帯線維そのものよりも外果付着部の骨端軟骨の強度が弱いため，**外果剥離骨折が生じる可能性が高い**ことは留意すべきである。OARの項目に該当しX線検査を実施したが，明らかな骨折を認めなかった場合，mortise view（内旋15〜20°正面）やATFL view[6]といった撮影方法の追加，健側との比較は有効と考えられる。特に骨端線閉鎖前の小児においては，剥離骨片が軟骨成分主体のため，偽陰性となっている可能性は念頭におく必要があり，ご家族にも「骨折がない」とは説明しないほうがよいだろう。足関節中間位でシーネ固定などを実施し，可能であれば翌日整形外科紹介が望ましいと考える。

なお整形外科医でのフォローが難しい場合，時間経過とともに剥離骨片が骨化し顕在化することもあるため，疼痛が持続する場合には改めて評価し直す姿勢が大切である。さらにエコー検査の手技を習得すれば，診断に有用である（**MEMO**）。

MEMO 捻挫診療とエコー検査

足関節の靱帯損傷の評価においてもエコー検査の有用性が注目されている。実際の手技は成書に譲るが，初診時の靱帯損傷や剥離骨折の診断だけでなく，骨折を認めた場合の仮骨形成や靱帯の炎症・修復状態の評価など，経過観察における有用性も報告されている[7]。身につければプライマリ・ケア整形の診療能力をレベルアップさせてくれることだろう。

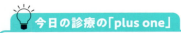

今日の診療の「plus one」

　X線検査が実施できないセッティングにおいて，スポーツ時に発生した足関節の鈍的外傷の患者である。OARの評価項目を念頭に荷重歩行の可否，圧痛部位の評価を行い，どの項目にも該当しない場合にはX線検査はほぼ必要ないと判断してよいだろう。ただし，捻挫と診断しても足関節の不安定性評価やリハビリ時期の指導などが必要となるため，固定したうえで整形外科医への紹介が望ましいと考える。

（小林駿介）

文献

1) Doherty C, et al. Sports Med 2014; 44: 123–40. PMID: 24105612
2) 仲田和正. 手・足・腰診療スキルアップ. シービーアール, 2004, p.150–1.
3) Stiell IG, et al. JAMA 1993; 269: 1127–32. PMID: 8433468
4) Gomes YE, et al. BMC Musculoskelet Disord 2022; 23: 885. PMID: 36151550
5) Dowling S, et al. Acad Emerg Med 2009; 16: 277–87. PMID: 19187397
6) Haraguchi N, et al. J Bone Joint Surg Br 1998; 80: 684–8. PMID: 9699838
7) 森実和樹, et al. 整形外科 2020; 71: 1000–4.

#整形外科

CQ 74 膝外傷の患者。どのような所見が あるときにX線を撮影すべき？

Case Study
- 70代女性，肥満体型。
- ダイエットのためにウォーキングをしていたところ，段差につまづき前方に転倒し右膝を地面に受傷した。
- 歩行は可能であるが膝が腫れてきて疼痛も強いため，近くの診療所を受診した。

🔍 セッティング別のポイント

☑【1】救急外来や【2】地方の2次病院では，膝を負傷して来院する患者に出会うことは多い。【3】クリニック/診療所においても，近隣に整形外科クリニックなどがなく総合診療が求められる地域の場合，来院されることもある。

☑ 膝関節は構造物の複雑さから，各種検査（X線，CT，MRI）の必要性を判断し，専門医への適切なコンサルテーションが必要になる。特に【3】クリニック/診療所の場合，X線撮影が困難な場合もあり，検査の必要性を吟味する必要がある。

☑ 非専門医としては，まずは骨傷の可能性について評価できることが最重要と考える。

Point❶「膝周囲の解剖」を知る

　膝関節は骨・筋・靭帯からなる可動域の大きな荷重関節で，下肢機能に非常に大きな役割を果たす。大腿骨顆部，脛骨プラトー，膝蓋骨から構成され，大腿脛骨関節，大腿膝蓋関節を形成し，関節面には内/外側半月板が存在する。さらには運動時の安定性を維持する構造物として前/後十字靭帯，内側/外側側副靭帯などの靭帯が存在する[1]。

　受傷機転の詳細な病歴聴取は外傷診療の基本であるが，膝診療においても損傷組織の推測に役立ち，より正確な診断が可能となる。タックルを膝に受けたり交通事故でダッシュボードに膝を受傷したりするような直達外力による**接触型損傷（direct contact injury）**か，転倒時やジャンプの着地時，方向転換時の捻るような動作に伴う介達外力による**非接触型損傷（indirect contact injury）**か，受傷時に軋轢音や断裂音がしたかなど，受傷したシーンを具体的にイメージできるような病歴聴取ができるとよいだろう。非接触型損傷（主に捻る動作）では前十字靭帯（anterior cruciate ligament：ACL）損傷，半月板損傷，膝蓋骨脱臼などを，接触型損傷（主に

273

ぶつける動作）では大腿骨遠位端骨折，膝蓋骨骨折，脛骨高原骨折，打撲傷などを想起しやすい。

Point❷ 「Clinical Decision Rule（CDR）」を知る

　　膝外傷の患者を診療する際に，骨折の可能性を疑いX線検査を実施すべきかどうか判断する必要がある。その際に参考になるCDRを紹介しよう。

①Ottawa knee rules（OKR）[2]

　　以下のいずれも満たさない場合には，膝のX線検査は不要であるというルールである。

> ● 年齢55歳以上
> ● **膝蓋骨単独の圧痛**がある
> ● **腓骨頭の圧痛**がある
> ● 膝を90°屈曲できない
> ● 4歩以上体重をかけて歩けない

　　2020年に7,385人の患者を対象に行われたメタアナリシスでは，感度99％（95％CI 0.97〜1.00），特異度49％（95％CI 0.47〜0.51）と骨折の除外における有用性が示されている[3]。

②Pittsburgh Knee Rule（PKR）[4]

　　受傷メカニズム，歩行可否，年齢に関する3項目を基にしたルールである。鈍的外傷や転倒のない症例，または年齢と歩行状態がどちらも下記に該当しなければ，緊急でのX線検査は不要であるとされる[5]。

> ● 鈍的外傷または転倒
> ● 年齢12歳未満または50歳以上
> ● 4歩以上体重をかけて歩行ができない

　　18〜79歳の急性の単独膝外傷患者を対象に，OKRとの診断精度と再現性を比較した観察研究では，OKR（感度86％・特異度27％），PKR（感度86％，特異度51％）と同程度の感度を示し，特異度はOKRよりも有意に高いことが示された。また観察者間の一致度（κ値）もPKRのほうが高く，再現性が高いことも示された[5]。

Point ③ 膝蓋跳動と関節穿刺

　膝外傷の診療において膝周囲の腫脹を認めた場合，**関節液の貯留の有無**を見極められるかは非常に重要である。関節液貯留の所見は「**膝蓋跳動**」という膝蓋骨が浮上した状態で表現される。検者の一方の手指で膝蓋骨を包むように内外側から掴み，もう一方の手で膝蓋骨近位に広がる膝蓋上嚢を圧迫すると，波動を触知し膝蓋骨が上下に浮き沈みし，大腿骨と衝突してコツコツと音がする。この触診所見が自信をもって評価できるようになると，関節穿刺に進むことができ，診断力が向上する。

　しかしながら肥満患者の場合，皮下脂肪が多く膝蓋跳動の所見が取りにくいこともある。そんなときにはエコー検査の出番である。エコー検査で関節液を認める場合には，安全かつ確実な関節穿刺手技の助けにもなる。関節穿刺を実施し，穿刺液の**性状が血性**であれば骨折や前十字/後十字靱帯などの大きな靱帯損傷が疑われ，さらに**脂肪滴**を認めた場合には骨折を強く疑う所見になるため，診断にも役立つ。

　ただし，人工関節置換術後の関節穿刺は特に感染リスクに注意が必要であるため，施設ごとの規定も確認し，整形外科医に依頼したほうが無難かもしれない。

MEMO　損傷組織を推測する

　各靱帯や半月板損傷の評価方法は多数あり，その徒手検査の手技を習得することができれば損傷組織の推測に役立つ。しかし診察手技の獲得には一定の経験が必要であり，非専門医が膝診療に苦手意識を抱く原因の一つとなっていると想像する。感度・特異度の観点から半月板損傷であれば**関節裂隙の圧痛**は有用な所見であり，前十字靱帯損傷であればLever test（**図1**）は簡便であり，特に大柄な体型の患者には有用であるといわれている[6]。最近では無料動画サイトなどで専門家の診察手技を見て学ぶこともできるため，膝外傷の患者に出会うたびに見返してみるとよいだろう。

図1 Lever test

患者を診察台の上に仰臥位，膝関節伸展位とする．患者の下腿近位1/3の下に検者の拳を置く．その状態で検者のもう一方の手で患者の大腿遠位1/3を下向きに押し，踵が浮くかどうかを確認する．前十字靱帯損傷があると**踵は浮かない（陽性）**[7]．

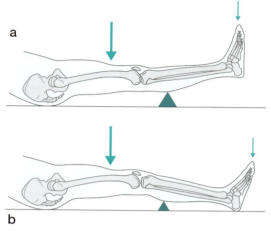

a：正常
b：踵が浮かない＝lever test 陽性（前十字靱帯損傷疑い）

手技の参考はコチラ

💡 今日の診療の「plus one」

　X線検査が実施できない設定での膝外傷の診療場面である．OKRやPKRの評価項目を念頭に置きつつ受傷時の病歴聴取，詳細な身体診察を行い，X線検査の必要性を判断する．冒頭の**Case Study**では年齢の項目が該当するためX線検査は必要と考えられるが，より検査前確率を高めるために関節液の有無や場合によっては穿刺液の性状を確認してもよいかもしれない．また膝の評価を行いつつも，特に高齢者の場合には転倒した原因についても気にしたい．

（小林駿介）

文献
1) 前川尚宜. 臨整外 2021; 56: 547–8.
2) Stiell IG, et al. Ann Emerg Med 1995; 26: 405–13. PMID: 7574120
3) Sims JI, et al. Eur Radiol 2020; 30: 4438–46. PMID: 32222797
4) Seaberg DC, et al. Am J Emerg Med 1994; 12: 541–3. PMID: 8060409
5) Cheung TC. Am J Emerg Med 2013; 31: 641–5. PMID: 23399332
6) Massey PA, et al. Arthroscopy. 2017; 33: 1560–6. PMID: 28499922
7) Lelli A, et al. Knee Surg Sports Traumatol Arthrosc 2016; 24: 2794–7. PMID: 25536951

#整形外科

CQ 75 高齢者の骨折。大腿骨近位部骨折や脊椎圧迫骨折時にみられる身体所見は？

Case Study

- 92歳女性。軽度の認知症はあるが，屋内ADLは自立している。搬送当日に30cm程度の土間に誤って転落した。
- 体動困難で土間に横になっているところを介護士が発見し，当院救急外来に搬送された。
- バイタルサインは正常である。右腰部と右鼠径部を痛がっている。

セッティング別のポイント

☑ 高齢者において大腿骨近位部骨折や脊椎圧迫骨折は頻度が高い骨折である。

☑ 【1】救急外来，【2】地方の2次病院であれば，CT 検査や MRI 検査などの精査は比較的容易にできるため，診断には苦慮しないだろう。一方，【3】クリニック / 診療所では，画像精査ができないこともあるため，診断に難渋しうる。

☑ 特に，一部の大腿骨近位部骨折は歩行が可能なケースがあるため，いかにして疑うかが重要である。

Point❶ 大腿骨近位部骨折を視診と聴診で想起する

　　　　高齢者における大腿骨近位部骨折はほとんどが転倒によって受傷する。症例の多くは受傷時より鼠径部や大腿部の疼痛により歩行できないが，骨折が軽微な場合は，初期段階では歩行可能な場合がある。

　　　　診察室でまず注目すべきは下肢の肢位である。大腿骨近位部骨折がある場合，典型的には患側が外旋，短縮する[1]（**図1**）。

　　　　大腿骨近位部骨折が疑われたら，各種画像検査で骨折線が認められれば診断に至るが，【3】クリニック/診療所（訪問診療）では必ずしも画像評価ができるわけではない。ここで膝蓋骨恥骨打診テスト（patellar pubic percussion test：PPPT）を紹介したい[2]（**図2**）。大腿骨近位部骨折や骨盤骨折の診断を目的とした手技で，単純X線写真では診断できない微細な骨折にも有用性が示唆されている。Stef Jozef Marie Smeetsらの報告（blinded prospective study，対象患者数：股関節または骨盤骨折が疑われた患者191人）によると，感度85%，特異度70%，陽性適中率0.94，陰性適中率0.47でこれらの骨折が診断できる。

277

図1 大腿骨近位部骨折の肢位（患側：右）（患者本人から同意を得て筆者撮影）

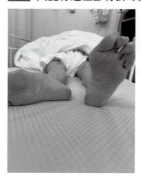
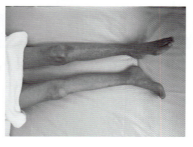

図2 膝蓋骨恥骨打診テスト（PPPT）（患者本人から同意を得て筆者撮影）
恥骨結節に聴診器の膜を置き，両側の膝蓋骨を指で叩く．患側では叩打音が伝わりづらい．

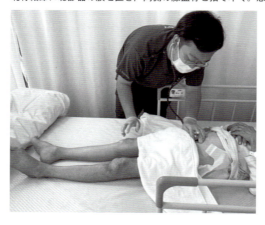

Point❷ 脊椎圧迫骨折は「脊柱叩打痛あり」とは限らない

　脊椎圧迫骨折も転倒によって受傷することが多いが，骨粗鬆症が顕著な場合においては軽いものを持ち上げる，激しい咳やくしゃみをする，寝返りを打つといった些細な出来事で受傷することがある[3]．

　Walk-inで受診するケースは少なくないが，脊柱を叩く際には座位のままだと疼痛を認めない場合があるため，側臥位もしくは腹臥位で評価をする．また，非整形外科医は見落としがちだが，骨折による疼痛が側胸部，側腹部，臀部付近に放散痛として認められることがある[4]．筆者の経験上，患者がこれらの放散痛を内科的疾患と考えて内科外来に受診するケースはしばしばあるため，内科外来で診療する際には特に注意したい．

Point❸ 整形外科への紹介のタイミングは？

　大腿骨近位部骨折の治療の原則は速やか（24時間以内）な手術であり，骨折が明らかである場合は紹介に悩むことは少ない。しかし，**Point❶**でも述べたように大腿骨頸部骨折でGarden分類 StageⅠ（**図3**）のような軽微な骨折では，受傷直後は立位や歩行可能である場合がある。認知症の高齢者においては明らかな受傷エピソードが問診で聴取できないことでさえあるため，このような骨折は見逃されるリスクがある。さらに，単純X線写真では骨折線が確認できず，MRI検査で初めて診断に至る症例もある（**図4**）[5]。これらより，病歴や身体所見から大腿骨近位部骨折が除外しきれない場合は，MRI検査が可能な医療機関への紹介を積極的に検討する。

図3 Garden分類

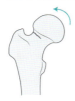

StageⅠ	StageⅡ	StageⅢ	StageⅣ
不完全骨折	完全骨折	完全骨折	完全骨折
骨頭は外反する	転位なし	骨頭は内反する	完全に転位あり

図4 MRI検査で診断に至った大腿骨頸部骨折（自験例）
単純X線写真では骨折線を認めないが，MRI検査でT1低信号，STIR高信号を認める。

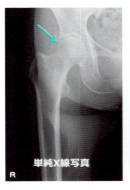 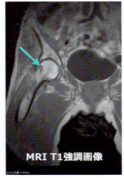 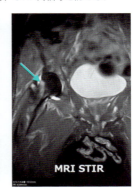

脊椎圧迫骨折の場合は初期治療の原則は疼痛コントロールと安静であり，必ずしも全例を整形外科へ紹介する必要はない．通常は3カ月以内に骨癒合をして疼痛も改善するが，1～3割程度で偽関節を形成し[6]，以降も疼痛によりベッド上生活が強いられるような場合がある．このような症例では，Balloon kyphoplasty（BKP）のような外科的な治療介入が検討されるため，待機的に治療可能な整形外科に紹介する．

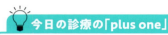

　冒頭の**Case Study**では，PPPTは右で陽性あり，視診からも右大腿骨近位部骨折が疑われた．単純X線写真で右大腿骨転子部骨折と診断した．速やかに整形外科に依頼し，翌日にanti rotation hip screw固定術を実施した．早期に手術が困難な場合は，疼痛軽減目的に大腿神経ブロックを考慮してもいいかもしれない．

（鶴山　優）

文献
1) LeBlanc KE, et al. Am Fam Physician 2014; 89: 945–51. PMID: 25162161
2) Smeets SJM, et al. Int Orthop 2018; 42: 2521–4. PMID: 30019126
3) Alexandru D, et al. Perm J 2012; 16: 46–51. PMID: 23251117
4) 池田定倫, ほか. 整形外科と災害外科 1988; 37: 326–8.
5) Dominguez S, et al. Acad Emerg Med 2005; 12: 366–9. PMID: 15805330
6) 川口善治. 脊髄外科 2016; 30: 88–92.

#整形外科 #膠原病 #後頸部痛 #関節痛

CQ 76 高齢者の偽痛風を疑った際の適切なマネジメントは？

Case Study

- 72歳男性。数日前から後頸部痛と微熱が出現した。
- 痛みが増悪し頸部を動かせなくなったため，家族が救急要請した。
- 来院時は疼痛にて頸部を動かせない状態であった。特に回旋に著しい可動域制限を認めた。後頸部痛の訴えと発熱も認めた。

🔍 セッティング別のポイント

☑ 急性発症の後頸部痛の症例である。高齢者であること，後頭部の痛みや発熱を伴うことからピロリン酸カルシウム沈着症による crowned dens syndrome（CDS）を鑑別に挙げたい。鑑別は髄膜炎，脊椎硬膜外膿瘍などである（表1）。

☑【1】救急外来，【2】地方の2次病院であれば頭部・頸部 CT による画像評価や鑑別のための微生物検査を含む血液検査や腰椎穿刺が可能である。【3】クリニック / 診療所ではこれらの検査は施行できないことが多い。疼痛が強く，体温を含むバイタルサインに異常があれば地域の中核医療機関に紹介する。

Point❶ 鑑別のポイント

　　高齢者，急性発症，後頸部痛，回旋制限，発熱はCDSを疑う根拠となる。軸椎歯状突起周囲の環椎横靭帯にピロリン酸カルシウム（calcium pyrophosphate：CPP）が沈着して炎症を起こすのが病態である（CPP deposition：CPPD病）。環軸関節（C1/2）は頸椎の回旋運動を担う関節であり，この部位に炎症を起こすと疼痛による著しい回旋制限をきたす。どの方向に首が動かせないか病歴聴取や身体診察で詳細に所見をとることが病変部位の特定として重要である。

　　関節リウマチも環軸関節に炎症を起こすことがある。頻度は少ないが発熱を起こすこともありうる。典型的には慢性経過であるが，急性増悪をした場合はCDSと鑑別になる。関節リウマチでは頸椎以外に四肢の関節に関節炎（関節腫脹）を認めるが，CPPによる関節炎でもCDSに四肢の関節炎を合併することがある。CPPによる関節炎は急性発症との認識が広く伝わっているが，慢性経過となることも多く関節リウマチをmimicすることもある（慢性CPP結晶性関節炎）。画像で石灰化の沈着や関節穿刺で結晶の存在を確認し，治療反応性を確認しないと鑑別できないこともある。

281

見逃してはいけないのは髄膜炎である。細菌性髄膜炎は時間経過が重要であり，無治療であると速やかに意識障害やショックとなる。本**Case Study**のように数日の経過で意識障害がなくショックにもなっていないのは，細菌性髄膜炎として合致しない。また項部硬直は前屈方向での可動域制限であり，CDSの回旋制限と異なる（ただし，疼痛が増強すると前屈にも抵抗を示すことはありうる）。無菌性髄膜炎であれば，神経所見や血圧低下を伴う必要はないが，高齢者では若年成人や小児より頻度は少ない[1]。意識障害や神経所見がなく，発熱や頭痛があれば"jolt accentuation"の出番となるが[2]，crowned dens syndromeであれば回旋がそもそもできないので，joltの所見がとれないはずである（髄膜炎の「jolt陽性」とは異なる）。どうしても鑑別に迷う場合は，腰椎穿刺を施行する必要がある。当初，髄膜炎が疑われ，腰椎穿刺前のCTにて環軸関節周囲の石灰化に気づかれることもある。この場合，CDSを改めて意識し所見を再評価する。

表1 後頸部痛＋頸椎可動域制限＋発熱の鑑別（症例により発熱は認めないこともある）（著者作成）

感染	結晶	その他
髄膜炎	crowned dens syndrome	関節リウマチ
脊椎硬膜外膿瘍	C1/2以外のCPPD病	Grisel's syndrome*
脊椎前膿瘍	石灰沈着性頸長筋腱炎	透析アミロイドーシス（透析脊椎症）
化膿性脊椎炎	—	—

＊Grisel's syndrome：咽頭や上気道の炎症後に生じる非外傷性環軸椎亜脱臼。小児例が多いが，高齢者の報告もある[3]。

> 📖 MEMO　**CPPによる病態は「偽痛風」だけではない**
>
> 　CPPによる関節炎は「偽痛風」と称されることが多いが，「偽痛風」は病態の1つに過ぎず，実際には多彩な病態を呈する。用語の整理は疾患の正しい理解につながる。
> 用語：ピロリン酸カルシウム二水和物結晶（calcium pyrophosphate dihydrate crystal）をCPP結晶と称する。CPP結晶が沈着した状態をCPPD（calcium pyrophosphate deposition）と称する。CPPDに関連した病態は以下に分類される[4]。
> ・無症候性CPPD（asymptomatic CPPD）
> ・CPPDを伴う変形性関節症（OA with CPPD）
> ・急性CPP結晶性関節炎（acute CPP crystal arthritis）：いわゆる偽痛風
> ・慢性CPP結晶性関節炎（chronic CPP crystal inflammatory arthritis）
> CPPDに関連した病態の総称をCPPD病と表現する[5]。

Point❷ 頸部痛をきたすCPPD病はcrowned dens syndromeだけではない

　Crowned dens syndromeは，その名称のキャッチーさも相まってか，CPPによる頸部痛の代表的疾患となっているが，頸部痛を引き起こす唯一の病態ではないことには留意されたい。CPPは環軸関節に選択的に沈着するわけではなく，頸椎のほかの部位に沈着することもある。椎間板に沈着して化膿性脊椎炎をmimicすることもある[6]。沈着した部位に炎症を起こすのがCPPD病の病態であるから，病変部位によっては回旋制限ではなく，ほかの方向へより著しい頸椎可動域制限を示すこともある。回旋制限がないことやCTにて環椎横靱帯の石灰化がないことを理由に，CPPD病を安易に否定してはならない。CT画像でほかの部位にも異所性石灰化がないか慎重に読影する必要がある（頸椎や椎間板の変性に伴い石灰沈着を認めることは決して珍しくないため，必ずしも放射線科の読影で指摘されるわけではない）。

Point❸ 急性CPP結晶性関節炎は治療反応性を確認して確定診断する

　診断の有力な根拠となるのがCPP結晶の証明であり，関節液を（光学，偏光または位相差）顕微鏡で検鏡することにより行われる。頸椎のように関節液の採取が困難な場合は，画像検査で異所性石灰化を確認することでCPP結晶の存在を疑うこととなる（X線よりCTのほうが感度が高い）。病巣が疑われる部位に石灰化沈着を確認するのが基本であるが，ほかの部位への沈着を傍証とすることも多い。CPP結晶は，膝の軟骨表面に沈着することが最も多いが，手首，手，恥骨結合，股関節，椎間板，椎体靱帯など多彩な部位に沈着する。

　注意すべきは，CPP結晶の確認がCPPD病を証明することと必ずしも同義ではないという点である。環椎横靱帯にピロリン酸カルシウム（CPP）が沈着していても，炎症巣ではないことはありうる（無症候性CPPD）。CTにて環椎横靱帯に石灰化を有する人が，髄膜炎や脊椎硬膜外膿瘍を発症することはありうる。Crowned dens syndromeと早期閉鎖（premature closure）すると，培養検査など鑑別診断に必要な検査が行われずに診断が遅延する可能性がある[7]。このことはほかの関節部位にも当てはまり，無症候性CPPDやCPPDを伴う変形性関節症を既往歴に有する症例が化膿性関節炎や関節リウマチを発症しても，画像検査で石灰化が確認されるし，関節液でもCPP結晶が確認されることはありうる。

CPPDによる関節炎であることを証明するには，①CPP結晶の確認，②病態を説明しうる他疾患が否定されていること，の2つが条件となる。しかしながら，実臨床では，他疾患が完全に否定できるまで急性CPP結晶性関節炎としての治療介入は行わずに経過観察とする医療行為は非現実的である。実臨床では，CPPD病の蓋然性が高いと判断されれば，必要に応じて他疾患否定のための検査（例：培養検査）も行いつつCPPDとして治療介入を行い，治療反応性を確認してCPP結晶性関節炎（CPPD病）と確定診断することが多い。

Point❹ 治療はNSAIDsが第一選択となることが多い

Crowned dens syndromeを含む急性CPP結晶性関節炎の治療は，NSAIDs，コルヒチン，ステロイドのなかから選択する[8]。NSAIDsは消炎鎮痛作用があり，結晶性関節炎にも有効であることから第一選択となることが多い。NSAIDs不耐症（過敏症）や腎機能障害を有する症例では使用を避ける。コルヒチンは結晶性関節炎に対して強い抗炎症作用を示すため，治療の第一選択に含めてよい。

筆者は，NSAIDs＋コルヒチンの組み合わせを治療の第一選択としている。コルヒチンの用量は2錠（1mg）分2とし，消化器症状（多くは下痢）が出現するなら1錠（0.5mg）分1に減量する。効果発現を早めるために初回に2錠（1mg）を内服してもらうこともある（1日に3錠を超えないようにする）。腎機能障害（eGFR＜30）を有する例ではコルヒチン単剤とすることもある。この場合は，通常量の半量とする（1錠分1）。治療期間は症状が改善するまでとする。再発を繰り返す場合は，同量を二次予防として長期継続することもある。ステロイドも有効であり，腎機能障害でも減量は必要がないが，上述のように感染症との鑑別を進めながら並行して急性CPP結晶性関節炎の治療を行うことが多いため，第一選択とはしにくい。NSAIDsやコルヒチンはプライマリ・ケア医や救急医でも使いやすい薬剤であり，治療反応性も良い（投与翌日〜数日以内に改善する）ため必ずしもリウマチ専門医に紹介する必要はない（痛風発作の治療と同じである）。

繰り返しになるが，急性CPP結晶性関節炎は治療反応性を確認して確定診断する。救急外来を受診し帰宅可能と判断される場合でも，「症状が数日以内に改善しなければ再受診するように」と患者に説明しておく。受診先は総合内科などが候補となるが，各施設の診療環境に応じて選択されたい（もちろん救急科でフォローする体制が整っていれば，それでも十分である）。画像検査でCPPDに合致する石灰化を認めても，NSAIDsやコルヒチンに治療反応性がなければ初期診断に拘泥することなく鑑別診断を再考す

る必要がある。CT検査では脊椎硬膜外膿瘍，脊椎前膿瘍，化膿性脊椎炎を見逃すことがあり，MRIでこれらの所見を認めることも多い。

今日の診療の「plus one」

後頸部痛は，一般的な身体診察に加えて頸椎可動域を確認して病巣を推察し，年齢，随伴症状，臨床経過を加味して鑑別を挙げる。画像検査は診断に有用であるが，急性CPP結晶性関節炎では治療反応性を確認するところまでが診断プロセスに含まれる。

（岩波慶一）

文献
1) Gorse GJ, et al. Arch Intern Med 1984; 144: 1603–7. PMID: 6466018
2) Tsumura H, et al. Headache 2018; 58: 1503–10. PMID: 30178879
3) Nakai A, et al. Br J Neurosurg 2022; 8: 1–3. PMID: 35393919
4) Zhang W, et al. Ann Rheum Dis 2011; 70: 563–70. PMID: 21216817
5) Rosenthal AK, et al. N Engl J Med 2016; 374: 2575–84. PMID: 27355536
6) Moshrif A, et al. Semin Arthritis Rheum 2019;48:1113–26. PMID: 30415946
7) Sugimoto H, et al. BMJ Case Rep 2020; 13: e235126. PMID: 32439749
8) McCarthy GM, et al. Nat Rev Rheumatol 2018; 14: 592–602. PMID: 30190520

Memo

#形成外科

CQ 77 釣り針刺傷の対処法は？

Case Study
- 34歳男性。近くの海岸で釣りの最中，誤って右第4指に釣り針が刺さり受診した。
- 創部に明らかな活動性出血，感覚障害，運動制限はない。
- 患者からは「なるべく痛くないように取ってほしい」と希望があった。

🔍 セッティング別のポイント

☑ 釣り針刺傷は，アクシデントとして生じることがほとんどであり，受診の大半は救急外来に受診することが予想される。

☑【1】救急外来，【2】地方の2次病院，【3】クリニック／診療所のいずれにおいても処置の内容はさほど変わらないが，手技にある程度の熟練を要する。

☑ 刺さっている部位によっては専門科への依頼を検討する。

Point ❶ 釣り針の形状，深さ，創部の損傷の程度を把握

まず確認すべきは，「どのような形状の釣り針（**図1**）が，どの程度の深さで刺入しており，血管，神経，腱などの周囲の構造物の損傷を伴っているか」である。

表1 釣り針の種類（筆者撮影）

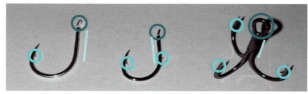

○ …かえし（魚が外れにくくなるようにしている）
○ …アイ（釣り糸を結ぶ部位）
― …シャンク（アイと針の曲がりの間の軸部分）

一言に釣り針といっても，さまざまな形状がある。特にかえしの数や場所には注意する。形状を確認するために，同じ釣り針を持参してもらうのが理想的である。

創部より遠位の血流の評価，感覚の有無，四肢においては可動域制限なく自力で動かすことができるかを評価する。これらに問題がある場合は，画像評価を行う。また，眼球に刺入しているもしくは眼球を傷つける可能性がある場合は，外科的な手法を要する場合もあるため[1]，患部をカップなどで保護したうえで，速やかに眼科にコンサルトをすべきである[2]。

Point❷ プライマリ・ケアの現場で行える釣り針抜去の手法

釣り針抜去はこれまでにいくつもの方法が報告されているが[2]，筆者はString-Yank法とadvance and cut techniqueでほとんどのケースは対応できると考える。

1. String-Yank法（図2）

最大の特徴は，この方法のみ局所麻酔が必須ではないことである。しかし，抜去に失敗した際は病院中に患者の叫び声が響き渡り，術者の心痛は麻酔時の痛みを上回りうるため，経験が浅いうちは局所麻酔することを勧める。一般的に小・中サイズの釣り針の除去に最も効果的であるが，釣り針を押し付ける際に固定しづらい部位（手であれば指間部や掌は中手骨の裏打ちがない部位など）では本法は避けた方がよい。

〈手順〉

① 釣り糸，絹糸などを釣り針の曲がる中間点に巻きつけ，糸の自由端をしっかりと把持する。
② 患部は平らな面に固定し，釣り針のシャンクを皮膚に押し付ける。
③ 皮膚と平行に保つように釣り針のシャンクを押し続けながら，シャンクと平行に素早く糸を引く。この際，釣り針はかなりの速度で飛び出す可能性があるので，術者は針が抜ける方向に立たないこと。

図2 釣り針抜去String-Yank法

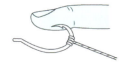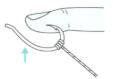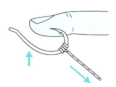

実際の動画
（筆者作成）

2. Advance and cut technique（図3）

この方法は，大きな釣り針を除去する場合でもほとんど常に成功する。釣り針の先端が皮膚表面付近にある場合に最も効果的である。

〈手順〉
① 釣り針の刺入部に局所麻酔薬を浸透させる。
② プライヤーやラジオペンチなどを使用し，釣り針の先端（かえしも含む）が皮膚を貫くように先進させる。
③ プライヤーまたはほかの切断器具で釣り針の先端（かえしも含む）を切り離し，釣り針の残りの部分を引き抜く。

図3 Advance and cut technique

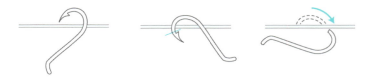

Point❸ 抜去後の創部フォロー

釣り針を外した後，創部に餌などの異物が付着していないか確認する。通常，創部は十分な洗浄をしたら，絆創膏などの簡単なガーゼ保護のみで経過観察可能である。破傷風トキソイドは，釣り針刺傷では全例に推奨はされておらず，汚染の程度にもよるため個々に判断すべきである。一般的には，過去に1シリーズの破傷風予防接種歴がない者，直近の接種から10年以上経過している者においては接種を勧めるべきである[3]。また，予防的抗菌薬においては腱，軟骨，骨などを含む深い創傷で考慮する[2]。

> **今日の診療の「plus one」**
>
> 冒頭の**Case Study**では患者とも相談し，指ブロック麻酔をした後にString-Yank法で抜去した。釣り針は使用前で汚染がない状態であったため，破傷風トキソイドの接種は見送った。再発防止の一環として，グローブ着用を勧めた。

（鶴山　優）

文献
1) Choovuthayakorn J, et al. Case Rep Ophthalmol 2019; 10: 41–6. PMID: 31097943
2) Gammons MG, et al. Am Fam Physician 2001; 63: 2231–6. PMID: 11417775
3) CDC. Clinical Guidance for Wound Management to Prevent Tetanus.
https://www.cdc.gov/tetanus/hcp/clinical-guidance/（参照：2024/9/3）

#形成外科

CQ 78
手掌側の切創。
縫合して経過観察でもよいか？

Case Study
- 50歳男性。作業中にカッターで手掌を切った。
- 会社で応急処置をして，ガーゼと包帯で手が覆われている。

セッティング別のポイント

☑ どのようなセッティングにおいても，血管・腱・神経損傷の有無を評価することが肝要である。屈筋腱損傷がある場合には，専門的な手術・後療法が必要となり，手の外科に対応可能な医師（整形外科や形成外科）に，できるだけ早く診療してもらえるように依頼する。

☑ 屈筋腱損傷は，できるだけ早く縫合することが推奨されている。時間の経過に伴い，線維芽細胞の出現や炎症により，癒着が生じやすくなり，関節可動域や筋力などの成績が悪化するからである。

☑ 専門的な装具やリハビリテーションが必要であるため，専門施設でマネジメントすることが適切である。

Point❶ 身体診察

手掌側には，血管，手指を動かす屈筋腱，神経が存在する。

P（pulse）：損傷部位以遠の皮膚色が良いか⇒血管損傷
M（motor）：損傷部以遠の関節は動くか⇒腱損傷または神経損傷（運動）
S（sensory）：損傷部以遠の感覚はどうか⇒神経損傷（感覚）

手指を曲げる腱は，母指には長母指屈筋腱の1本，示指から小指には浅指屈筋腱（flexor digitorum superficialis：FDS，**図1**）と深指屈筋腱（flexor digitorum profundus：FDP，**図2**）の2本がそれぞれの指に存在する。

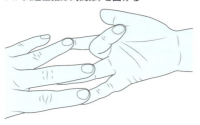
図1 FDSテスト（中指の場合）
PIPJ（近位指節間関節）を曲げる

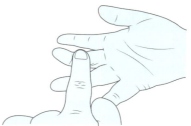
図2 FDPテスト（中指の場合）
DIPJ（遠位指節間関節）を曲げる

　指神経は，感覚神経であるので，損傷があれば，その部位以遠の感覚障害を生じる。正中神経運動枝（反回枝）（**図3**）は手掌を走行しており，損傷があれば，母指外転が不能または困難となる。

Point❷ Zone分類＋位置から解剖学的に損傷されるものを予想する

　手掌側をZoneⅠ～Ⅴ，母指をTⅠ～Ⅲに分ける。

```
ZoneⅠ：中節骨中央以遠
ZoneⅡ：中節骨中央からMPJ（中手指節間関節）
ZoneⅢ：MPJから手根管部以遠
ZoneⅣ：手根管部
ZoneⅤ：前腕
```

　特にZoneⅡは，浅指屈筋腱と深指屈筋腱の交叉部（浅指屈筋腱は二分し，その間を深指屈筋腱が走行する）があり，構造が複雑であることから専門家が対応すべきとされ，no man's landと称されてきた。この部位での屈筋腱損傷はFDS，FDPの双方を損傷している可能性がある。

図3 手掌のZone分類と解剖学的構造

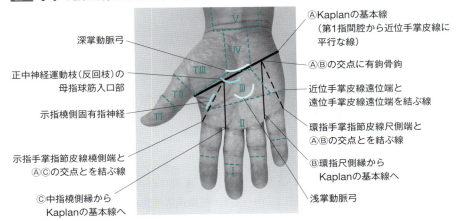

- 深掌動脈弓
- 正中神経運動枝（反回枝）の母指球筋入口部
- 示指橈側固有指神経
- 示指手掌指節皮線橈側端とⒶⒸの交点とを結ぶ線
- Ⓒ中指橈側縁からKaplanの基本線へ

- ⒶKaplanの基本線（第1指間腔から近位手掌皮線に平行な線）
- ⒶⒷの交点に有鉤骨鉤
- 近位手掌皮線遠位端と遠位手掌皮線遠位端を結ぶ線
- 環指手掌指節皮線尺側端とⒶⒷの交点とを結ぶ線
- Ⓑ環指尺側縁からKaplanの基本線へ
- 浅掌動脈弓

 今日の診療の「plus one」

　手掌側の切創では，屈筋腱損傷，神経・血管損傷を念頭におく必要がある。創の部位と身体診察により，これらが損傷している可能性が高ければ，手の外科へ紹介するべきである。

（小嶋秀治）

#産婦人科　#腹痛

CQ 79 女性の下腹部痛，確認することは？ 紹介すべきタイミングは？

Case Study

- 40歳女性。昨日からの右側腹部痛～右下腹部痛。外傷や，糖尿病などの持病はない。
- バイタルは安定，発熱・下痢はないが少し嘔気がある。腹膜刺激症状やMcBurneyの圧痛は認めなかった。

セッティング別のポイント

☑ 【1】救急外来，【2】地方の2次病院であれば，来院時のバイタルや身体所見から，まずは一安心して採血・腹部エコー・CT・妊娠反応検査などを行えるので，器質的疾患や感染症の鑑別が容易である。

☑ 【3】クリニック / 診療所の場合は歩いて受診しているであろうが，緊急性のチェックが最重要である。緊急性がない場合は，翌日フォローアップ（来院や電話再診）をする。

☑ 病歴から消化器疾患や尿路感染症，外傷，筋骨格系疾患などが否定的である本ケースにおいて，ここからは産婦人科疾患の鑑別を中心に診断を行う（➡CQ37，P.139も参照し，産婦人科疾患以外の除外はしておくこと）。

Point❶ 女性の下腹部痛は，まず妊娠を除外する

　　一般的な診察における，最終月経と性交歴の聴取による妊娠の除外は，急性腹症の場合は避けたほうがよい。最終月経と，妊娠中の性器出血との区別がつかないこともありうる。患者本人が妊娠を否定しても，十分説明のうえ，妊娠反応検査（尿中hCG）を行うことが望ましい。ついでに尿一般の検査もしておくと，尿路結石や尿路感染症の鑑別も可能である。

　　妊娠反応検査陽性の場合は，異所性妊娠・子宮破裂・流産・切迫流産・切迫早産の可能性がある。また40歳代だと，まれに妊娠に気付かぬうちに妊娠後期となっており，陣痛や常位胎盤早期剥離などもありうる。かなりまれな疾患として妊婦のHELLP症候群［**h**emolysis（溶血），**e**levated **l**iver enzymes（肝酵素上昇），**l**ow **p**latelets（血小板減少）を呈する症候群］があるが，これは右上腹部から心窩部の痛みの場合が多い。**急性腹症で妊娠反応陽性はすべて産婦人科への紹介が必要となる。**

292

Point❷ 妊娠を否定したら腹部エコーを行う

卵巣腫大（6cm以上が多い[1]）があれば卵巣腫瘍茎捻転を疑う。骨盤内にエコーフリースペースがあれば卵巣出血を疑う。いずれの場合も産婦人科緊急疾患であり紹介が必要となる。ほかには子宮筋腫変性や，産婦人科疾患以外では胆石・胆嚢炎，尿管結石・水腎症，腎盂腎炎，急性膵炎，そのほか腹腔内臓器腫瘍などの鑑別が可能である。

Point❸ 緊急性のない産婦人科疾患

エコーでも所見がない場合，基本的に緊急性は否定できている。現在月経中であれば月経困難症・子宮内膜症の可能性がある。月経周期中間であれば排卵痛もよくある。【3】クリニック/診療所では，鎮痛薬を処方し，採血で炎症反応・血算・肝腎機能をチェックして，当日または翌日に結果を確認することが一般的である。

いずれの場合も経過観察が重要であり，翌日に電話再診などで改善があるかを聞き，持続する痛み・発熱などの場合には必ず受診してもらうようにする。初診時にはバイタルが安定していても，その後発熱することがあり，その場合は骨盤内炎症性疾患（pelvic inflammatory disease：PID）の可能性がある（**MEMO**）。一方，診断がつかないまま症状が改善することもよく経験する。

表1 急性腹症を起こす産婦人科疾患の特徴

	疾患	症状	経腹超音波所見
妊娠時超緊急疾患	異所性妊娠	下腹部痛	（妊娠反応陽性ならば診療所ではエコーをせず産婦人科紹介）
	子宮破裂	下腹部痛	
	常位胎盤早期剥離	性器出血，下腹部痛	
	HELLP症候群	右上腹部〜心窩部痛	
非妊娠時緊急疾患	卵巣出血	右側に多い下腹部痛	腹腔内出血・卵巣腫大
		黄体期や性交後に多い	
	卵巣腫瘍茎捻転	片側の下腹部痛。性交後に多い	卵巣腫大（6cm以上が多い[1]）
非妊娠時非緊急疾患	PID FHCS	最近の性交，異常帯下，発熱，腹膜刺激症状，炎症反応	FHCSでは肝皮膜の肥厚，腹水
	子宮筋腫変性	炎症反応	子宮に連続した腫瘤
	月経困難症 子宮内膜症	月経時の腹痛	正常
	子宮留膿症	高齢者，膿性帯下，たまに発熱	子宮内貯留物
	排卵痛	排卵期の腹痛	少量のエコーフリースペース

FHCS：Fitz-Hugh-Curtis症候群

MEMO PIDとは？

　PID（骨盤内炎症性疾患）は，産婦人科疾患で腹痛の頻度第1位を占める。虫垂炎との鑑別に悩むことがある。森下ら[2]は腹痛を主訴とする12歳から58歳の出産可能な女性が救急外来においてPIDと診断されたケースと虫垂炎と診断されたケースを調査し，PIDを疑った際に虫垂炎を除外する重要所見を見出した。その報告によると，①疼痛部位の移動がない，②両側腹部の圧痛，③吐気・嘔吐がない，の3つがそろうと虫垂炎を感度99％で除外できる。

 今日の診療の「plus one」

　妊娠可能な年齢の女性の下腹部痛では，まず妊娠反応検査を行う。妊娠反応陽性ならば全例，産婦人科に紹介する。陰性ならば腹部エコーで卵巣と骨盤内出血の確認を行う。冒頭の**Case Study**では妊娠反応陰性，エコーで卵巣腫大がみられたため卵巣腫瘍茎捻転を疑い，産婦人科へ緊急紹介を行うことができた。急性腹症の産婦人科疾患は限られており，鑑別で抜かることはほぼないので，怖がらず女性の腹痛を診てほしい。

〈西村真紀〉

文献
1) Houry D, et al. Ann Emerg Med 2001; 38: 156–9. PMID: 11468611
2) Koji M, et al. Am J Emerg Med 2007; 25:152–7. PMID: 17276803

Memo

#産婦人科 #咽頭痛

CQ 80 妊産婦の咽頭痛。劇症型溶連菌感染症はいつ疑うか？

Case Study

- 23歳妊娠38週の女性。昨日咽頭痛を自覚した。
- 今日になって発熱38℃が出現したため，救急外来を独歩で受診した。
- 咽頭痛はあるが，飲水はできている。下腹部に軽い子宮の張りを自覚している。

🔍 セッティング別のポイント

☑ 妊産婦の咽頭痛・発熱では劇症型溶連菌感染症を鑑別に上げる必要がある。生理痛様の痛みがある場合，red flag sign陽性であり，【1】救急外来，【2】地方の2次病院であれば，溶連菌迅速検査（±新型コロナウイルス検査）を施行し，産婦人科へコンサルトおよび抗生剤投与が望ましい。

☑ 【3】クリニック／診療所では，対症療法薬を処方しつつ，腹痛増強や胎動減少時はかかりつけ産婦人科へすぐに連絡するよう説明しておくことが重要である。

Point❶ Centorスコアの「弱点」を知る

　　咽頭痛に対して現在広く使われているCentorスコアは，オリジナルのもの[1]にMcIsaacが年齢要素を付け加えたものである[2]（**表1**）。注意が必要なのは，このスコアで点数が低かったとしても妊産婦はA群溶血性レンサ球菌（GAS, *Streptococcus pyogenes*）感染で重篤化しやすく注意が必要な点である。特に近年世界的にGASは増加しており，イギリスでは2010〜2016年に10万人/年あたり109人の産後女性の劇症型溶血性レンサ球菌感染症（streptococcal toxic shock syndrome：STSS）を認め，非妊産婦女性の80倍の発症頻度であった[3]。特にGAS感染は産後に多く（92％），急激に悪化し致死率は2.0%[4]，妊娠中の感染では流産・死産となるリスクがある。特に，19歳以下または35歳以上，帝王切開分娩後はGAS感染と有意に関連し[5]，妊娠後期（妊娠28週以降）と産後4日以内は母体死亡のリスクであり注意が必要である[6]。日本の産科ガイドラインでは，Centorスコアで4〜5点であれば原則入院とし血液培養を採取後にペニシリンとクリンダマイシンの大量投与（ビクシリン2g，クリンダマイシン600mgなど）の開始を推奨し[7]，妊娠中はCentorスコアに1点を加点することを提案している[8]。

表1 Centorスコア

年齢（注）
38℃より高い発熱
咳の欠如
扁桃腫大 or 膿苔付着
前頸部リンパ節有痛性腫大

注：3〜14歳では1点追加，45歳以上では1点マイナス。

点数	溶連菌感染の可能性	対応
0	2〜3%	抗菌薬不要
1	4〜6%	抗菌薬不要
2	10〜12%	検査陽性なら抗菌薬投与
3	27〜28%	検査陽性なら抗菌薬投与
4以上	38〜63%	検査，抗菌薬投与

（文献2より作成）

Point❷ 接触歴と妊娠中のred flag signの確認を

咽頭痛など妊娠中の風邪症状では，Centorスコアで点数が低い場合も「red flag sign」陽性の場合は産婦人科へコンサルトすることが望ましい（**表2**）。GAS感染重症例では，流産・早産・死産リスクが増加することから胎動や子宮収縮増強に注意が必要である。また，英国のガイドラインでは，妊娠37週以降の妊婦と産後28日以内の褥婦は高リスクであり，STSS患者との接触がある場合には予防的に抗菌薬を投与することが推奨されている[9]。

表2 妊婦のred flag sign

症状	説明
胎動減少	妊娠20週以降で，胎動が1時間まったく感じられない，胎動がいつもより弱いときは注意
性器出血	切迫流産/早産，子宮頸管無力症などの可能性
破水	帯下が水っぽい，尿もれが続くなとも注意
腹痛	下腹部の痛みや下腹部が固くなるなどの症状に注意

（著者作成）

Point❸ qSOFAで疑い，迅速検査陰性でも除外しない

　迅速抗原検査は菌量に依存し，検査状況によって感度が58％まで低下するため[6]，陰性であってもGAS感染を除外することはできない。妊産婦のGAS感染においてqSOFA（quick sepsis-related organ-failure assessment score：呼吸数≧22/分，精神状態の変化，収縮期血圧≦100 mmHg）が2項目以上満たす場合では死亡リスクが高い（オッズ比6.166，95％CI：1.06〜35.6）[5]。上気道炎のある妊婦にバイタル異常があれば敗血症を疑い，すぐに血液培養採取後の抗菌薬投与と大量輸液，昇圧薬の準備を開始する必要がある。

今日の診療の「plus one」

　妊産婦の咽頭痛ではGAS感染とSTSSを鑑別に上げ，接触歴やred flag sign陽性では抗菌薬投与を開始する。バイタル異常やqSOFA 2点以上では敗血症を疑い，迅速に治療介入を行う必要がある。

（柴田綾子）

文献
1) Centor RM, et al. Med Decis Making 1981; 1: 239–46. PMID: 6763125
2) McIsaac WJ, et al. CMAJ 1998; 158: 75–83. PMID: 9475915
3) Leonard A, et al. BJOG 2019; 126: 44–53. PMID: 30070056
4) Harris K, et al. Acta Obstet Gynecol Scand 2023; 102: 138–57. PMID: 36636775
5) Arai T, et al. J Obstet Gynaecol Res 2020; 46: 2573–81. PMID: 32945073
6) Donders G, et al. J Clin Med 2021; 10: 2043. PMID: 34068785
7) 日本産科婦人科学会/日本産婦人科医会，編．CQ506．産婦人科診療ガイドライン産科編2023．日本産科婦人科学会，2023，p295–7．
8) Takeda J, et al. J Infect Chemother 2019; 25: 835. PMID: 31358434
9) UK Health Security Agency. UK guidelines for the management of contacts of invasive group A streptococcus (iGAS) infection in community settings. Version 2.0. UK Community iGAS Working Group, 2023.

#小児 #腹痛

CQ 81 小児の腹痛。紹介すべきタイミングは？

Case Study

- 今朝から腹痛の3歳児。食事は摂れておらず，いつもよりは活気がないと母親からの情報があった。
- 臍部周辺を指差すが痛みの場所ははっきりしない。
- 診察室ではベッドに横たわり動きは少ない。ご両親は心配な表情をしている。

セッティング別のポイント

☑ 小児の腹痛の Case Study である。嘔吐・下痢がないため，鑑別疾患を幅広く考え，詳細な病歴聴取と身体診察を行う。

☑ 嘔吐・下痢がない原因不明の腹痛に対して「急性胃腸炎」という暫定診断はつけない。胃腸炎は腹痛の最も一般的かつ内科的な原因ではあるが，通常のウイルス性の胃腸炎であれば嘔吐が出現した後に腹痛が認められるため，臨床経過が異なる。

☑ 腹痛が強い，または外科的疾患を疑う場合は，画像検査（腹部エコー・腹部X線・腹部CT）の適応となる。【3】クリニック/診療所で施行することは難しいため，【2】地方の2次病院，【1】救急外来へ紹介，対応とする。

Point❶ 腹痛＝腹部の疾患ではない

　　腹痛は小児診療でもよく遭遇する訴えの一つである。急性胃腸炎や便秘などのself-limitedなものから，ときとして致死的となりうる絞扼性腸閉塞など，その原因は多岐にわたる。

　　腹痛の原因が腸管（腸重積・急性虫垂炎など）などの腹腔内に存在する場合もあれば，腹腔外（全身疾患）に存在（肺炎・心筋炎・精巣捻転）する場合もある。また，腹痛の原因は年齢によっても変化し，乳幼児では先天的な問題（腸回転異常症），ヘルニア陥頓や腸重積症などが問題となる。年齢が上がると，急性虫垂炎，卵巣茎捻転，精巣捻転，炎症性腸疾患や全身疾患による腹痛（肺炎，溶連菌感染症などの咽頭炎，糖尿病性ケトアシドーシスなど）などが問題となってくる。したがって，腹痛の診療，特に腹痛以外の所見が明らかではない場合，重症度や年齢，腹腔内/外で想起する疾患を念頭に置いた詳細な病歴聴取と身体所見が必要となる。

Point ❷ 腹痛でも詳細な病歴聴取と身体診察は必ず行う

冒頭の**Case Study**は嘔吐，下痢がないため，幅広い疾患を想起しながら鑑別を進める。バイタルサインを確認し，患児がどのような姿勢をとっているかに注目する。また，**表1**にあげた病歴等を詳細に聴取する。

表1 聴取すべき病歴

腹痛の性状	部位/範囲，強さ，持続性/間欠性，発症パターン，増悪/軽減因子
腹痛以外の症状	発熱，嘔吐，下痢，排便状況，便性，咽頭痛，咳嗽，呼吸苦，胸痛，多飲・多尿，関節痛，発疹など
症状の出現した時系列	嘔吐と腹痛を認めた場合，外科的疾患は嘔吐に先行して腹痛が出現し，内科的疾患は逆であることが多い
家族歴	家庭内に同様の症状の者がいるか，遺伝性疾患など
既往歴	過去の同様のエピソード（捻転するたびに胃腸炎と診断された腸回転異常症や胃軸捻転など）の有無や入院・手術歴
集団生活歴	保育園・幼稚園・小学校の流行歴
外傷歴	—

身体診察では，腹痛患者であっても全身の診察を必ず行う。口腔内（咽頭炎），胸部（肺炎・心筋炎・糖尿病性ケトアシドーシスなど），陰部・鼠径部（精巣捻転・ヘルニア陥頓），皮膚・関節（IgA血管炎）など，腹部以外の所見から腹痛の原因が明らかになることがある。また，腹部診察では患児に優しく声がけを行いながら腹部を観察し，痛みの部位を指差ししてもらう。その後，聴診，打診，触診にて限局する圧痛の有無，腹膜刺激徴候，腫瘤の有無などを確認する。

Point ❸ 外科的所見を念頭に置いて身体診察を繰り返し，必要時には迷わず高次医療機関に紹介する

丁寧な病歴聴取および身体所見を行っても腹痛の原因がはっきりしない場合，外科的疾患の有無を念頭に，①腹痛は持続性，もしくは進行性に悪化する激しい痛みか，②腹部に腹膜刺激徴候（筋性防御・反跳痛）はないか，③著明な腹部膨満はないか，④歩行や動作によって腹痛が増強しないか，⑤胆汁性嘔吐や血便がないか，⑥明らかな外傷例や打撲痕がないか，を確認する[1]。

Self-limitedな疾患（胃腸炎や便秘）と診断できない，または全身性の疾患に伴う腹痛や外科的疾患を疑う場合には血液検査，尿検査，培養検査，画

像検査（腹部エコー，腹部X線，腹部CT）が鑑別を進めるために必要となる。一次医療機関でもX線検査およびエコー検査を施行できる施設は多い。しかしX線検査のみで外科的疾患の否定はできず，またエコー検査で有意な病的所見を描出できない場合もあるため，高次医療機関での精査目的で紹介する。

今日の診療の「plus one」

原因不明の腹痛に対して「胃腸炎」と暫定診断し，経過観察を選択することは避ける。胃腸炎はself-limitedな病態であり，見逃したとしても大きなダメージは少ないため，まずはそれ以外の疾患を考えて対応すべきである。

（小松充孝）

文献
1) Leung AKC, et al. Am Fam Physician 2003; 67: 2321–6. PMID: 12800960

Memo

#小児

CQ 82 小児の誤飲。紹介すべきタイミングは？

Case Study
● 1歳6カ月の乳幼児。「父親のたばこの吸い殻を誤って食べてしまった」と母親からの電話相談が突然入った。

🔍 セッティング別のポイント

☑【1】救急外来や【2】地方の2次病院で，直接患者が来院している場合や電話相談の場合であっても，摂取した時間，量，形態，現時点での症状は漏れなく聴取する。軽度の症状でも有症状であれば受診させ，念のため経過観察を行うのが適切である。その後の事故予防の啓蒙にもつながるため，受診の閾値は下げておくべきである。

☑【3】クリニック / 診療所では，摂取した量と摂取した形態が重要である。現時点での症状の有無も高次医療機関に紹介するか否かを考えるうえで重要である。たばこそのものより，浸漬液やニコチンそのものを摂取していた場合は必ず紹介する。

Point❶ たばこ誤飲の場合は中毒としての対応を考える

　　　　小児の誤飲事故は，たばこによるものが最も多い[1]。欧米に比べてわが国は，たばこの誤飲が多く，乳幼児の手の届くようなローテーブルや和室がある生活様式が起因しているともいえる。たばこで一番問題になるのはニコチンであることは，誰もが想起できることであろう。

①中毒のアセスメント：大事なのは5W1H！

　　　　ほかの誤飲と異なり，たばこの場合には中毒としてのアセスメントをしていかなければならない。大事なのはWhen？　Where？　Who？　What？　Why？　How？　の5W1Hである。とりわけ今回重要なのは「いつ？」「どれだけ？」「どのように？」である。ニコチンとしての小児の致死量は10〜20mgといわれている[1]。これはたばこ1本のニコチン含有量に相当する。そして症状発現時間は摂取後30分〜4時間以内といわれている。

　　　　ここまでの情報では，たばこ1本丸飲みしてしまったら児は亡くなってしまうと考えてしまうが，実臨床ではそんなことはない。たばこのなかには催吐作用のある物質も含まれており，多くの場合，嘔吐によりたばこを吐き出すので重篤化することはほとんどない。さらにニコチン自体は消化管から緩徐に吸収されるため，大部分が肝臓に取り込まれて肝初回通過効

果の影響を受ける。そのため，体循環に移行するニコチンはわずかである。

　しかし，空き缶やペットボトルを灰皿代わりに使用しているものを誤飲してしまったような場合には，ニコチンは水溶性であるため通常の固体を摂取するよりもニコチン摂取量が増えてしまう。かつ催吐作用が固形物に比べて少なく，重篤化するリスクが高くなるので，要注意である。重症例は中枢神経系の症状として痙攣や昏睡，その前段階として発汗，流涎，気道分泌物増加，縮瞳などが起こる。呼吸器系は初期に過呼吸，のちに呼吸停止を認める。循環器系は血圧上昇，心拍数の増加，種々の不整脈を認める。

②中毒の基本対応

　以下の4つである[2]。

　①全身管理［ABC & 3Cs：気道管理（a），呼吸管理（b），循環管理（c），
　　中枢神経の異常への介入（c），合併症の予防と管理（c）］

　②吸収の阻害

　③排泄の促進

　④解毒薬・拮抗薬

　まず，家庭でも可能な処置として催吐させることである。しかし乳幼児の場合，吐物を誤嚥する可能性があるので要注意である。米国臨床中毒学会/欧州臨床中毒学会（American Academy of Clinical Toxicology/European Association of Poison Centres and Clinical Toxicologists：AACT/EAPCCT）のガイドラインでは，医療施設では催吐薬の投与はしないように推奨されており，自宅では用手的に数回試みて吐かない場合には，無理をさせないように指示する[3]。医療機関でもたばこの場合には拮抗薬は存在せず，排泄を促進させることができないため，あくまで対症療法になってしまうが，副交感神経刺激作用には硫酸アトロピンが有効である。硫酸アトロピンの使用量は0.02mg/kgを静注する（最小投与量0.1mg，単回最大投与量：小児で0.5mg,思春期で1mg）。奏功しない場合，1回追加投与してもよい。

Point ❷ たばこ以外に気をつけるべき, One pill, One Kill！な薬剤たち

　成人においては体内で些細な作用で済む薬剤も，乳幼児では致命的な問題になることがある。これらの誤飲は，たとえ相談があった時点で症状がなかったとしても，紹介することを強く推奨する[4]。**表1**に該当する薬剤をあげる。

表1 乳幼児の誤飲で致命的になる薬剤

- カルシウム拮抗薬，β遮断薬
- 三環系抗うつ薬
- 経口血糖降下薬［特にスルホニル尿素（sulfonylurea：SU）薬］
- 麻薬
- テオフィリン
- 樟脳
- クロルプロマジン
- キニン系抗不整脈薬
- 経皮吸収パッチ（ニコチンやニトログリセリン）

　多くが両親や祖父母の基礎疾患で内服している薬剤が多いことがわかる。また，最近はドラッグストアなどで販売される市販薬の誤飲も増えている。

　含有成分によるが，多くの場合はアセトアミノフェンが主成分である。この場合，最小中毒量は150mg/kgであり，それ未満であれば無症状であることが多いので，注意して観察を指示するに止めることが多い。市販の胃腸薬は特に問題になることは少ない。

　たばこのみならず，薬剤の管理する場所や，乳幼児がどの程度のところまで手が届くかも含めて，診療所・救急外来，どのphaseで診療に従事していても覚えておくと具体的な注意喚起ができる。

　詳細は末尾の文献を見ていただけると幸いである[5]。

Point ❸ その他の消化管異物： ボタン電池や磁石，鋭利な異物は早急に摘出する

　異物誤飲を相談されたときには，X線撮像が可能ならば，胸部および腹部X線写真の撮像をする。飲み込んだものが小さな丸いものであれば自然排泄が見込める。しかし，磁石が2個以上の場合，鋭利なもの，食道から落ちてこないもの，自ら消化管内視鏡施行が不可能な場合には紹介するべきである。これらに共通することは，停滞することで粘膜に傷害を起こし

うることである．磁石の場合は粘膜を挟んでしまうことで潰瘍形成し，穿孔の恐れがある．鋭利なものに関しては，それ自体が鋭的外傷と同義である．

　異物がX線に写ることは6割程度であり，可能ならば誤飲したものと同じものを持参してもらい，一緒にX線撮像をすることが望まれる．X線で異物の場所が判明したら，それぞれで対応が分かれてくる．食道異物の場合，Foleyカテーテルや内視鏡で摘出ないしは胃に落とし，X線写真でフォローし十二指腸を通過すれば，最終的な排泄が見込める．ボタン電池がある場合は1～2時間以内に除去する．胃の異物は症状があれば摘出を考慮する．鋭的異物は，胃内にあるうちに早急に内視鏡で摘出する．ボタン電池も胃まで落ちていた場合は緊急性が一段下がる．直径2cmを超える場合や48時間以上，胃内に留まっている場合は内視鏡での摘出を検討する（**図1**）[6]．

図1　放射線不透過性異物の摂取が疑われる患者の管理（文献6より改変引用）

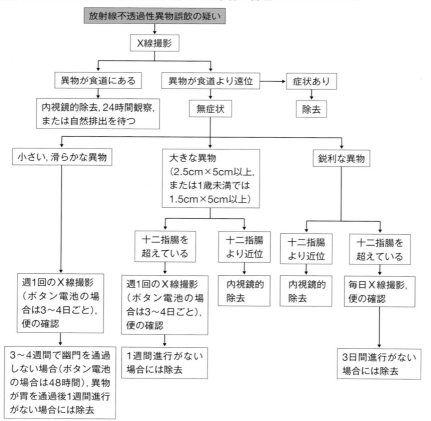

今日の診療の「plus one」

　たばこの浸漬した液体の摂取はすぐに高次医療機関への受診を指示する。たばこ自体の摂取の場合は，1/4本以上接種した場合には受診を指示する。少量摂取の場合，診療所であればいったん帰宅させ，4時間注意深く観察してもらうように指示し，顔色の変化や嘔吐を認めたときに紹介する。すでに4時間以上経過して変化がないようであれば，紹介は不要である。

（今本俊郎）

文献
1) 上條吉人. ニコチン含有製品. 臨床中毒学　第2版. 医学書院, 2023年, 350–354.
2) 上條吉人. 全身管理（1A, 2Bs and 3Cs）. 臨床中毒学　第2版. 2023年, 2–13.
3) Höjer J, et al. Clin Toxicol (Phila) 2013; 51: 134–9. PMID: 23406298
4) Matteucci MJ. Pediatr Ann 2005; 34: 964–8. PMID: 16419734
5) 今本俊郎. 事故予防. トントン先生の乳幼児健診. 羊土社, 2021年, 163–171.
6) Uyemura MC. Am Fam Physician 2005; 72: 287–91. PMID: 16050452. Erratum in: Am Am Fam Physician. 2006; 73: 1331–2. PMID: 16669556

Memo

#小児

CQ 83 小児の頭部外傷。紹介すべきタイミングは？

Case Study

● 6歳男児。自転車走行中に転倒した。ヘルメットの装着はない。
● 受傷直後は数分間の意識消失があったが，自然に改善した。自宅で様子をみていたが，複数回の嘔吐，ぐったりしており，母親に連れられて来院した。
● 受診時にはぐったりして，顔色不良である。

セッティング別のポイント

☑ 小児の頭部外傷は，【1】救急外来や【2】地方の2次病院などの頭部CTを撮影することが可能な病院であったとしても，被ばくの影響や鎮静の必要性などを考慮するとCTを撮影するかどうか判断に迷うところである。

☑ さらに，CT撮影不可能な【3】クリニック/診療所では紹介をしなければならない。

Point❶ PECARN ruleを知る

PECARN（Pediatric Emergency Care Applied Research Network）は，北米救急病院25施設で受傷後24時間以内に受診したGCS（Glasgow coma scale：**表1**）14〜15点の小児（18歳未満）を対象とした大規模研究であり，2009年米国で発表された。年齢で2歳未満，2歳以上に分けて意識レベルや意識消失の有無，受傷機転をもとにCT推奨・不要を示している研究である（**図1**）。本研究では，受傷機転が転倒のみとし，静止している物体にぶつかった等のごく軽症の頭部外傷やGCS 13点以下は除外されている。

2歳未満では，①意識GCS14，②意識状態の変容，③頭蓋骨骨折の触知が1つでもあれば，臨床上重篤な頭部外傷のハイリスク（clinically important traumatic brain injuries：ci-TBI）と判断し，CTを推奨する。①〜③がなくても，④後頭部，頭頂部，側頭部の皮下血腫，⑤5秒以上の意識消失，⑥重篤な受傷機転，⑦親から見て平常時と違う，が1つでもあれば，次の条件（担当医の裁量，複数の所見かどうか，症状の悪化，生後3カ月未満，親の希望）でCTか経過観察を判断する。④〜⑦がまったくなければ，頭部CTは推奨しない。

表1 乳児，小児，成人のGlasgow coma scale(文献1より引用)

スコア		乳児	小児	成人
E (開眼)	4	自発的に開眼		
	3	呼びかけで開眼		
	2	痛み刺激で開眼		
	1	開眼しない		
V (最良言語機能)	5	笑い・喃語	年齢相応な単語・会話	見当識あり
	4	持続的啼泣・叫び声	混乱した単語・会話	混乱した会話
	3	痛み刺激で啼泣	不適切な言葉	
	2	痛み刺激でうめき声	うめき声	意味不明な発声
	1	発声なし		
M (最良運動反応)	6	自発的で目的がある	指示に従う	
	5	接触から逃避する	疼痛部へ手足を持っていく	
	4	痛み刺激から逃避する		
	3	異常屈曲(除皮質硬直)		
	2	異常進展(除脳硬直)		
	1	体動なし		

図1 PECARNの基準(文献1より引用)

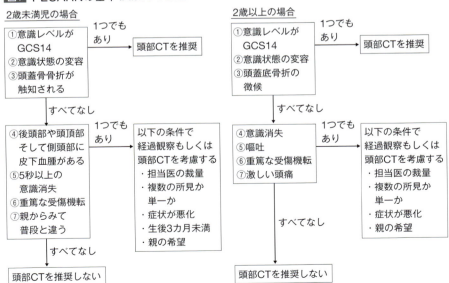

2歳以上では，①意識GCS14，②意識状態の変容，③頭蓋底骨折の徴候が1つでもあれば，CTを推奨する。①～③がなくても，④意識消失，⑤嘔吐，⑥重篤な受傷機転，⑦激しい頭痛が1つでもあれば，次の条件（担当医の裁量，複数の所見かどうか，症状の悪化，親の希望）でCTか経過観察を判断する。④～⑦がまったくなければ，頭部CTは推奨しない。

このように，頭部CTの撮影が推奨される場合には，CT撮影可能な医療機関への紹介が必要となる。

Point❷ 虐待を見逃さない

頭部打撲を主訴に受診する患児のなかに，被虐待児が紛れ込んでいる可能性がある。頭部以外にも複数箇所に及ぶ外傷，新旧混在する打撲痕，熱傷や聴取される受傷機転と身体所見に乖離がみられる場合には，虐待の可能性があり，頭部CTだけでなく四肢のX線などの精査が必要になることがある。

虐待を疑う小児の様子としては，職員が腕を上に持ち上げただけで頭を抱えて防御姿勢をとる，成長が遅い，虫歯が多い，未治療の虫歯，服を脱ぎたがらない，などがあげられる。養育者の様子としては，経過について曖昧で矛盾した説明をする，受傷から受診までの時間が長すぎる，子供の病状などに無関心である，などがある。

受診時の訴えが頭部打撲だけだったとしても，診察時には脱衣させて全身を観察することが必要である。虐待の可能性を感じたならば，検査だけでなく，複数の医師，医療従事者の目で見るという意味でも，ほかの医療機関への紹介が望ましい。

今日の診療の「plus one」

道路交通法の改正により，2008年6月1日から児童，幼児が自転車に乗車する際のヘルメット着用が努力義務化され，2023年4月1日からは全年齢において努力義務化された。自転車用ヘルメットの購入補助制度を導入している自治体もある。受傷した際の頭蓋内損傷を防ぐためにも，自転車に乗車する際のヘルメットの装着を促すことが求められる。また，自動車乗車時のチャイルドシート，ジュニアシートの着用，シートベルトの装着も求められるポイントである。

（園田健一郎）

文献
1) 下川尚子. 脳と発達 2018; 50: 413–417.
2) 大江直行, ほか. 小児の脳神経 2021; 46: 8–13.
3) 荒木 尚. 脳神経外科速報 2015; 25: 1272–1278.
4) 日本小児神経学会. 小児頭部外傷時のCT撮像基準の提言・指針.
5) 渡邉 修, ほか. JOURNAL OF CLINICAL REHABILITATION 2005;14:194–197.

#小児

CQ 84 小児虐待を疑う病歴や身体所見は？

Case Study
- 10歳男児。自宅内で転んで，頭をぶつけたと受診した。
- 診察の結果，全身状態は良好で，頭蓋内出血を疑う所見はなく，帰宅可能な病状かと思われた。
- しかし患者の表情は暗く，右上腕や左前腕に皮下出血を認めた。
- 診察を担当したあなたは，「もしかして，虐待か？」と疑った。

セッティング別のポイント

☑ 【1】救急外来でも，【2】地方の2次病院でも，【3】クリニック/診療所でも，セッティングによらず，小児の外傷は遭遇しうる。

☑ 例えば主訴が頭部外傷であれば，頭部だけを診察するのではなく，全身を診察するというのは基本中の基本である。

☑ 虐待をどう疑うか，疑った場合にはどう対処するか，について述べていく。

Point❶ 周辺状況等の問診から虐待を疑う

　　　令和4年度における児童相談所での児童虐待相談対応件数は20万件（速報値）を超え[1]，この10年間で約3倍以上に増加している。虐待には身体的虐待・ネグレクト・性虐待・心理的虐待があり，最新の報告ではそれぞれ23.6％，16.2％，1.1％，59.1％で心理的虐待の頻度が最も多く，死亡事例については，身体的虐待が42.0％と最多であった[1]。

　　　虐待には連続性があり，徐々にエスカレートする傾向があるため，早期発見・早期介入ができれば，最悪の事態が予防できるかもしれない。児童福祉法では，「保護者に監護させることが不適当であると認める児童を発見した者」の市町村，都道府県の福祉事務所または児童相談所への通告義務を規定している（同法第25条第1項）。また，児童虐待の防止などに関する法律では，「児童虐待を受けたと思われる児童を発見した者」の通告義務を規定している（同法第6条第1項）。本項ではわれわれ医療者が診療の現場で見逃した場合に，命に直結する可能性があるという点から，主に身体的虐待について扱う。

　　　身体的虐待に気付く方法としては，第一に，「小児の外傷は虐待を疑え」という原則を忘れないことである。そのうえで，外傷の受傷機転について，

309

保護者に問診を行う。保護者の訴えがコロコロと二転三転する場合や，受傷から受診までの時間経過が不自然に長い場合，問診と身体診察の矛盾を認めるときには注意が必要である。また，問診の際には，患児と目線が合うか，保護者に怯えている様子がないかなどの非言語的なコミュニケーションにも注目し，五感を活用して違和感を探す必要がある。患児の発達歴の確認も重要で，例えば寝返りも打たない月齢の子どもがベッドから落ちたり，まだ歩行を獲得していない子が四肢骨骨折を生じたりした場合には虐待を疑わなくてはならない。これらの特徴をまとめたゴロが，「CHILD ABUSE（**表1**）」である[2]。

表1 CHILD ABUSE（文献2より転載）

Care delay 受療行動の遅れ	損傷が生じてから受診までの時間軸に不自然な所がないか？
History 問診上の矛盾	語る人により受傷機序等の医学ヒストリーが異なっていないか？　一貫性はあるか？　現症と合致しているか？
Injury of past 損傷の既往	短時間で繰り返してケガで受診している。 カルテが各科別の医療機関は特に要注意。
Lack of Nursing ネグレクトによる 事故・発育障害	何が・いつ・どこで・どのように起きたか，を語れるか？ 誰が一緒にいたか？　定期受診は？　検診は？
Development 発達段階との矛盾	『はいはいをしない子に，挫傷や骨折はおこりえない』 ●およその目安：寝返り5カ月，ハイハイ9カ月，始歩13カ月
Attitude 養育者・子どもの態度	養育者の，子どもや医療スタッフへの反応や，子どもの，養育者に対する反応に気になる点はないか？
Behavior 子どもの行動特性	緊張度がきわめて高い，攻撃的な言動が多い，過度になれなれしい，落ち着きが全くない，性化行動　等
Unexplainable ケガの説明がない・ 出来ない	ケガの説明がない場合，虐待/ネグレクトの両面を考慮，話の出来る年齢の子どもが "分からない" という場合，要注意。
Sibling きょうだいが加害した との訴え	重度・複数個所のケガを，幼小児が加えることは極めて稀 幼いきょうだいがいる場合，言い訳として最も汎用される。
Environment 環境上のリスクの存在	家族リスク：社会的孤立，経済的要因，複雑家庭等 子どものリスク：望まぬ出生，育てにくい子ども

Point❷ 全身を診察して，身体所見から身体的虐待を疑う

小児の外傷・熱傷を診察する場合には，受診の原因となった部位のみならず，全身を診察する。虐待を疑う外傷の基本的な特徴としては，以下の3つが挙げられる。

①衣服やオムツに隠れる部分に外傷・熱傷がある。

②外傷・熱傷が多発している。新旧が混在している。

③外傷・熱傷の形状が不自然（例：手形，歯形，たばこの形など）である。

虐待をする保護者はその事実をなるべく隠蔽するため，一見目立たない場所に危害を加えることが多い。また，虐待が繰り返されることで，外傷が多発し，かつ新旧が混在しやすい点も特徴である。

①頭部外傷について

虐待による乳幼児頭部外傷（Abusive Head Trauma in Infants and Children：AHT）[3]は，暴力的な揺さぶり，殴打などで生じた外傷の総称である。AHTは重篤な後遺障害や生命の危機を及ぼすことも多い。乳幼児揺さぶられ症候群（shaken baby syndrome：SBS）もこの概念に包括される。AHTの症状や徴候はきわめて幅広い。AHTを疑う場合には，頭部CT検査や頭部MRI検査を実施し，頭蓋内出血・頭蓋骨骨折・びまん性脳浮腫の有無を検索する。

②骨折について

身体的虐待による骨折は比較的多く，1歳未満の骨折の約70％が虐待によるものとの報告もある。乳幼児において，肋骨（特に背後部），肩甲骨，棘突起，胸骨の骨折は身体的虐待を強く疑う。皮膚所見同様，多発する場合には要注意である。

Point❸ 院内初期対応の流れ：虐待を疑ったら，児童相談所に報告する

・前述の「CHILD ABUSE」でスクリーニングし，身体診察・画像検査を実施する。

・初期から虐待が強く疑われても，医師から「虐待」という言葉を使わない（保護者の反発をまねく可能性が高く，最悪の場合子どもの治療に協力が得られないことがあるため）。

・診察の過程で虐待を否定しえない「気になる症状」を認めた場合，放置せずに「これはどうしたのですか」と保護者に問いかける。

- 保護者の加害意図の有無にかかわらず，著しく不適切な行為であれば虐待と判断する（保護者がしつけと主張しても容認しない）。
- 虐待の可能性あり，あるいは間違いなく虐待と考える場合には，児童相談所や市町村の子ども虐待対応窓口への通告をし，連携して対応する。
- 迷うようなケースでは個人で判断せず，複数のスタッフの意見を交えて判断する。院内に子ども虐待対応チーム（Child Protection Team：CPT）や小児科の常勤がある場合には，コンサルトする。
- もしCPTがない，あるいは小児科医がいない場合には，入院の必要性も含めて，近隣の小児科へコンサルト・紹介を検討する。
- コンサルトや紹介も難しく，自施設で見るほかない場合には，必ず再診を予約しフォローアップする。

 今日の診療の「plus one」

児童虐待数は増加しており，私たち医師は，児童虐待の早期発見・早期対応に心掛ける必要がある。問題の性質上，悩ましい場面も多くなるため，個人で抱え込まずにチームで対応していくことが大切である。

（齋藤惣太）

文献

1) こども家庭庁. 令和4年度 児童相談所における児童虐待相談対応件数（速報値）.
   https://www.cfa.go.jp/assets/contents/node/basic_page/field_ref_resources/a176de99-390e-4065-a7fb-fe569ab2450c/12d7a89f/20230401_policies_jidougyakutai_19.pdf（参照：2024/9/3）
2) 厚生労働科学研究費補助金子ども家庭総合研究事業：奥山眞紀子，ほか. 一般医療機関における子ども虐待初期対応ガイド. 日本子ども虐待医学会. https://beams.jamscan.jp（参照：2024/9/3）
3) 日本小児科学会. 虐待による乳幼児頭部外傷（Abusive Head Trauma in Infants and Children）に対する日本小児科学会の見解（2020年8月）.
   https://www.jpeds.or.jp/modules/guidelines/index.php?content_id=121（参照：2024/9/3）
4) 日本小児科学会. 子ども虐待診療の手引き改訂第3版（2022年3月）.
   https://www.jpeds.or.jp/modules/guidelines/index.php?content_id=25（参照：2024/9/3）

 高齢者虐待

「これはもしや……。」
ある日の救急外来。高度の認知症がある施設入所中の80歳代女性が，午前中に転倒し右上腕骨を強く痛がるとのことで，職員に連れられ夜間に受診した。検査の結果，上腕骨骨幹部骨折が判明。身なりはやや不衛生で，体幹部の皮下出血が目立つような印象を受けた。職員に詳細な経過を聞くも「勤務交代をしたのでわかりません」と。

また別の日。息子と2人暮らしの70歳代男性が，2週間前から自宅で動けなくなり，いよいよ反応が悪くなったため救急要請され搬送。息子に話を聞くと「父はギャンブル依存で金を勝手に持ち出して苦しめられた。家では何年も会話をしていない。食事は別々なので最近食べていたかわからない」と。羸痩が目立ち，高度の脱水と腎障害が認められた。

筆者は救命救急センターに勤務する救急医であり，救急外来では上記のような事例をときどき経験する。1つ目の事例は施設での身体的虐待を疑う事例，2つ目は家庭内での介護等放棄（ネグレクト）を疑う事例であった。

2006年に施行された「高齢者虐待防止法」により，高齢者虐待の早期発見や支援に向けた取り組みが強化されているものの，厚生労働省の調査では，高齢者虐待の相談・通報件数と虐待判断件数は年々増加傾向にある。令和4年度の養介護施設従事者による虐待は856件（対前年度比15.8%増），養護者による虐待は16,669件（対前年度比1.5%増）となっている[1]。認識の広まりや高齢者数の増加が件数増加に影響している可能性もあるが，明るみに出ていない事例もあることを考えると，見過ごせない問題である。

高齢者虐待は【1】救急外来，【2】地方の2次病院，【3】クリニック/診療所のどこでも遭遇しうるため，すべての医療者が虐待の可能性に注意を払い，訴えや症状から見抜く洞察力が求められる。

被虐待者の安全が第一優先となるのは大前提であるが，虐待の指摘が誤っていた場合の責任や施設との関係性悪化，家族間関係や医師患者関係が損なわれることへの懸念，多忙な外来業務中での事実確認や情報整理にかかる時間的制約，ほかの医療者の温度感の違いへの戸惑い，事態が好転しなかった場合の自身への無力感の自覚など，われわれ医療者にも虐待を扱ううえで心理的負担や葛藤があることは事実である。

筆者自身も「ひとまず緊急性はないし帰してしまおう」―そんな思いがよぎることもあるが，特に救急外来は，普段病院へアクセスしない，または難しい人がいよいよ限界でやってきて医療や社会福祉とつながることのできる貴重な瞬間であるので，この機を逃すまいとさまざまな部署のメディカルスタッフと知恵を絞っている。

虐待を疑った場合には地域包括支援センターや市町村窓口に通報し，患者の保護に努める。筆者の施設では，患者の身体的状態と家族・介護者の状況を確認し，メディカルソーシャルワーカーが窓口となり，討議したうえで市町村に相談・通報することが策定されている。こうした場合は，施設ごとに対応フローを定めておくのが望ましい。職業上の守秘義務違反に問われることは基本的にはないため，これを理由に躊躇してはならない（高齢者虐待防止法第21条第6項）。

（中村聡志，坂本　壮）

参考文献

1) 厚生労働省老健局. 令和4年度「高齢者虐待の防止，高齢者の養護者に対する支援等に関する法律」に基づく対応状況等に関する調査結果（報告）.
　 https://www.mhlw.go.jp/content/12300000/001191689.pdf（参照：2024/9/3）

#小児 #整形外科

CQ 85 肘内障の整復方法は？

Case Study

- 2歳女児。親子でショッピングセンター内を手をつないで歩いていた際に，児が転倒しそうになったため母が慌てて児の左手を引っ張った。
- その直後から左腕を動かさなくなったため，肩が外れたのではないかと心配になり，近医クリニックを受診した。
- 受診時，児は脱力した左腕をもう一方の手で抱えるようにして入室してきた。

🔍 セッティング別のポイント

☑ 母親が患児の「手を引っ張った」という典型的な受傷機転を契機とした急性発症の病歴である。コモンな小児整形疾患である肘内障を誰しも想起するであろう。

☑ 軽微な受傷機転でもあり，【1】救急外来や【3】クリニック／診療所においても遭遇する可能性が高い疾患である。

☑ 【2】地方の2次病院であれば，整形外科医に初療から依頼してもよいが，本CaseStudyのような典型的な病歴と身体所見から肘内障を疑った場合には，非整形外科医であっても整復を試みる価値のある疾患と考える。

Point❶ 肘内障「らしさ」を知る

プライマリ・ケアセッティングにおいて，コモンディジーズのコモンプレゼンテーションを知ることは適切な診療に欠かせない。

肘内障の病態は，肘を伸ばした状態で長軸方向に牽引力が働いた際に，**輪状靭帯**が橈骨頭から亜脱臼し，腕橈関節内に嵌頓することで生じる。好発年齢は**1〜4歳の未就学児（特に1〜3歳で80％）**[1]で，輪状靭帯が強靭となるため，5歳を超える児においては非典型と捉えておいたほうがよいだろう。性別は女児，患側は左側が多く，児の過体重との関連[2]も報告されている。

冒頭の**Case Study**のような**「手を引っ張った」という典型的な受傷機転**が多いため，"pulled elbow" ともよばれるが，特に1歳未満では「寝返りを打った」後から発症することもある。

急性発症で突然患肢を動かさなくなるため，親が「肩が外れたのではないか」と心配することも多い。児は患側の肘関節を軽度屈曲させ，前腕を内旋した脱力肢位で動かせなくなっていることが多いが，肘自体には腫脹

や圧痛を認めないことが多いとされる。

　典型的な病歴，身体所見であればX線画像評価は不要であるが，病歴・身体診察から診断に自信がなければ，骨折の評価目的に検討すべきである。超音波検査も手技を習得すれば診断に有用である（**MEMO**）。

Point❷ 代表的な整復方法：過回内法，回外─屈曲法

　代表的な整復法には**過回内法**（**図1**）と**回外–屈曲法**（**図2**）がある[3]。

　2017年に発表された906人を対象とした肘内障の整復方法に関するシステマティックレビューでは，過回内法は回外–屈曲法よりも初回整復失敗率が低いことが示された[4]（9.2%対26.4%，RR：0.35，95%CI：0.25～0.50）。

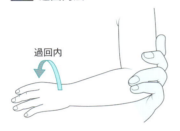

図1　過回内法

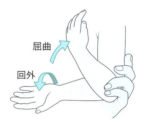

図2　回外─屈曲法

　いずれの方法も整復時に橈骨頭に添えた指に**click音**を感じることが多いが，受診前に衣類を着替えている最中や，X線検査の撮像肢位を整えている最中に自然整復されていることもある。

　整復後しばらくは疼痛に対する恐怖から患肢を動かさないこともあるため，15分程度は待合室で親と遊びながら過ごしてもらい，患肢を動かすようになれば整復は成功したと判断できる。もし動かさない状況が続くようであれば，再度骨折を疑う所見がないか注意深く診察を行ったうえで別法での整復を試みてもよいが，施行者を替えるのも策である。

　なお，筆者が整形外科研修を受けた西伊豆健育会病院の仲田和正先生は，両手法を試みて整復できなかったことは一度もないと話されていた。

　最後に，整復に成功し帰宅指示を出す前に，同伴者に発症メカニズムと再発リスクを説明すると，再発防止につながる可能性があり，丁寧であろう。

Point❸ 非典型的な受傷機転では要注意

　受傷機転が明確でない場合や「手をついた」など大きな外力が加わった可能性が高い場合には，安易に肘内障と診断せずに，骨折の可能性を念頭

に置いて診療を進めていくべきである．鎖骨まで含めた患側肢全体を入念に診察し，腫脹，変形，著明な骨圧痛を認める場合にはX線検査を検討する．肘内障の整復は骨折を評価してからでも遅くないので，経験の少ない，特に非専門医は慌てない姿勢が大切である．

また小児の場合，X線検査でもはっきりしない不顕性骨折の可能性もあるため，整復操作時に整復感が得られなかったり，患肢の動きの著明な改善を認めない場合には，骨折の可能性が否定できないことを同伴者にも説明し，三角巾やシーネ固定を施し，翌日以降にフォローするほうが無難である．

MEMO 肘内障診療とエコー検査

小児診療においてエコー検査は侵襲性が低いことや被ばくリスクがないことから重宝するモダリティであるが，肘内障の診断においてもその有用性が報告されている．詳細は成書に譲るが，輪状靱帯と回外筋が腕橈関節内に引き込まれ，回外筋表層がJの字にみえる所見（**J sign**）は感度・特異度とも優れているとの報告もある[5]．現在は代表的なポイントオブケア超音波の対象とまでは広まっていないが，骨折の場合の血腫の描出や，自然整復後の残存所見の確認にも有用と考えられており，今後プライマリ・ケア医の武器となる可能性を秘めていると思われる．

今日の診療の「plus one」

年齢や受傷機転から肘内障らしさを積極的に疑う場合には，プライマリ・ケア医においても整復を試みてよいと思われる．やりやすい整復方法を選択すべきであるが，過回内法のほうが先行研究からは失敗率が低いかもしれない．整復後に良好な反応が得られない場合には，骨折の可能性を再度評価しながら慎重な経過観察が必要である．

（小林駿介）

文献

1) Genadry KC, et al. Ann Emerg Med 2021; 77: 154-62. PMID: 33127100
2) Vitello S, et al. West J Emerg Med 2014; 15: 554-7. PMID: 25035767
3) Macias CG, et al. Pediatrics. 1998; 102: e10. PMID: 9651462
4) Krul M, et al. Cochrane Database Syst Rev 2017; 7: CD007759. PMID: 28753234
5) 皆川洋至. 日整会誌 2012; 86: 1057-64.

#精神科 #せん妄

CQ 86 せん妄の可能性を上げる身体所見は？

Case Study

- 86歳女性。リハビリテーション目的に入院となり，現在は尿路感染症，深部静脈血栓症の治療中である。
- 第30病日の夜間に宙を見つめながら「夕べの電話は学校の先生達からで，私の補聴器を探してもらっていたの」など，辻褄が合わない発言あり。
- バイタルサインは正常で当日日中は見当識正常，普段通りの様子であった。

🔍 セッティング別のポイント

- ☑ せん妄は死亡率の上昇，日常生活動作（activity daily living：ADL）の低下，認知症の発症リスクに寄与する点で，適切に診断をする必要がある。
- ☑ せん妄が生じやすい環境として，【2】地方の2次病院の病棟［もしくは集中治療室（ICU）］や【3】クリニック / 診療所（特に施設入所中の患者における訪問診療）が挙げられ，これらの環境では遭遇しやすい。
- ☑ 一方，【1】救急外来でも1割程度はせん妄に遭遇することはあり，ここではほかの重症疾患による意識障害との鑑別が重要である。

Point❶ せん妄「らしさ」をとらえる

せん妄を適切に診断するコツは，①そもそもせん妄が起きやすい状況なのか，②意識レベルの変化以外の症状にせん妄らしさがあるか，の2点である。

●せん妄が起きやすい状況とはどういったものか

表1にせん妄のリスク因子および増悪因子を挙げる[1]。ここからわかることは，圧倒的に入院中に起きやすいこと，疾患因子においてはそれ自体が意識障害をきたしうることである。よって，入院患者の意識レベルが変化した場合は，常にせん妄らしさがないかを検討すべきであるが，同時に重症の疾患が隠れていないかを丁寧に検索することが重要である。特に，一般外来や救急外来では不穏状態の患者＝せん妄といった短絡的な考えは決してもってはならない。

317

●せん妄らしい意識レベルの変化とはどういった特徴があるか

Guptaらの報告によると，注意力障害（97～100%），睡眠サイクルの障害（92～97%），記憶障害（88～96%），失見当識（76～96%）が高頻度に認められる[2]。冒頭の**Case Study**のような非ICUでは，短時間でせん妄らしさを評価できるツール[3-minute diagnostic interview for delirium using the confusion assessment method（3D-CAM）]でのアセスメントを勧める（**表2**）[3]。

表1 せん妄のリスク因子および増悪因子（文献1より改変引用）

患者背景	疾患	身体状況や環境因子
・≧65歳の男性 ・認知症，うつ病，せん妄の既往 ・身体機能低下（転倒歴など） ・視覚・聴覚障害 ・脱水・低栄養 ・ポリファーマシー ・アルコール利用障害	・重症疾患（感染症やショック） ・多併存疾患 ・慢性腎臓病・肝疾患 ・脳卒中，神経疾患 ・代謝異常（電解質，血糖，酸塩基平衡） ・骨折，外傷 ・終末期 ・AIDS関連疾患 ・アルコールや薬物離脱 ・貧血	・ICUへの入室 ・身体抑制 ・尿道カテーテル ・複数の処置 ・疼痛の持続 ・持続的な睡眠不足 ・鎮静薬，麻薬，抗コリン薬の使用 ・低酸素状態 ・発熱，低体温 ・血清アルブミン低値

表2 3D-CAM（文献3より改変引用）

特徴	患者への質問	観察項目
①急性経過，動揺性	・混乱したか ・自分が病院にいないと思ったか ・幻視があったか ・聞こえた音に戸惑いはなかったか？	・意識，注意力，会話の動揺性
②注意力障害	・3つの数字を逆唱 ・4つの数字を逆唱 ・1週間の曜日を逆唱 ・1年間の月の逆唱	・問診内容の把握が困難 ・注意散漫 ・場所が認識できていない ・宙を見つめる
③混乱した思考	・今日は何年何月何曜日？ ・あなたがいる場所はどのような場所？	・非論理的な考え ・突然話題が変わる ・とりとめのない会話 ・使う言葉が限定的，発話が途切れる
④意識レベルの変容	なし	・傾眠傾向 ・睡眠障害がある ・無気力，だるさ ・過覚醒

診断基準：①かつ②があり，③もしくは④がある
Derivation and validation study，対象患者数/201人（平均年齢84歳，認知症は56人）
非認知がない高齢者：感度93%，特異度96%/認知症がある高齢者：感度96%，特異度86%

Point❷ 介入可能なせん妄の原因検索は,「あいうえお,書(か)く」

前述のように,せん妄のリスク因子および増悪因子は多岐にわたる一方,原因の除去が治療では重要である。筆者は介入可能な因子を早期に発見するために,**表3**の語呂[4]を使っている。

表3 せん妄の原因とその語呂

| あ：アルコール |
| い：痛み |
| う：うんち（便秘） |
| え：栄養（脱水,絶食） |
| お：おしっこ（尿閉） |
| 書(か)：環境 |
| く：薬 |

Point❸ せん妄特有の手の動きに注目せよ！

前述のアセスメントツールに加え,せん妄患者においては特徴的な手の動きが見られることがある。「carphology」と「floccillation」である。「carphology」は明らかに無目的に衣服や寝具をむしったり,つまんだりする行為のことを指し,「floccillation」は空気をむしる行為のことを指す。

Carphologyとfloccillationの様子

Holtら（observational study,対象患者数：437人）は,これらの動作がせん妄を疑う患者において感度14％,特異度98％,陽性尤度比6.8,陰性尤度比0.88で認められ,特にせん妄を発症した当日ないし翌日に多いと報告している[5]。また,一般的に診断が難しいとされる低活動性せん妄にも認められることが特徴である。

今日の診療の「plus one」

冒頭の**Case Study**では,発症時点での状況を3D-CAMで評価をすると①急性経過・動揺性,②注意力障害,③混乱した思考がみられ,せん妄と考えた。身体所見に特記事項はないが,看護師に様子を聞くと,ここ数日尿量が少ない印象があるとのことであった。導尿をすると500mL程度の排尿が認められたため,間欠的導尿を行うことにした。このように,せん妄の背景を探るにあたり,病棟スタッフへのヒアリングが助けになることもある。

（鶴山　優）

文献

1) Inouye SK. N Engl J Med 2006; 354: 1157–65. PMID : 16540616
2) Gupta N, et al. J Psychosom Res 2008; 65: 215–22. PMID: 18707943
3) Marcantonio ER, Ann Intern Med 2014; 161: 554–61. PMID: 25329203
4) 吉田英人. ポリファーマシーで困ったら一番はじめに読む本. じほう, 2018.
5) Holt R, et al. Age Ageing 2015; 44: 42–5. PMID: 25103029

#精神科 #疲労感 #意欲低下

CQ 87 うつ病はいつ疑い, どこまで非専門医が介入するべきか？

Case Study
- 23歳女性。2週間続く疲労感と意欲低下を訴え受診した。
- 不眠と食欲不振があり，体重が減少している。
- 家族や同僚から「以前と比べて元気がない」と心配される。

🔍 セッティング別のポイント

☑ うつ病は器質的疾患を否定して初めて診断されうる疾患であることを忘れない。

☑ 本 Case Study は亜急性〜慢性的な経過の症例であり，上記の主訴にて【1】救急外来を受診する可能性は低いだろう。初回であれば最低限緊急性のある病態を否定したうえで，翌日に総合診療内科／一般内科で再診とするか，近医内科クリニックを受診するよう勧めることが望ましい。十分な身体的精査ができていないうちにうつ病を含む精神科疾患を疑うことは，むしろ避けるべきである。

☑ 【2】地方の2次病院であれば，採血に加えて CT/MRI などの画像検査も行い，器質的疾患の精査を積極的に行う。悪性腫瘍や内分泌疾患などの器質的疾患をある程度否定したうえでも診断が明確にできず，症状が遷延するようであれば，初めてうつ病を疑う段階となる。

☑ では，【3】診療所／クリニックにおいて，最低限の採血検査（一般生化，血算，血糖），身体診察を行ったうえで明らかな異常がなく，切迫した自殺念慮もなかった場合，次の一手はどうなるだろうか。

☑ なお，うつ病か否かにかかわらず，どのセッティングであっても，切迫する自殺念慮や最近（1〜2週間以内）の自殺未遂があった場合，専門医に即時コンサルトしてほしい。その患者は待合室で目を離したすきに，家に帰る途中で自殺してしまうかもしれない。

Point❶ 器質的疾患の精査を行う

うつ病を見逃さない姿勢は非常に重要であるが，**うつ病を疑いすぎて器質的疾患を見逃さないようにすることも同様に重要である**。インフルエンザで40℃の熱があっても，急性骨髄性白血病であっても，疲労感，食欲不振は生じるのである。また後述する精神科的評価にあたり，明らかな意識障害や注意障害がないことを事前に確認しておく。意識障害がある場合にはAIUEO TIPSなどを念頭に鑑別を行い，原因疾患が見つかればその治療

を行うべきである。

　ちなみに精神科外来において，事前に精神科疾患を疑った際のスクリーニング検査としては，採血(電解質異常，甲状腺機能異常，肝機能障害，貧血，ビタミン欠乏)，頭部CT/MRI，脳波などがある。

Point❷ うつ病で呈する症状を知り，評価する

　精神科疾患の診断基準の1つであるDSM-5[1)]で挙げられているうつ病の症状は**表1**の通りである。

表1 うつ病の症状(文献1より作成)

① 抑うつ気分
患者自身の言葉(例：悲しみ，空虚感または絶望を感じるか)か，他者の観察(例：涙を流しているように見える)によって示される。ほぼ毎日，1日中続く ※注：子どもや青年では易怒的な気分もありうる
② ほぼすべての活動における興味または喜びの著しい減退
患者自身の説明，または他者の観察によって示される。ほぼ毎日，1日中続く
③ 食欲と体重の変化
食事療法をしていないにもかかわらず，有意の体重減少，または体重増加(例：1カ月で体重の5％以上の変化)を認める。または，ほとんど毎日食欲の減退または増加がある ※注：子どもの場合，期待される体重増加がみられないことも考慮する
④ 不眠または過眠
ほぼ毎日続く
⑤ 精神運動性焦燥または制止
他者によって観察可能で，主観的感覚ではないもの(ただ単に落ち着きがない，や，のろくなった，など)。ほぼ毎日認められる
⑥ 疲労感，または気力の減退
ほとんど毎日認められる
⑦ 自己評価の低下
無価値観，または過剰であるか不適切な罪責感(妄想的であることもある。単に自分をとがめること，または病気になったことに対する罪悪感ではない)。ほぼ毎日認められる
⑧ 思考力や集中力の減退，または決断困難
患者自身の説明，または他者の観察によって示される。ほぼ毎日認められる
⑨ 自殺念慮，自殺企図
死についての反復思考(死の恐怖だけではない)，特別な計画はないが反復的な自殺念慮，または自殺企図，または自殺するためのはっきりとした計画を立てる

これらを抑うつ症状とよぶが，うつ病でなくてもこれらの症状を呈することがあるので注意が必要である。特に重要なのが，抑うつ気分（気持ちの落ち込み）と興味または喜びの喪失である。直近2週間の抑うつ気分と興味または喜びの喪失についてのみ直接的に質問することも有効であるが，PHQ-9[2]などのチェックシートを用いてもよい。PHQ-9は米国で開発されたプライマリ・ケア医用のうつ病簡易スクリーニングシートである（**表2**）。質問1〜9の合計点により，1〜4点（軽微），5〜9点（軽度），10〜14点（中等度），15〜19点（中等度〜重度），20〜27点（重度）として，抑うつ症状の程度を評価できる。中等症以上であればうつ病の可能性を強く疑ってよい。

表1 PHQ-9（Patient Health Questionnaire-9）日本語版（重症度評価版2013）

この1週間，次のような問題にどのくらい頻繁（ひんぱん）に悩まされていますか？	全くない	数日	半分以上	ほとんど毎日
1. 物事に対してほとんど興味がない，または楽しめない	☐	☐	☐	☐
2. 気分が落ち込む，憂うつになる，または絶望的な気持ちになる	☐	☐	☐	☐
3. 寝付きが悪い，途中で目がさめる，または逆に眠り過ぎる	☐	☐	☐	☐
4. 疲れた感じがする，または気力がない	☐	☐	☐	☐
5. あまり食欲がない，または食べ過ぎる	☐	☐	☐	☐
6. 自分はダメな人間だ，人生の敗北者だと気に病む，または自分自身あるいは家族に申し訳がないと感じる	☐	☐	☐	☐
7. 新聞を読む，またはテレビを見ることなどに集中することが難しい	☐	☐	☐	☐
8. 他人が気づくぐらいに動きや話し方が遅くなる，あるいは反対に，そわそわしたり，落ちつかず，ふだんよりも動き回ることがある	☐	☐	☐	☐
9. 死んだ方がましだ，あるいは自分を何らかの方法で傷つけようと思ったことがある	☐	☐	☐	☐

（©kumiko. muramatsu「PHQ-9日本語版 重症度評価版2013」．
出典：Muramatsu K, et al. Gen Hosp Psychiatry 2018; 52: 64–69. PMID: 29698880.より転載）

Point❸ 病歴聴取では「きっかけ・経過・解釈」を確認する

　通常精神科外来であればPoint❷よりも先に病歴聴取を行う。患者の主訴を確認したうえで現病歴だけでなく，幼少期の様子や学生生活，趣味，嗜好品，仕事，家庭環境などなどあらゆる情報を聴取する。精神科医はこの最初の診察，「初診」を重視しており，手術と思って臨むという医師もいるくらいである[3]。実際には入室時の挙動から服装，持ち物，話の間，同行者との

関係性などあらゆる要素が鑑別と治療方針の立案に有用であるため意識すべきなのだが，非専門医にあってはそこまでする必要はない（精神科の予約がなかなか取れないのはこの初診に30分～1時間程度要するためである）。

限られた診察時間のなかで最低限，**①どのような症状があるか，②いつ頃からあるか，③何が原因だと思っているか**，の3つについては確実に聞いてほしい。

患者の精神状態を把握するのに当たっては，生物（Bio）–心理（Psycho）–社会（Social）と3つの視点をもつとよい。本人に抑うつ状態の原因となりうる要素，解釈を聴取し，心理的要素・社会的要素が大きいのか（例：配偶者を事故で亡くしてから調子を崩した，職場を異動し新しい同僚との関係がうまくいっていない），生物的要素が大きいのか（例：特に誘因がない，血縁者がうつ病既往）によって，その後の治療方針が変わってくる。

なお，診察の経過において過去に自傷行為，自殺未遂があったと判明した場合や，アルコール使用障害が疑われた場合には，治療に難渋する可能性が高いため，早めに専門医にコンサルトすることが望ましい。

Point❹ 薬物療法は慎重に

うつ病が疑わしいと思った場合でも，直ちに抗うつ薬を開始するべきではない。心理的・社会的要素が大きい場合，時間経過や傾聴のみで良くなることもあれば，環境調整を行わなければどうにもならないことがある。きっかけとなった出来事（例：大切な人の死，転職，解雇）があれば初回外来から1カ月程度，現在の環境に問題があればその問題が解消（例：部署異動，業務調整）してから1カ月程度経っても状態に変化がなければ，薬物療法を考慮してもよいだろう。明らかな誘因が特にない場合は，初回外来で行った血液検査の結果を待ったうえで，翌週の外来から薬物療法を開始することも多い。

①薬物療法のリスク

抗うつ薬を主に使用することになるが，効果が出るまで1～2週間程度は要すること，抗コリン作用による口渇や便秘が生じうること，自己中断すると離脱症状が生じることなどを事前に説明しておかないと，治療開始後に患者とトラブルになったり，治療を自己中断してしまったりするリスクがある。また冒頭の**Case Study**のように24歳以下の患者については抗うつ薬を使用すると自殺リスクが高まるという報告もあるほか[4]，躁転し取り返しのつかない結果となってしまうこともありうるため，リスクベネフィットを十分に考慮したうえで，本当に必要と判断した場合にのみ薬物療法を開始するべきである。

②薬物の選択肢

　　抗うつ薬は患者との相性もあるため実際に使ってみないとなんともいえないが，大規模なネットワークメタアナリシスにおいて（心疾患リスクや過剰服薬時の死亡リスクが高い三環系抗うつ薬を除くと），ミルタザピン（リフレックス®）の有効性が最も高いとされている[5]。ミルタザピンは眠気が強く生じるので，不眠を呈するうつ病患者にとっては効果も実感しやすく，よい選択肢といえるが，副作用として過眠と食欲増加には注意が必要である。有効性と忍容性のバランスを考慮すると，セルトラリン（ジェイゾロフト®），エスシタロプラム（レクサプロ®）のいずれかから開始するのもよいだろう。

③抗うつ薬の基本的な使い方

　　必ず最低用量から開始し，最低でも1週間以上は間隔を空けながら増量する。反応を客観的に確認できるまでは2週間程度要するため，忍容性に問題がなければ最大用量まで増量していく。そのうえで抑うつ状態に改善がみられなければ，別の抗うつ薬を最低用量から開始するとともに，もともと処方していた抗うつ薬を増量時と同様のペースで減量し，スイッチングしていく。

④専門医にコンサルトするタイミング

　　下記の場合はコンサルトを検討する。
- 2種類の抗うつ薬を試しても，抑うつ状態が改善しない（初診から2～3カ月後）
- 忍容性の問題があり，薬物療法を継続できない
- 自殺企図が生じた場合

 ベンゾジアゼピン系抗不安薬は不用意に使用しない！

　ベンゾジアゼピン系抗不安薬は服薬直後から不安感が解消されるため，医師受け，患者受けともによい薬であり，クリニック・診療所で処方されることも多いだろう。しかしながら依存，耐性，離脱などの問題があることから，不用意に処方すべきではない。頓服で用いる場合にはエチゾラム（デパス®）など作用時間の短いものではなく，アルプラゾラム（ソラナックス®）やロラゼパム（ワイパックス®）など作用時間が長めのものを使用するようにし，定期で処方しなければならないと感じるほどの状態であれば，専門医へコンサルトすべきである。また，ベンゾジアゼピン系抗不安薬は決して睡眠薬として用いず，レンボレキサント（デエビゴ®）やエスゾピクロン（ルネスタ®）など，より安全な睡眠薬を第一選択としてほしい。

今日の診療の「plus one」

うつ病の評価を行う前に，器質的疾患の精査を行うことを忘れずに。PHQ-9で10点以上であればうつ病の可能性を疑い，きっかけや経過について詳しい情報を集めることが望ましい。外来でフォローし薬物療法に難渋した際は，積極的に精神科医にコンサルトしていただきたい。

（古川渉太，田澤雄基）

文献
1) American Psychiatric Association. 日本精神神経学会, 監修. DSM-5 精神疾患の診断・統計マニュアル. 医学書院, 2014.
2) Muramatsu K, et al. Psychol Rep 2007; 101: 952–60. PMID: 18232454
3) 笠原 嘉.「改訂版」予診・初診・初期治療（精神科選書 1）. 診療新社, 1997.
4) Hammad, TA, et al. Arch Gen Psychiatry 2006; 63: 332–9. PMID: 16520440
5) Cipriani A, et al. Lancet 2018; 391: 1357–66. PMID: 29477251

Memo

#耳鼻咽喉科　#咽頭痛

CQ 88 対症療法で軽快しない，溶連菌迅速検査陰性の咽頭炎への対応は？

Case Study

- 30歳男性，受診前日からの咽頭痛を主訴に外来を受診した。小児との接触はなく，周囲で流行している感染症もない様子である。咽頭所見から急性咽頭炎と診断した。
- Centorスコア3点，溶連菌迅速検査は陰性と判明した。
- 対症療法として帰宅としたが，3日後に同症状で再受診した。

🔍 セッティング別のポイント

☑ いずれのセッティングでも，まずは「呼吸困難，流涎，開口障害，痛みの移動」などの red flag sign の確認を行う。

☑ 【1】救急外来や【2】地方の2次病院では，必要に応じて頸部 CT で評価を行うことも可能であろう。

☑ 今回のセッティングのような【3】クリニック / 診療所では，緊急性の高い疾患を除外しつつ，時間を味方につけた診察を行い，紹介するべきかどうか判断する必要がある。

Point❶ 改善しない場合は細菌感染も鑑別に上げる

　　急性咽頭炎は日常診療において頻繁に診療する上気道疾患の一つである。ほとんどがウイルス感染で，一般的な風邪の一部として自然寛解する。冒頭の**Case Study**のように，一度経過観察としたが改善しない場合は，細菌感染やその他の原因を鑑別にあげる必要がある。特に，咽頭痛など上気道感染症の発症後，症状が4〜6日経過しても改善していない場合には，細菌感染の可能性が高くなることが報告されている[1]。Centorスコア2点以上では，A群レンサ球菌（Group A *Streptococcus pyogenes*：GAS）に対する迅速抗原検査の施行が推奨されており，迅速抗原検査の感度は70〜90%，特異度は95%とする報告もある[2]。今回は迅速抗原検査が陰性で，手技に問題がなかったとすると，A群溶連菌による咽頭炎以外の疾患も考える必要がある。

　　咽頭痛（や頸部痛）の鑑別疾患を**表1**に示す。

表1 咽頭痛・頸部痛の鑑別診断リスト「C2D」

Common（頻度の高い），Critical（致命的な），Don't missという視点で鑑別診断を整理した。

Common	Critical（Don't miss）	その他
ウイルス性咽頭炎	急性喉頭蓋炎	Crowned dens syndrome
細菌性咽頭炎	咽後膿瘍	石灰沈着性頸長筋腱炎
逆流性食道炎	扁桃周囲膿瘍	化膿性/亜急性甲状腺炎
伝染性単核球症	Ludwig's angina（口腔底蜂窩織炎）	頸部悪性腫瘍（Don't miss）
淋菌感染	Lemierre症候群	HIV感染（Don't miss）
クラミジア感染	大動脈解離	
異物の誤飲	急性冠症候群	

Point❷ HIV感染，killer sore throatなどの red flag signに注意する

　【3】クリニック/診療所では，限られた医療資源で診療を行う必要がある。問診では，周囲で流行している感染症とその接触歴や，異物の誤飲の有無などに加えて，公衆衛生学的な観点で重要なHIV感染を念頭に，性交渉歴についても聴取する。急性HIV感染症で咽頭炎・咽頭痛が出現する頻度は21〜50％との報告もある[3]。急性HIV感染のほかにも，重要な咽頭の性感染症として，咽頭ヘルペス感染，咽頭の淋菌・クラミジア感染も挙がる。

　また，致死的な経過を辿りうるため，緊急で紹介が必要な「killer sore throat」といわれる，咽頭痛をきたす疾患について記載する（**表2**，➡CQ89，P.330）。Killer sore throatでみられる危険な症状（red flag sign）には，呼吸困難・流涎・開口障害・くぐもった声，tripod position（**MEMO**）といった症候がある。

　なお，咽頭所見を確認する前にstridor（吸気性喘鳴）がないかどうか，聴診で確認する。咽頭所見が出現する場所は**図1**に記す。X線では，急性喉頭蓋炎に対する咽頭側面X線像で喉頭蓋の腫脹を認めるthumb signが有名であるが，診断精度は感度40％，特異度75％である[4]。そのため，臨床的に急性喉頭蓋炎では，内視鏡で喉頭の観察が必要となることが多く，X線で上記所見がなくても紹介をためらう必要はない。開口障害や口蓋垂の健側への偏位は扁桃周囲膿瘍の所見で，下顎の腫脹やdouble tongue signは口腔底蜂窩織炎（Ludwig's angina）の徴候である。Lemierre症候群は頸部の感染性静脈炎であり，外頸静脈の血栓閉塞や炎症のため，片側の頸部の

腫脹がみられる。

　こういったred flag signがない場合は，再度外来フォローとする。ただし，滲出性の扁桃炎を合併している場合で，Centorスコア3点だが溶連菌の迅速抗原検査が陰性の場合には，症状の持続期間が長ければ，*Fusobacterium*属などによる細菌性扁桃炎・咽頭炎をカバーする目的での抗菌薬治療を考慮する。

表2 代表的なkiller sore throat（致死的な経過をたどりうる咽頭痛）と特徴

Killer sore throat	特徴的な臨床所見（red flag signs）
急性喉頭蓋炎	嚥下時痛，流涎，嗄声，喉頭蓋の腫脹
咽後膿瘍	嚥下時痛，頸部腫脹，咽頭所見に乏しい
扁桃周囲膿瘍	開口障害，口蓋垂の健側への偏位
Ludwing's angina（口腔底蜂窩織炎/顎下部間隙膿瘍）	二重舌，下顎の腫脹・発赤，流涎，開口障害
Lemierre症候群（菌血症による頸部血栓性静脈炎）	（外頸静脈に沿う）片側の頸部の腫脹と圧痛

図1 咽頭所見が出現する場所

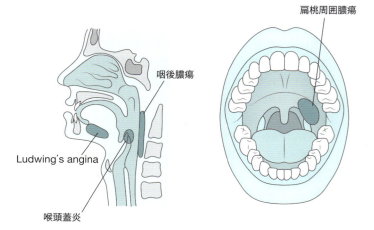

Point❸ 紹介する，しないの判断は？

　外科的処置が必要な膿瘍を形成している場合や，red flag signを伴い緊急気道確保が必要となる懸念があれば，救急外来や耳鼻科のバックアップがある総合病院へ紹介を行う。扁桃周囲膿瘍ではステロイド投与により入院期間が短縮したという報告もあり[5]，ステロイド・抗菌薬を投与しつつ紹介を行う。急性喉頭蓋炎についても同様に，気道管理が必要な急性喉頭蓋炎に対する全身性ステロイド投与で死亡率が改善した報告があるため，ステロイド投与を行いつつ気道確保を行い搬送する[6]。

MEMO　tripod position

　三脚位のことを指す。座位で，手を前について前傾姿勢となり，頸を進展し下顎を前方に突き出す姿勢である。気道の開通を最大にしようとするために，このような姿勢となる。

今日の診療の「plus one」

　咽頭・扁桃炎の診療は危険な疾患を示唆する徴候（red flag sign，**表2**）や見逃せない鑑別診断の可能性がないか注意する。また咽頭炎に扁桃炎を合併している場合にはCentorスコアと迅速検査を活用する。急性咽頭炎の原因微生物の多くはウイルス性のため，自然に改善していく症例が多い。適切な経過観察を行い，時間を味方につけて診療を行う必要がある。

（屋島福太郎）

文献
1) Dickinsen JA, et al. N Engl J Med 2001; 344: 1479–80. PMID: 11357845
2) Shulman ST, et al. Clin Infect Dis 2012; 55: 1279–82. PMID: 23091044
3) Braun DL, et al. Clin Infect Dis 2015; 61: 1013–21. PMID: 25991469
4) Ragosta KG, et al. J Am Osteopath Assoc 1997; 97: 227–9. PMID: 9154741
5) Ozbek C, et al. J Laryngol Otol 2004; 118: 439–42. PMID: 15285862
6) Kimura Y, et al. Laryngoscope 2023; 133: 344–9. PMID: 35305022

#耳鼻咽喉科 #咽頭痛

CQ 89 咽頭所見に比べて症状の強い咽頭痛のマネジメントと紹介のタイミングは？

Case Study

- 45歳男性。海外出張が近いため，新型コロナおよびインフルエンザの検査を希望され，仮設テントに設置された発熱外来を独歩来院した。
- 高熱3日目，増悪傾向にある咽頭痛があり，市販の解熱薬を服用中である。
- 特筆すべき既往歴はない。体温38.9℃で，その他のバイタルサインに異常は認めなかった。

🔍 セッティング別のポイント

☑ 咽頭痛を診た際は "killer sore throat" を鑑別に挙げなければならない（➡CQ88，P.326）。

☑ 【1】救急外来，【2】地方の2次救急病院であれば，頸部 CT を撮影することが基本的には可能であり，必要に応じた気道確保や耳鼻咽喉科へ外科的処置を依頼することも可能だろう。

☑ しかし【3】クリニック／診療所で CT を撮影できる施設はまれであり，画像検査や処置の可能な施設への転送を要するか判断する必要がある。冒頭の **Case Study** のように killer sore throat が大きなバイタル異常を伴わず独歩来院することも珍しくない。

Point❶ 咽頭痛では必ずkiller sore throatを鑑別に考える

　　咽頭痛は【3】クリニック/診療所を受診する最も一般的な理由の一つであり，その多くは急性の咽頭炎だろう。しかし咽頭痛を主訴とした症例のなかには致命的となりうる疾患が紛れており[1]，killer sore throat（**表1**）とよばれる。

　　Killer sore throatは日常診療のなかに突然紛れ込んでくることを常に考えておかねばならない。Killer sore throatの原因は急性喉頭蓋炎や膿瘍などの感染症が多い。Ludwig's anginaは齲歯から発生することが知られている。また，感染症以外が原因となることもある。異物や外傷やアナフィラキシーは病歴が鍵となる。咽頭痛のみを主訴とする，急速増大性の腫瘍，急性冠症候群，大動脈解離があることも忘れてはならない。

　　咽頭痛を診た際に鑑別するうえで重要なことは，詳細な病歴聴取と身体診察である。一般的にkiller sore throatを疑うべき所見として，嗄声，流涎，吸気性喘鳴，努力呼吸，tripod position（三脚位，➡P.329）など[2]が有

名である。しかし，このような所見がはっきりしない場合であっても，発声のしづらさ，飲み込みにくさ，呼吸困難感，横になれない，過去に経験がないほど強い咽頭痛，訴えの割に咽頭所見が乏しい（発赤がない）などの病歴は注意すべきである。これらの重要な病歴のすべてをはじめから患者が話すことは少なく，**killer sore throatを見逃さないためには積極的に病歴を取りにいくことが必要である**。

表1 意識すべき疾患（killer sore throat＋α）

感染症	急性喉頭蓋炎 扁桃周囲膿瘍/咽後膿瘍 Ludwig's angina（口腔底蜂窩織炎/顎下部間隙膿瘍） Lemierre症候群（菌血症による頸部血栓性静脈炎）
外因	異物，熱傷，頸部外傷
関連痛	急性冠症候群，大動脈解離
その他	アナフィラキシー，急速増大性の腫瘍

Point❷ killer sore throatが疑われた場合の転送

【3】クリニック/診療所でkiller sore throatが疑われた場合に「どの段階で高次医療機関へ紹介するか？」「移動・搬送方法は？」「救急車で転送する際に医師同乗の必要性は？」といった内容に関する明確なエビデンスや論文は現時点では見当たらない。しかし，気道閉塞はときに急速に進行することがあり，気道閉塞時に救急隊員には対処できる方法がないことから，筆者は症状が軽微な段階であっても医師同乗での救急車による高次医療機関転院が好ましいと考えている。咽頭痛に限った話ではないが，医師1名でのクリニック/診療所では同乗による医師不在時の体制について平時より考えておく必要があるだろう。

確実な技術と薬剤・物品が整っていれば気管挿管後の搬送が最も安全である。しかし気管挿管手技の失敗は，ときにより深刻な気道閉塞をきたしうるため，酸素投与下に自然気道での搬送が選択されることもある。自然気道での搬送を選択した場合も，気道閉塞症状が進行した際に備え，気管挿管や輪状甲状間膜穿刺が施行可能な物品・薬剤を携行すべきである。輪状甲状間膜穿刺技は比較的簡単で安全性が高い手技であり，穿刺後は数十分程度の酸素化が期待できるとされるため，救急搬送時の緊急避難的な気道確保には適していると考える。専用の穿刺キットを常備していなくとも，14G程度の太い静脈留置針と注射シリンジと消毒薬があれば十分である。手技の詳細は成書において確認されたい。

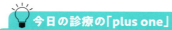
今日の診療の「plus one」

　冒頭の**Case Study**では，患者自身は解熱鎮痛薬を服用しているのに「過去に経験したことがないほど強い咽頭痛」であり，「ついに新型コロナウイルスに感染してしまった」と考えられていた．危険な病歴と考え，さらに積極的に問診を行うと，昨夜から段々と固形物が飲み込みづらくなり，食事の変わりにスムージーを飲んでいたこと，臥床すると息苦しかったため，昨夜はうつぶせで寝ていたことなどの追加情報が得られた．嗄声，流涎，吸気性喘鳴，努力呼吸はいずれも認めず，口蓋・扁桃の発赤や白苔はなく，口蓋扁桃の腫脹も認めなかったが，わずかに咽頭後壁の左右差（片側隆起）を視認した．ただちに仮設テント内の発熱外来より隣接する2次医療機関の救急外来へ移動し，造影CTにて扁桃周囲膿瘍/咽後膿瘍の診断に至り，上気道の圧排変形が強度であった（**図1**）ことから気管挿管を行い，救急車にて三次救命救急センターへ転送となった．まさに歩行可能なkiller sore throatが一般診療に紛れ込んできた，教訓的な事例であった．

図1 頸部造影CT

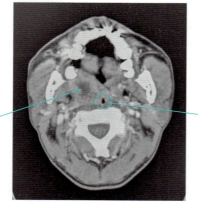

膿瘍　　膿瘍により圧排され変形し閉塞しかけている上気道

（境野高資）

文献
1) Cirilli AR. Emerg Med Clin North Am 2013; 31: 501–515. PMID: 23601485
2) Chow AW, et al. Evaluation of acute pharyngitis in adults. Up to Date, 2018.

#耳鼻咽喉科　#めまい

CQ 90 良性発作性頭位めまい症（BPPV）に有効な治療薬は存在するのか？

Case Study

- 64歳女性。今朝起床時，強い回転性めまいが出現したが，じっとしていたら約1分後に治まった。強い嘔気を伴った。耳閉感や耳鳴，難聴などは自覚しなかった。
- 昨日も，同様のめまいがあったが放置していた。
- 高血圧や糖尿病などの既往はなく，家族歴に特記すべきこともない。

セッティング別のポイント

☑ めまい疾患のなかで最も頻度が高く，更年期以降の女性に好発する。

☑ 【1】救急外来，【2】地方の2次病院であれば，急性期初期症状に対して対症療法を行う。【3】クリニック / 診療所では，病期に応じた治療を行う。

Point❶ BPPV，急性期初期の治療は主に対症療法である

　良性発作性頭位めまい症（benign paroxysmal positional vertigo：BPPV）の急性期初期は，嘔気や嘔吐などの不快な症状が生じることが多く，心身の安静や，薬物による対症療法が主体となる。めまい急性期初期は内服が困難なことが多い。また速効性を要求される場合が多く，注射薬が用いられることが多い。

　わが国では，7%炭酸水素ナトリウム注射液（メイロン®）の静注・点滴が最も広く用いられている[1]。しかし，メイロン®の治療効果の根拠となる文献はほとんどない。また海外では，めまいに対して使用されておらず，日本独自の治療法である。めまいに対する薬理作用についても不明な点が多いが，①血流改善作用，②局所のアシドーシスの是正作用，③前庭神経系に対する抑制作用，④内リンパ水腫の軽減作用などが考えられている[2]。メイロン®の副作用としては，口唇のしびれ感，知覚異常などの神経症状，投与部位での血管痛などがある。ナトリウム負荷になるため，うっ血性心不全，腎不全，重症高血圧の患者には慎重に投与する[2]。

Point ❷ BPPV，急性期初期（頭部を動かすと強い嘔気や嘔吐が生じ，動くことができない病期）以後の治療は，耳石置換法（CRP）である

急性期初期症状が軽快あるいは消失したら，耳石置換法（canalith repositioning procedure：CRP）を施行する。『良性発作性頭位めまい症（BPPV）診療ガイドライン2023年版』[3]のCQ1：「後半規管型BPPVにCRPは有効か？」には，Epley法，Semont法とGans法などが有効（推奨度A），CQ4：「外側半規管型BPPV半規管結石症にCRPは有効か？」には，外側半規管型BPPV半規管結石症に対してGufoni法は有効（推奨度A），barbecue rotation法も有効（推奨度B）」，そして，CQ5：「外側半規管型BPPVクプラ結石症にCRPは有効か？」には，Gufoni法は有効（推奨度A）」と記載されている。

Point ❸ 閉経に伴うカルシウム代謝異常が，BPPVの発症要因の1つと考えられている[4]

前述のガイドラインのCQ10：「BPPVに薬物治療は有効か？」には，「CRP後にビタミンDを服用すると，BPPVの再発を予防する可能性がある（推奨度B）。」と記載されている。

血清ビタミンDが低値のBPPV患者に対してCRP後にビタミンDとカルシウムを摂取させたところ，1年後の再発率は，CRPのみの対照群と比べて有意に低かった[5]。

今日の診療の「plus one」

良性発作性頭位めまい症は，閉経後の女性に好発する。冒頭の**Case Study**では64歳女性であること，耳閉感や耳鳴，難聴などの聴覚症状を伴わないこと，じっとしていたらめまいが1分後に治まったことから，良性発作性頭位めまい症の典型例と考えられる。

（肥塚　泉）

文献
1) 肥塚　泉, ほか. Equilibrium Res 2003; 62: 342–350.
2) 武田憲昭, ほか. 耳鼻臨床 2022; 158: 72–81.
3) 日本めまい平衡医学会, 編. 良性発作性頭位めまい症（BPPV）診療ガイドライン2023年版. 金原出版, 2023.
4) Vibert D, et al. Ann Otol Rhinol Laryngol 2003; 112: 885–889.
5) Jeong SH, et al. Neurology 2020; 95: e1117–e1125 PMID: 32759193

#泌尿器 #陰嚢痛

CQ 91 精巣捻転, コンサルトのタイミングは？

Case Study
- 11歳男児。未明に陰嚢痛で覚醒。左の精巣の付け根の疼痛，下腹部の痛みも，嘔気あり。様子をみていたところ，痛みが少し治まったので，朝一番で掛かりつけのクリニックを受診した。
- 受診時には左精巣は右精巣よりやや挙上。発赤も軽度で発熱なし。陰嚢基部の圧痛は残存，牽引痛もあり。実は数カ月前にも同じようなことがあったが，そこまで痛くなかったので親には黙っていた。
- 幼少期に移動性精巣の指摘を受けたこともあったが，停留精巣ではないから診察は終了していた。

🔍 セッティング別のポイント

☑【1】救急外来では，外科当直あるいは救急医が対応した場合，当番の小児外科医，泌尿器科医をコールしつつ，検査や緊急手術の準備を進める。

☑【3】クリニック/診療所，小児外科医や泌尿器科医のいない【2】地方の2次病院で受けた場合，手術が受けられる施設に連絡し，即座に向かってもらう。

☑ 痛みが治まっていても，捻転が解除されているとは限らないので，可能な限り専門医に受診してもらうのが最善の方法である。

Point❶ 10歳前後の急激な精巣疼痛はほぼまちがいなく精巣捻転

　　精巣捻転の要因は，bell-clapper deformityによる精巣上体の間膜付着異常という解剖学的異常が背景にあると考えられている[1]。また停留精巣にも合併しやすいことが知られている。そこで，間膜付着異常に着目して，精巣固定症例全例の間膜の解剖学的検討を行った結果，停留精巣，移動性精巣は捻転症例と同等の異常を有しており，捻転のリスクを有することが判明した［第59回日本小児外科学会学術集会(2022)，第32回日本小児泌尿器科学会総会・学術集会(2023)で発表]。

　　解剖学的異常は先天的であるため，疼痛を訴えていないときの精巣の位置(高位，移動性，横位)は確認しなければならない。間膜付着異常に加え，第二次性徴の発現により，周囲の支持組織が未成熟な状態ななか，精巣容積のみが急激に増大するので，捻転しやすくなる(細い糸にぶら下げた石を想像してもらえばわかりやすい。さらにその石が横を向いていたらさらに

335

回転しやすくなる）。思春期になると陰部の疼痛は親に隠すようになるため，以前から間欠的に捻転を繰り返していても，医療機関を一度も受診していないことは珍しくない。間欠的に繰り返しているようであれば，たとえ受診時に痛みを訴えていなくても専門医に紹介し，疼痛が強いときにはすぐに専門医を受診するよう伝えることが肝心である。

精巣捻転は10歳以前のどの年齢でも発症しうる。注意しなければならないのは，低年齢であるほど，さほど陰嚢の疼痛を訴えないことである。下腹部痛のみを訴え嘔吐も認めたため胃腸炎として帰され，後日精巣捻転が発覚，壊死していたため摘出しなければならなかった症例を経験している。好発年齢が外れた症例こそ，要注意である。

経験的に精巣捻転は早朝に発症するというのがあるが，実際にそれを証明した論文がある[2]。発症日の外気温が15°未満，日内気温差が10°以上で精巣捻転症が疑われるというので，鑑別に役立つと思われる。

Point❷ エコー検査は万能か？

【3】クリニック/診療所でも，高性能のエコー機械を導入されているところでは，余裕がある状況なら観察してもよいと考えるが，疼痛も強く明らかに捻転しているときは，観察せずに搬送する。捻転解除は早いほうが精巣へのダメージを最小限にとどめることができるからである。捻転の状況にもよるが，5時間前後がゴールデンタイムといわれている。

【2】地方の2次病院も同様で，院内で手術対応できるなら専門医を待つ間に検査を行う。対応が難しければ，エコーで時間をかけずに搬送したほうがよいだろう。日頃から専門医と対応の仕方を決めておくことも大事で，ほかの緊急手術で対応できないときに搬送できる病院をいくつか決めておくことも必要である。最後の砦のこども病院や大学病院では断られることはまずないと思われる。

エコー検査は簡便でかつ非侵襲的であり，手術までの待機中，精巣捻転以外の鑑別には有用である。ただし，血流をしっかり拾えるタイプが有用で，性能の劣る機械（救急外来での簡便なものなど）では小児の精巣の血流はしっかりととらえられないため，左右差も判別できない。プローブや設定も熟知しておけば迷わないだろう。明らかに捻転している精巣は血流が減弱しており，時間が経ってくると周囲の被膜の肥厚，浸出液の貯留が増えてくる。捻転している精索のwhirlpool signをとらえられたら間違いない。捻転が解除されてくると，捻転側が対側より血流が増強してくるので，所見では精巣に血流があるため，捻転ではないと判断されてしまうことがある。これは非常に危険な判断である。一時的に解除された場合は，再捻転

の恐れや部分解除の可能性もあり，基本的には手術が必要だからだ。捻転のエピソードが疑わしければ専門医へ相談し，手術時期も検討する。

Point ❸ 精巣捻転を徒手整復する

救急外来で即座に行える手技として，徒手整復による捻転解除がある[3]。エコーがあれば，捻転方向を確認しながら解除可能である[4]。通常，足側から見て外旋方向（観音開き，open-book法）で徒手整復するが，逆の場合もあるので注意を要する。整復後にwhirlpool signの消失と精巣内血流を確認する。完全に解除されれば緊急手術を回避できるが，再燃の可能性があるので，できるだけ早期に待機的に精巣固定術を施行する。解除が不十分である場合には緊急手術が必要である。

 今日の診療の「plus one」

10歳前後（思春期前後）の精巣痛は捻転である可能性が高い。ドップラーエコーで確認できれば手術を考慮して準備を始めるか，手術できる施設に搬送する。徒手整復ができれば手術までの待機時間で捻転を解除できる可能性があり，試す価値のある手技である。整復できても手術は必要であることを忘れてはならない。

（照井エレナ）

文献
1) Smith KH, et al. Br J Surg 1957; 45: 280–3. PMID 13510697
2) Takeshita H, et al. Nihon Hinyokika Gakkai Zasshi 2016; 107: 233–8. PMID 29070736
3) Vasconcelos-Castro S, et al. J Pediatr Surg. 2020; 55: 2728–31. PMID: 32169343
4) Hosokawa T, et al. J Med Ultrason (2001) 2024; 51: 59–70. PMID: 37863980

索引

あ

アキュテンプ® ……………… 178
アシクロビル ………………… 241
アドバンスケアプランニング
　………………………………… 106
アドレナリン ………………… 103
アナフィラキシー …………… 102
アナフィラキシーの時間軸
　………………………………… 102
アフターピル ………………… 187
アメナメビル ………………… 241
アモキシシリン/クラブラン酸
　………………………………… 175
アルコール血中濃度 …………… 7
医学的に説明困難な身体症状
　………………………………… 193
胃管減圧 ……………………… 140
意識障害 ……………………… 6, 70
異所性妊娠 …………………… 93
一過性全健忘 ………………… 64
一過性てんかん性全健忘 …… 64
一過性脳虚血発作 …………… 64
一酸化炭素中毒 ……………… 112
咽後膿瘍 ………………… 327, 331
陰性感情 ……………………… 195
咽頭異物 ……………………… 219
咽頭所見 ……………………… 328
咽頭痛 ………………………… 295
植込み型心臓モニター ……… 14
右室機能障害 ………………… 40
うつ病 …………………… 208, 320
うつ病の症状 ………………… 321

エコーガイド下カニュレー

ション ………………………… 31
壊死性筋膜炎 …………… 77, 150
エスシタロプラム …………… 324
エリスロマイシン …………… 237
円蓋下 ………………………… 58
延髄外側症候群 ……………… 67
応招義務 ……………………… 203
オキシブプロカイン ………… 237

か

回外一屈曲法 ………………… 315
外果剥離骨折 ………………… 271
外眼角切開術 ………………… 232
外眼筋嵌頓 …………………… 172
開胸大動脈クランプ ………… 28
外固定 ………………………… 89
外傷初期診療プログラム …… 58
外傷性血胸 …………………… 124
介達牽引 ……………………… 90
改訂アトランタ分類 ………… 137
改訂ジュネーブスコア ……… 36
改訂長谷川式簡易知能評価
　（HDS-R） ………………… 107
回内回外試験 ………………… 68
外部加温 ……………………… 4
過回内法 ……………………… 315
過換気症候群 ………………… 205
過換気症候群の治療 ………… 206
可逆性脳血管攣縮症候群
　…………………………… 61, 265
角膜異物 ……………………… 236
角膜損傷 ……………………… 236

荷重歩行 ……………………… 270
下腿浮腫 ……………………… 255
カタルシス効果 ……………… 192
喀血 …………………………… 42
化膿性関節炎 ………………… 147
化膿性腱鞘炎 ………………… 176
化膿性脊椎炎 ………………… 283
下腹部痛 ……………………… 292
下部消化管出血 ……………… 53
簡易版Wellsスコア ………… 36
簡易版肺血栓塞栓症重症度
　指数 ………………………… 38
眼外傷 ………………………… 228
眼窩コンパートメント症候群
　…………………………… 173, 232
眼窩底骨折 …………………… 228
眼窩内圧 ……………………… 233
眼窩壁骨折 …………………… 171
眼球破裂 ……………………… 228
関節液 ………………………… 148
関節穿刺 ………………… 147, 149
関節リウマチ … 147, 250, 281
関節裂隙の圧痛 ……………… 275
感染性心内膜炎 ……………… 252
眼痛 …………………………… 224
眼内異物 ……………………… 236
顔面骨折 ……………………… 171
顔面帯状疱疹 ………………… 239
気管支鏡 ……………………… 44
気管支動脈塞栓術 …………… 44
気管支ブロッカー …………… 43
気胸 …………………………… 121
気胸の評価 …………………… 123

キサントクロミー ················ 62	痙攣 ···························· 144	歯牙損傷 ····················· 245
希死念慮 ·············· 191, 208	外科的ドレナージ ··········· 243	歯牙損傷の分類 ············· 246
偽痛風 ························ 281	劇症型溶連菌感染症 ········ 295	子宮内避妊具 ················ 187
気道閉塞 ····················· 331	下血 ···························· 46	自殺企図 ·············· 191, 207
虐待 ···················· 308-313	ゲタ骨折 ····················· 271	自殺念慮 ········ 191, 207, 320
虐待による乳幼児頭部外傷	月経以上の出血 ··············· 94	自殺のリスクファクター ··· 208
······························ 311	血中アルコール濃度 ··········· 7	磁石 ·························· 304
吸気性喘鳴	血便 ···························· 53	耳石再置換 ···················· 68
·············· 211, 219, 327, 330	ケフレックス ·················· 87	自然気胸 ····················· 122
救急搬送 ····················· 262	肩甲骨回旋法 ················ 170	膝蓋骨恥骨打診テスト ······ 278
急性アルコール中毒 ··········· 6	肩章サイン ··················· 168	膝蓋跳動 ····················· 275
急性咽頭炎 ··················· 326	ゲンタマイシン軟膏 ········ 178	失神 ···························· 10
急性冠症候群	原発性自然気胸 ············· 122	児童相談所 ··················· 309
·············· 18, 22, 119, 262	誤飲 ···························· 301	紫斑 ··························· 157
急性期初期 ··················· 333	抗うつ薬 ·············· 194, 323	指鼻指試験 ···················· 68
急性心筋梗塞 ·········· 19, 119	高気圧酸素療法 ············· 112	舟状骨 ························ 271
急性前庭症候群 ··············· 68	抗菌点眼薬 ··················· 237	縮瞳薬 ························ 226
急性の精神症状 ············· 202	口腔底蜂窩織炎 ············· 327	手術部位感染 ·················· 84
急性腹症 ·········· 93, 139, 292	鋼線牽引 ······················ 91	手掌のZone分類 ············ 291
急性閉塞隅角緑内障 ········ 224	抗線溶薬 ······················ 45	ジュネーブスコア ············ 36
境界性パーソナリティ障害	高張浸透圧薬 ················ 226	常気圧酸素療法 ············· 113
······························ 208	後天性血友病 ················ 156	焦燥 ···························· 96
胸腔ドレナージ ············· 121	抗破傷風免疫グロブリン	小児虐待 ····················· 309
狂犬病 ························ 175	·························· 75, 87	小脳橋角槽 ···················· 58
凝固異常 ········ 42, 51, 156	抗不安薬 ····················· 324	踵腓靱帯 ····················· 270
凝固検査 ····················· 157	興奮 ·· 96, 144, 196, 202, 266	上腕骨外科頸骨折 ·········· 168
凝固検査結果の解釈 ········ 158	硬膜外血腫 ··············· 8, 82	上腕骨顆上骨折 ············· 162
胸骨圧迫 ······················ 32	絞扼性腸閉塞 ················ 139	上腕骨大結節骨折 ·········· 169
局所麻酔 ····················· 178	高齢者感染症 ·················· 70	処方カスケード ············· 110
巨細胞性動脈炎 ············· 253	高齢者虐待 ··················· 312	心原性失神 ···················· 10
虚弱性 ························· 17	高齢者総合機能評価 ··· 105	深指屈筋腱 ··················· 289
虚脱率 ························ 123	黒色便 ························· 46	心身の安静 ··················· 333
緊急避妊法 ··················· 185	骨粗鬆症性椎体骨折 ········· 80	身体症状症 ··················· 194
緊急避妊薬問診票 ·········· 189	骨粗鬆症治療薬 ············· 256	身体的虐待 ··················· 309
緊張性気胸 ··················· 259	骨盤内炎症性疾患 ····· 180, 293	身体的拘束 ··················· 203
くも膜下出血 ···· 56, 60, 263	子ども虐待対応チーム ····· 312	心肺蘇生 ······················ 15
クラミジア ··················· 180	コンパートメント症候群 ···· 86	心肺停止 ······················ 15
グリセリン ··················· 226		深部静脈血栓症 ············· 255
クレピタス ··················· 151	**さ**	膵炎 ··························· 136
クロスミキシング試験 ····· 159	細菌性髄膜炎 ·········· 70, 282	水痘・帯状疱疹ウイルス ··· 239
群発頭痛 ····················· 266	嗄声 ···························· 330	髄膜炎 ·········· 71, 240, 282
頸管粘液 ····················· 181	三叉神経・自律神経性頭痛	睡眠薬 ························ 324
経胸壁心エコー図検査 ········ 38	······························ 266	スイングフラッシュライト
経口避妊薬 ··················· 256	三尖弁輪収縮期移動距離 ····· 34	······························ 230
警告出血 ····················· 265	酸素投与 ····················· 119	スカルパ三角 ·················· 83
憩室炎 ························ 131	酸素飽和度 ··················· 119	スピードトラック ············ 90
経食道心エコー図検査 ········ 32	散瞳＋対光反射消失 ········ 225	性感染症 ····················· 180
経腹エコー ···················· 94	ジアゼパム ··················· 204	性感染症検査 ················ 189
頸部痛 ························ 283	シーネ固定 ···················· 90	性器出血 ····················· 292

339

生殖補助医療 …………… 93	脱落歯 ………………… 247	乳幼児揺さぶられ症候群 … 311
精巣固定術 …………… 337	脱落歯の保存 ………… 247	尿中hCG ……………… 292
精巣捻転 ……………… 335	たばこ誤飲 …………… 301	妊娠中のred flag sign …… 296
精巣捻転の徒手整復 … 337	ダブルルーメンチューブ … 43	妊娠反応検査 ………… 292
制吐薬 ………………… 68	胆管炎 ………………… 50	捻挫 …………………… 269
生理食塩水 …………… 137	胆道ドレナージ ……… 50	脳幹周囲脳槽 ………… 58
脊髄硬膜外血腫 ……… 82	胆嚢炎 ………………… 52	脳動脈瘤 ……………… 61
脊柱叩打痛 …………… 278	短腓骨筋腱 …………… 270	脳波 …………………… 145
脊椎圧迫骨折 ………… 278	腟スワブ ……………… 181	
切開ドレナージ ……… 212	肘関節骨折 …………… 162	
接触型損傷 …………… 273	肘関節周囲の圧痛点 … 163	**は**
セファゾリン ……… 87, 149	肘伸展位 ……………… 162	ハード救急 …………… 98
セフェピム …………… 149	虫垂炎 ………………… 125	敗血症 ………… 125, 147, 242
セフトリアキソン … 127, 149	中枢神経感染症 ……… 70	敗血症性ショック …… 242
セフメタゾール ……… 50	中頭蓋窩 ……………… 58	肺血栓塞栓症 ……… 34, 255
セルトラリン ………… 324	中毒の基本対応 ……… 302	肺血栓塞栓症重症度 … 38
前距腓靱帯 …………… 269	肘内障 ………………… 314	肺血栓塞栓症の層別化 … 37
穿刺吸引 ……………… 212	腸閉塞 ………………… 139	白色ワセリン ………… 178
浅指屈筋腱 …………… 289	直達牽引 ……………… 91	播種性帯状疱疹 ……… 240
前十字靱帯 …………… 273	沈降破傷風トキソイド … 87	破傷風 ………………… 73, 75
全身性炎症反応症候群 … 125	鎮静 …………………… 202	破傷風トキソイド …… 75
選択式セロトニン再取り込み	釣り針刺傷 …………… 286	白血病 ………………… 161
阻害薬 …………… 194	低体温 ………………… 2	バディ固定 …………… 179
前房出血 ……………… 228	低体温治療の選択肢 … 4	バラシクロビル ……… 241
前房出血の出血量Grade … 231	デキサメタゾン ……… 213	破裂骨折 ……………… 82
せん妄 ………………… 317	テタノブリン ………… 75	ハロペリドール ……… 196
造影剤腎症 …………… 24	鉄錆性角膜炎 ………… 236	バンコマイシン ……… 149
創外固定 ……………… 91	鉄粉 …………………… 236	汎発性腹膜炎 ………… 125
双極性障害 …………… 208	デブリードマン … 79, 84, 175	ヒアレイン点眼薬 …… 237
相対的瞳孔求心路障害 … 234	てんかん …………… 64, 144	鼻咽頭ファイバー …… 219
創部分類 ……………… 73	点眼 …………………… 237	非ST上昇型急性冠症候群 - 262
続発性自然気胸 ……… 122	点眼麻酔薬 …………… 237	非観血的整復方法 …… 170
	統合失調症 …………… 208	皮疹 …………………… 239
た	頭部外傷 ……………… 306	非心原性胸痛 ………… 259
タール便 ……………… 46	動物咬傷 ……………… 174	非侵襲的陽圧換気 …… 114
体外式膜型人工肺 …… 5, 32	トキシドローム ……… 190	非ステロイド性抗炎症薬
体外循環式心肺蘇生 … 31	ドクターショッピング … 193	…………………… 151, 237
大結節骨片の幅の測定方法	吐血 …………………… 46	非接触型損傷 ………… 237
…………………… 169	トラネキサム酸 ……… 45	ビタミンD …………… 334
第5中足骨基部 ……… 271		鼻中隔血腫 …………… 223
大腿骨骨幹部骨折 …… 89	**な**	ヒドロキシジン ……… 197
大腿三角 ……………… 83	内視鏡的逆行性胆管膵管造影	被ばく ………………… 25
体動時のめまい ……… 68	…………………… 50	ピペラシリン/タゾバクタム
大動脈解離 …………… 115	内反ストレス ………… 269	…………………… 50
大脳鎌 ………………… 58	ニコチン ……………… 302	非誘発性発作 ………… 144
大量輸液 ……………… 136	二次救命処置 ………… 31	ピロリン酸カルシウム … 281
たこつぼ症候群 ……… 19	二次性頭痛 …………… 267	ピロリン酸カルシウム
脱気 …………………… 121	二相性アナフィラキシー … 104	二水和物結晶 …… 282
脱臼 …………………… 167	二分靱帯 ……………… 270	頻回受診 ……………… 193
		不穏 …………………… 202

復温	2
腹腔内出血	94, 125
副腎皮質ステロイド薬	215
腹部大動脈瘤破裂	27
不顕性骨折	80
不正出血	93
不同意性交等罪	183
不搬送基準	16
フリーエア	139
フルニエ膿瘍	79
プレドニゾロン	241
分枝灌流障害	115
糞石	125
閉塞性腎盂腎炎	242
ヘルペスウイルス	215
偏光顕微鏡	149
片頭痛	267
片頭痛の急性期治療	268
ベンゾジアゼピン系抗不安薬	324
ベンゾジアゼピン受容体作動薬	197
扁桃周囲膿瘍	211
ペンライト法	225
蜂窩織炎	150
放射線不透過性異物	304
傍腫瘍症候群	254
房水産生	226
ボタン電池	304

ま

マギール鉗子	219
末梢性顔面神経麻痺	214
慢性硬膜下血腫	141
慢性CPP結晶性関節炎	281
ミダゾラム	97, 204
ミニピル	256
ミニメンタルステート検査(MMSE)	107
ミルタザピン	324
無菌性髄膜炎	282
無呼吸	206
メイロン®	333
メディカルコントロール	17
メトロニダゾール	127
毛細血管再充満時間	177
盲腸憩室炎	132
モルヒネ	119

や

薬物過量内服	190
薬物有害事象	109
ヤッペ法	187
柳原スコア	217
誘発性発作	144
輸液	7, 136
癒着性腸閉塞	139
腰椎穿刺	71, 240

ら

ライトプロジェクション	230
雷鳴頭痛	61, 264
ラムゼイ・ハント症候群	240
卵管卵巣膿瘍	181
卵巣腫瘍茎捻転	293
リウマチ性多発筋痛症	250
流産	93, 292, 295
良肢位	166
良性発作性頭位めまい症	333
緑膿菌	149
淋菌	180
リンゲル液	137
臨床虚弱尺度	17
臨床上重篤な頭部外傷のハイリスク	306
輪状靱帯	314
類白血病反応	161
レボノルゲストレル	187
レボフロキサシン	237
老年期うつ病評価尺度(GDS-15)	107

わ

ワンストップ支援センター	184

A

Abusive Head Trauma in Infants and Children (AHT)	311
activities of daily living (ADL)	105
acute coronary syndrome (ACS)	18, 262
acute myocardial infarction (AMI)	119
acute vestibular syndrome (AVS)	67

ADD-RS	23
Advance and cut technique	288
Advance Care Planning (ACP)	17, 106
advanced cardiac life support (ACLS)	31
AIUEO TIPS	320
amoxicillin/ clavulanic acid (AMPC/CVA)	175
anterior cruciate ligament (ACL)	273
anterior humeral line	164
ASCVD risk	259
assisted reproductive technology (ART)	93

B

Balloon kyphoplasty (BKP)	280
barbecue rotation法	334
BATHE法	195
Bell麻痺	214
Bell麻痺の標準治療	215
benign paroxysmal positional vertigo (BPPV)	333
biomechanica整復法	170
Blatchfordスコア	48
bronchial artery embolization (BAE)	44
Brudzinski徴候	71
B型肝炎ウイルス	218

C

Cabrera配列	20
calcium pyrophosphate deposition (CPPD)	281
calcium pyrophosphate dihydrate crystal	282
calcium pyrophosphate (CPP)	281
Canadian Syncope Risk Score (CSRS)	11
capillary refilling time (CRT)	177
cardiopulmonary arrest (CPA)	15
cardiopulmonary resuscitation (CPR)	15

341

carphology ································ 319
Centorスコア ······················· 296
CGA7 ································· 106
CHILD ABUSE ···················· 310
Child Protection Team (CPT)
 ······································· 312
Clear Liquid Diet ··············· 134
click音 ······························· 315
Clinical Frailty Scale ··········· 17
clinically important traumatic
 brain injuries (ci-TBI) ······ 306
coffee bean sign ················ 129
comprehensive geriatric
 assessment (CGA) ····· 105
contrastinduced nephropathy
 (CIN) ····························· 24
contrecoup injury ················ 63
coup injury ·························· 63
COVID-19 ···················· 31, 150
crowned dens syndrome
 (CDS) ···························· 281
CSRSのリスク分類 ················ 11
Cunningham technique ··· 170

D

D-マンニトール ····················· 226
deep venous thrombosis
 (DVT) ···························· 255
direct contact injury ··········· 273
DNAR ································· 17

E

endoscopic retrograde
 cholangiopancreatography
 (ERCP) ·························· 50
Epley法 ······························ 334
extracorporeal
 cardiopulmonary
 resuscitation (ECPR) ······ 31
extracorporeal membrane
 oxygenation (ECMO) 5, 32

F

FARES method ··············· 170
fat pad sign ······················ 164
finger probe test ··············· 151
finger test ··················· 78, 150
flexor digitorum profundus
 (FDP) ····························· 289

flexor digitorum superficialis
 (FDS) ····························· 289
floccillation ······················· 319

G

Gans法 ······························ 334
Garden分類 ························ 279
Gartland分類 ···················· 163
GAS感染 ···························· 295
giant cell arteritis (GCA) ··· 253
Glasgow Coma Scale (GCS)
 ································ 56, 307
Gufoni法 ··························· 334
Gustilo分類 ························· 85

H

HELLP症候群 ···················· 292
House-Brackmann ··········· 216
hyperbaric oxygen therapy
 (HBO) ···························· 112
hyperbaric oxygen therapy
 (HBO)導入基準 ··············· 113

I

indirect contact injury ······· 273
infective endocarditis (IE)
 ······································· 252
insertable cardiac monitor
 (ICM) ···························· 14
intrauterine device (IUD) ·· 187

J

J sign ······························· 316
Japan Advanced Trauma
 Evaluation and Care
 (JATEC) ························ 58
jolt accentuation ··············· 282
jolt accentuation of headache
 ······································· 71

K

Kanaveの4徴 ···················· 176
Kernig徴候 ·························· 71
killer sore throat
 ························ 211, 328, 330

L

Lateral canthotomy
 ······························ 232, 235

Lemierre症候群 ··················· 327
leukemoid reaction ··········· 161
leukoerythroblastosis ········ 161
Lever test ·························· 276
leverage法 ························· 170
LRINECスコア ···················· 152
Ludwig's angina ··············· 327

M

Malperfusion ····················· 115
medically unexplained
 symptoms (MUS) ········· 193
modified LRINECスコア ··· 152
morphine, oxygen,
 nitroglycerin, aspirin
 (MONA) ························ 119
Murphy's sign ···················· 50

N

non invasive positive pressure
 ventilation (NPPV) ········· 114
non-palpable purpura ······· 157
non-ST elevation acute
 coronary syndrome
 (NSTE-ACS) ················· 262
normobaric oxygen (NBO)
 ······································· 113

O

Oaklandスコア ···················· 54
occult fracture ···················· 80
open-book法 ····················· 337
orbital compartment
 syndrome (OCS) ·········· 232
osteoporotic vertebral fracture
 (OVFs) ···························· 80
Ottawa ankle rule (OAR) · 270
Ottawa knee rule (OKR)
 ······································· 274
Ottawa SAHルール ···· 61, 264

P

palpable purpura ··············· 157
patellar pubic percussion test
 (PPPT) ·························· 277
Patient Health Questionnaire-9
 (PHQ-9) ························ 322

342

Pediatric Emergency Care Applied Research Network (PECARN) ⋯⋯⋯⋯⋯⋯⋯ 307
pelvic inflammatory disease (PID) ⋯⋯⋯⋯⋯⋯ 180, 294
PESI/sPESI ⋯⋯⋯⋯⋯⋯⋯⋯⋯ 39
Pittsburgh Knee Rule (PKR) ⋯⋯⋯⋯⋯⋯⋯⋯⋯⋯⋯⋯ 274
PMR mimics ⋯⋯⋯⋯⋯⋯⋯ 253
polymyalgia rheumatica (PMR) ⋯⋯⋯⋯⋯⋯⋯⋯⋯⋯⋯ 250
post-hyperventilation apnea ⋯⋯⋯⋯⋯⋯⋯⋯⋯⋯⋯⋯ 206
primary spontaneous pneumothorax (PSP) ⋯ 122
progestogen-only pill (POP) ⋯⋯⋯⋯⋯⋯⋯⋯⋯⋯⋯⋯ 256
pulled elbow ⋯⋯⋯⋯⋯⋯⋯ 314
pulmonary embolism rule-out criteria (PERC) ⋯⋯⋯ 23, 36
pulmonary embolism (PE) ⋯⋯⋯⋯⋯⋯⋯⋯⋯⋯⋯⋯ 255

Q・R

quick sepsis-related organ-failure assessment score (qSOFA) ⋯⋯⋯⋯⋯⋯⋯ 297
Rasmussen動脈瘤 ⋯⋯⋯⋯⋯ 43
relative afferent pupillary defect (RAPD) ⋯⋯⋯⋯ 234
resuscitative endovascular balloon occlusion of the aorta (REBOA) ⋯⋯⋯⋯⋯ 28
resuscitative thoracotomy with aortic cross clamp (RTACC) ⋯⋯⋯⋯⋯⋯⋯ 28
reversible cerebral vasoconstriction syndrome (RCVS) ⋯⋯⋯⋯⋯ 61, 265
rheumatoid arthritis (RA) ⋯ 250

S

secondary spontaneous pneumothorax (SSP) ⋯ 122
Seidel徴候 ⋯⋯⋯⋯⋯⋯⋯ 236
selective serotonin reuptake inhibitor (SSRI) ⋯⋯⋯⋯ 194
Semont法 ⋯⋯⋯⋯⋯⋯⋯ 334
sentinel bleeding ⋯⋯⋯⋯ 265

sequential organ failure assessment (SOFA) スコア ⋯⋯⋯⋯⋯⋯⋯⋯⋯⋯⋯⋯ 51
sexually transmitted infections (STI) ⋯⋯⋯⋯⋯ 180
shaken baby syndrome (SBS) ⋯⋯⋯⋯⋯⋯⋯⋯ 311
spinal emergency ⋯⋯⋯⋯ 82
ST-elevation myocardial infarction (STEMI) ⋯⋯⋯⋯⋯⋯⋯⋯ 119, 262
Stimson technique ⋯⋯⋯⋯ 170
streptococcal toxic shock syndrome (STSS) ⋯⋯⋯ 295
stridor ⋯⋯⋯⋯ 211, 219, 327
String-Yank法 ⋯⋯⋯⋯⋯ 287
ST上昇型急性心筋梗塞 ⋯⋯⋯⋯⋯⋯⋯⋯⋯ 119, 262
subarachnoid hemorrhage (SAH) ⋯⋯⋯⋯⋯⋯⋯ 60
surgical site infection (SSI) ⋯⋯⋯⋯⋯⋯⋯⋯⋯⋯ 84
Swiss分類 ⋯⋯⋯⋯⋯⋯⋯⋯ 3
Sylvius裂 ⋯⋯⋯⋯⋯ 58, 265
systemic inflammatory response syndrome (SIRS) ⋯⋯⋯⋯⋯⋯ 125, 161
S状結腸捻転 ⋯⋯⋯⋯⋯ 128
S状結腸憩室炎 ⋯⋯⋯⋯⋯ 132

T

three column theory ⋯⋯⋯ 82
thunderclap headache (TCH) ⋯⋯⋯⋯⋯⋯⋯⋯⋯ 61, 264
toxidrome ⋯⋯⋯⋯⋯⋯⋯⋯ 9
traction-countertraction法 ⋯⋯⋯⋯⋯⋯⋯⋯⋯⋯⋯ 170
tranexamic acid (TXA) ⋯⋯⋯ 45
transesophageal echocardiography (TEE) ⋯⋯⋯⋯⋯⋯⋯⋯⋯⋯⋯⋯ 32
transient epileptic amnesia (TEA) ⋯⋯⋯⋯⋯⋯⋯ 64
transient global amnesia (TGA) ⋯⋯⋯⋯⋯⋯⋯ 64
TGAのMRI所見 ⋯⋯⋯⋯⋯ 66
TGAの診断基準 ⋯⋯⋯⋯⋯ 65
transient ischemic attack (TIA) ⋯⋯⋯⋯⋯⋯⋯ 64

tricuspid annular plane systolic excursion (TAPSE) ⋯⋯⋯⋯⋯⋯⋯⋯⋯⋯⋯⋯ 34
trigeminal autonomic cephalalgias (TACs) ⋯⋯⋯ 266
tripod position ⋯⋯⋯⋯⋯⋯⋯⋯ 211, 329, 330
tuboovarian abscess (TOA) ⋯⋯⋯⋯⋯⋯⋯⋯⋯⋯ 181

U・V

unprotected sexual intercourse (UPSI) ⋯⋯⋯ 185
varicella zoster virus (VZV) ⋯⋯⋯⋯⋯⋯⋯⋯⋯⋯ 239
VZV髄膜炎 ⋯⋯⋯⋯⋯⋯ 240

W

Wellsスコア ⋯⋯⋯⋯⋯ 36, 256
wet dressing ⋯⋯⋯⋯⋯ 179
whirlpool sign ⋯⋯⋯ 129, 336

Y・Z

YEARS ⋯⋯⋯⋯⋯⋯⋯⋯ 24
Zsigmondy – Palmer方式 246

数字

1%リドカイン ⋯⋯⋯⋯⋯ 178
2関節固定 ⋯⋯⋯⋯⋯⋯⋯ 166
2点圧迫法 ⋯⋯⋯⋯⋯⋯⋯ 257
3-minute diagnostic interview for delirium using the confusion assessment method (3D-CAM) ⋯⋯⋯ 318
7%炭酸水素ナトリウム注射液 ⋯⋯⋯⋯⋯⋯⋯⋯⋯⋯⋯ 333

救急対応のエビデンス with エクスペリエンス を ぎゅうっとまとめました

2024年10月10日　第1版第1刷発行

- ■編集代表　坂本　壮　さかもと　そう

- ■発行者　吉田富生

- ■発行所　株式会社メジカルビュー社
  〒162-0845 東京都新宿区市谷本村町2-30
  電話　03(5228)2050(代表)
  ホームページ　https://www.medicalview.co.jp/

  営業部　FAX　03(5228)2059
  　　　　E-mail　eigyo@medicalview.co.jp

  編集部　FAX　03(5228)2062
  　　　　E-mail　ed@medicalview.co.jp

- ■印刷所　株式会社暁印刷

ISBN 978-4-7583-2301-7　C3047

©MEDICAL VIEW, 2024.　Printed in Japan

・本書に掲載された著作物の複写・複製・転載・翻訳・データベースへの取り込みおよび送信(送信可能化権を含む)・上映・譲渡に関する許諾権は，(株)メジカルビュー社が保有しています.
・ JCOPY 〈出版者著作権管理機構 委託出版物〉
本書の無断複製は著作権法上での例外を除き禁じられています. 複製される場合は，そのつど事前に，出版者著作権管理機構(電話 03-5244-5088, FAX 03-5244-5089, e-mail：info@jcopy.or.jp)の許諾を得てください.

・本書をコピー，スキャン，デジタルデータ化するなどの複製を無許諾で行う行為は，著作権法上での限られた例外(「私的使用のための複製」など)を除き禁じられています. 大学，病院，企業などにおいて，研究活動，診察を含み業務上使用する目的で上記の行為を行うことは私的使用には該当せず違法です. また私的使用のためであっても，代行業者等の第三者に依頼して上記の行為を行うことは違法となります.